# 健康产业政策与法规

主 编　陈　瑶

副主编　胡秋菊　李　娜　黄　彬　令狐情

西南交通大学出版社

·成　都·

图书在版编目（CIP）数据

健康产业政策与法规 / 陈瑶主编. —成都：西南
交通大学出版社，2022.10
ISBN 978-7-5643-8913-0

Ⅰ. ①健… Ⅱ. ①陈… Ⅲ. ①医疗卫生服务 – 服务业
– 产业政策 – 研究 – 中国②医疗卫生服务 – 服务业 – 行政
法 – 研究 – 中国 Ⅳ. ①R199.2②D922.164

中国版本图书馆 CIP 数据核字（2022）第 165634 号

Jiankang Chanye Zhengce yu Fagui
**健康产业政策与法规**

主编 陈 瑶

| | |
|---|---|
| 责任编辑 | 赵玉婷 |
| 封面设计 | 阎冰洁 |

| | |
|---|---|
| 出版发行 | 西南交通大学出版社 |
| | （四川省成都市金牛区二环路北一段 111 号 |
| | 西南交通大学创新大厦 21 楼） |
| 邮政编码 | 610031 |
| 发行部电话 | 028-87600564　028-87600533 |
| 网址 | http://www.xnjdcbs.com |
| 印刷 | 四川煤田地质制图印刷厂 |

| | |
|---|---|
| 成品尺寸 | 185 mm × 260 mm |
| 印张 | 19 |
| 字数 | 423 千 |
| 版次 | 2022 年 10 月第 1 版 |
| 印次 | 2022 年 10 月第 1 次 |
| 定价 | 48.00 元 |
| 书号 | ISBN 978-7-5643-8913-0 |

# 大健康系列教材

## 建设委员会

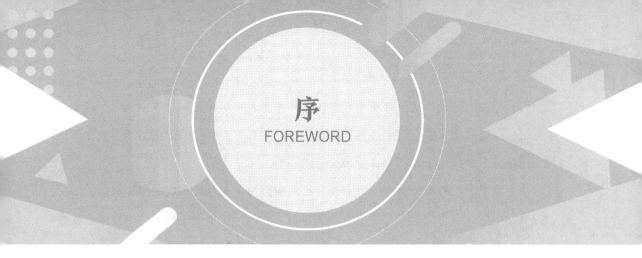

# 序
## FOREWORD

党的十八大以来，以习近平同志为核心的党中央把维护人民健康摆在更加突出的位置。为推进健康中国建设，提高人民健康水平，2016 年，中共中央、国务院印发并实施《"健康中国 2030"规划纲要》。2017 年，党的十九大作出实施健康中国战略的重大决策部署。2019 年 6 月，国务院印发《国务院关于实施健康中国行动的意见》，指出人民健康是民族昌盛和国家富强的重要标志，为健康中国行动明确了具体目标，也为全民的健康服务事业发展提供了行动指南。

健康中国的内涵，不仅是确保人民身体健康，更涵盖全体人民健康环境、健康经济、健康社会在内的"大健康"。习近平总书记强调，"要倡导健康文明的生活方式，树立大卫生、大健康的观念，把以治病为中心转变为以人民健康为中心"。所谓大健康，就是围绕人的衣食住行、生老病死，对生命实施全程、全面、全要素地呵护，不仅追求个体身体健康，也追求心理健康、精神健康。构建大健康体系、推进健康中国建设，需要在各个领域深化改革、守正创新。

2020 年上半年，新冠疫情在全球范围暴发，使"健康"成为全球性议题，也使人们的健康理念发生深刻变化。这场疫情给健康管理服务体系和健康管理学科提出更多、更深层次的需求，也暴露出我们在很多问题上认识的不足，以及相关领域人才的匮乏。

面对疫情提出的新挑战，实施"健康中国"战略的新任务，世界医学发展的新要求，我国医学人才培养结构亟须优化，人才培养质量亟待提高。因此，高校医学类专业如何加快专业教育变革，立足学科体系建设，形成更高水平人才培养体系，推动后疫情时代相关专业规范化、高质量发展，提升专业人才培养和精准服务能力，成为一个突出的、紧迫的课题。这也对健康教育教材的编写理念，内容的更新速度、全面性和生活性等方面提出了新的更高要求。

在此背景下，西南交通大学出版社立足西南高校，重点针对应用型本科高校学生的特点，以培养应用型技术技能型人才为目标，适时组织策划了这套"大健康"系列教材。本套教材的编写适应时代要求，以推进"健康中国"建设为使命，符合我国高等医学教育改革和健康服务业发展趋势，突出内容上的两个特点：一是坚持"三基五性三特定"的基本原则，力求体现专业学科特点和"以学生为中心"的编撰理念。二是展现大健康体系建设的开创性与实用性，并按照"课程思政"教学体系改革的要求，体现了教材的"思政内涵"；丰富了教材的呈现方式，实现了数字技术与教材的深度融合，也体现了本套教材侧重应用性的编写初衷。

无论是常态化疫情防控，还是推进"健康中国"建设，都需要党和政府强力推进，更需要全社会普遍参与。把健康融入所有政策之中，将卫生健康事业从少数部门的业务工作变成全党全社会的大事，才能为提高人民健康奠定更广泛的社会基础。本套教材的出版，对推动建设具有中国特色的健康管理学科，培养复合应用型公共卫生与健康人才，构建大健康体系，助力"健康中国"战略实施，具有一定的推动作用。同时，本套教材可作为各地培养大健康产业发展急需专业人才的通用性系列教学用书，还可以满足广大读者对大健康产业发展知识与技能的自学之需，填补了目前国内这方面教材的短板与不足，实现了编写者们辛勤努力的共同愿景。

为此，特以作序。

海 南 医 学 院 管 理 学 院　　曾 渝
海 南 南 海 健 康 产 业 研 究 院

2021 年 6 月 30 日于海口

# 前言
## PREFACE

2019年6月，国务院发布《健康中国行动（2019—2030年）》，指出到2022年，我国基本建立健康促进政策体系，全民健康素养水平稳步提高，健康生活方式加快推广，重大慢性病发病率上升趋势得到遏制，重点传染病、严重精神障碍、地方病、职业病得到有效防控，致残和死亡风险逐步降低，重点人群健康状况显著改善。到2030年，全民健康素养水平大幅提升，健康生活方式基本普及，居民主要健康影响因素得到有效控制，因重大慢性病导致的过早死亡率明显降低，人均健康预期寿命得到较大提高，居民主要健康指标水平进入高收入国家行列，健康公平基本实现。中共中央、国务院发布实施的《"健康中国2030"规划纲要》是中华人民共和国成立以来首次在国家层面提出的健康领域中长期战略规划，是贯彻落实党的十八届五中全会精神、保障人民健康的重大举措，对全面建设小康社会、加快推进社会主义现代化建设具有重大意义。

本书以介绍我国健康产业政策与法规为主，同时对健康产业中所涉及的政策和法学基本理论做了较为系统的介绍，尽可能地采用最新资料和学术成果，力求做到科学性、系统性和实用性。

本书针对各专业的特点，充分考虑到内容的适用性，并对健康产业的政策法规内容做了有益的拓展，更符合健康产业政策法规理论体系的完整要求。因此，本书既可以作为医学院校各临床专业和医药经济及管理专业健康产业政策法规课程专用书，也可供医药卫生行政机关、卫生监督执法机构工作人员和卫生专业技术人员学习之用，也可用作医药卫生系统干部、职工教育培训教材，还可供健康产业政策法规爱好者自学使用。

本书由陈瑶拟编大纲，后经全体编者讨论修改完善。全书编写分工如下：第一章由廖晓语编写，第二、三、十六章由胡秋菊编写，第四章由陈瑶编写，第五章由冯波编写，第六、七章由李娜编写，第八章由寇振成编写，第九章由黄彬编写，第十章由曾维术和夏兴林编写，第十一章由唐先博编写，第十二章由南美花编写，第十三章由雷菲编写，第十四、十七章由令狐情编写，第十五章由崔超编写。

因水平和能力有限，加之时间仓促，书中疏漏、不妥之处在所难免，敬请专家同行和广大读者批评指正，也希望使用本书的师生提出宝贵意见，以供今后修订时参考。

《健康产业政策与法规》编委会

2022 年 4 月于贵阳

# 目 录
## CONTENTS

# 第一章

# 健康产业政策

## 学习目标

了解国际健康产业政策的发展情况。
熟悉健康产业的概念和分类。
掌握我国健康产业政策的发展情况。

## 课程思政元素

通过对国际和我国健康产业政策发展历程的学习，引导学生了解我国如何在经济新常态下稳步发展，构建健康中国，从而增加学生的国家认同感、政治认同感，激发学生爱党、爱国、爱社会主义的深厚情怀，增强课堂的育人效果，让学生在学习中体悟社会主义核心价值观，为实现中华民族伟大复兴而奋斗，担负起实现民族复兴的使命和责任。

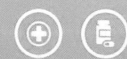

**案例 1-1**

1998 年，我国出现了首家网上药店"上海第一医药"，这是在国内医药电商相关政策未出台时的"敢吃螃蟹者"。但因违背"禁止网上销售处方药和非处方药"规定于 1 年后被迫关闭。2005 年，国家食品药品监督管理总局（CFDA）确认了医药电商的合法地位，京卫大药房获得国内第一张医药电商牌照，标志着医药电商开始进入药品零售领域。2014 年，CFDA 进一步允许互联网企业按照药品分类管理规定的要求，凭处方销售处方药，大量药品企业开始进入电商领域。仅 2013—2016 年，我国共诞生了 630 家网上药店，是 2012 年网上药店总数的 13 倍。2017 年，医药电商产业格局基本成型，分别形成了以 1 药网、健客、阿里健康大药房、京东大药房为代表的 B2C 模式，以国药商城、益药购、九州通网、药京采、药师帮为代表的 B2B 模式和以快方送药、叮当快药为代表的 O2O 模式。

请思考：

（1）从 1998 年至今，医药零售的市场格局已悄然改变，医药电商作为医药零售的新入口已跑出加速度，这其中有哪些政策的加持？

（2）医药电商在加速发展的同时，又将面临哪些法律问题与挑战？

## 第一节 国际健康产业政策

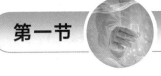

### 一、健康产业的概念

健康产业是指以医疗卫生和生物技术、生命科学为基础，以维护、改善和促进人民群众健康为目的，为社会公众提供与健康直接或密切相关的产品（货物和服务）的生产活动集合。健康产业涉及面广、产业链长、融合度高。大力发展健康产业，是实施健康中国战略、维护和保障人民群众健康的一项重要任务，既是改善民生的需要，也是建设现代化经济体系的需要，具有重大意义。根据国家统计局发布的《健康产业统计分类（2019）》，健康产业共分为医疗卫生服务，健康事务、健康环境管理与科研技术服务，健康人才教育与健康知识普及，健康促进服务，健康保障与金融服务，智慧健康技术服务，药品及其他健康产品流通服务，医药制造，医疗仪器设备及器械制造，健康用品、器材与智能设备制造，医疗卫生机构设施建设，中药材种植、养殖和采集，以及其他与健康相关服务等 13 个大类。

### 二、国际健康产业政策发展

20 世纪 60 年代，美国诞生了现代健康产业的雏形。1969 年，美国政府将卫生管理纳入国家卫生保健计划。1971 年，美国开始为健康维护组织（Health Maintenance Organization，HMO）提供立法上的规范，并于 1973 年正式通过了《健康维护组织法》（HMO Act of 1973）。此后，德国、英国等欧洲国家也相继建立了这样的健康管理组织。

1980 年前后，日本等亚洲国家开始试行卫生管理条例。

随着时代的发展，各国开始重视保障人民健康。世界卫生组织提出，健康可以促进社会进步和经济发展。经济发展较快的国家相继开始从政府层面安排促进国民健康的工作。例如，美国实施了"健康人民 2010"计划；欧盟国家实施了"欧盟成员国公共卫生行动计划"；日本实施"健康日本"国家健康促进行动计划。在此过程中，形成了各具特色的健康产业发展模式，下面我们选取美国、英国、印度、日本等具有代表性的国家的健康产业政策进行介绍。

### （一）美　国

美国的健康产业始于 20 世纪 60 年代的健康管理业。当时，人口老龄化、慢性病人群和医疗成本的不断上涨导致了高额的医疗经济负担，从而催生了新型的、以健康管理为中心的卫生服务模式。随后健康管理被纳入医疗保健计划，并建立了专门的健康法案。健康管理各个环节的参与者也是管理者，包括政府、社区、医疗机构、卫生管理机构、医疗技术人员和患者。从服务内容来看，美国的健康管理是由医疗保障体系支撑的，主要服务于各类群体。大致有三种模式：一是以医生为健康管理负责人；二是以用人单位和管理者为健康管理负责人；三是私人化、个性化的健康管理。政府制定了"健康人"健康管理计划，每十年规划、实施和评估一次，旨在不断提高全国的健康水平。从微观角度看，美国健康管理公司的具体运作模式为：其服务对象是公众，而其直接客户是健康保险公司。

美国的健康管理策略主要包括以下六个方面：一是生活方式管理，通过教育、激励、培训等干预手段纠正不良生活方式，促进健康生活方式；二是根据人口管理的需要，根据人口的不同特点，采用多种沟通方式，使民众了解医疗卫生信息，利用信息开展自助服务，满足需求；三是按疾病分类，对慢性病患者进行长期服务和跟踪，以提高健康水平，降低治疗费用，从而降低全社会医疗费用，提高人群健康水平和指数；四是大病管理，为大病患者提供健康管理支持服务；五是残疾管理，帮助不同情况的残疾人提高生活水平和能力；六是综合人群管理，为各个群体提供不同的健康管理方法。

### （二）英　国

英国是世界上高福利的国家之一。20 世纪 50 年代，英国通过《国家卫生服务法》建立了国家卫生服务保障体系，其特征是以国家卫生服务为主导，以社会医疗救助和商业健康保险为辅助。在政府的领导下，国家健康服务体系覆盖所有公民，资金由国家拨付，患者个人仅负担极少部分，体现了医疗服务的公益性。

尽管国家健康服务体系几乎囊括了所有公民，但经过几十年的运作，它作为纯公共产品的低效性已经越来越明显，部分资本开始尝试私人医疗服务。英国政府也从 20 世纪 60 年代中期开始支持、帮助和发展私人医疗服务，商业医疗保险是私人医疗服务的主要支付方式，其主要客户是 45 ~ 54 岁的高学历、高收入人群。商业保险是英国医疗保险体系的重要组成部分，呈现出高速增长的趋势。随着近年来医疗费用的不断攀升，保险公司开始关注健康管理的潜力。健康保险公司通过健康教育、疾病预防和控制来预防患病率的增长，以降低医疗费用和保险覆盖率。同时，为了提高自身的风险控制能力，许多健康保险公司加强与国家健康服务体系的合作，整合自身的服务资源。英国由此形成了国家健康服务体系和民营医疗机构并存的体系。

### （三）印　度

印度的健康产业近年来发展迅速，已成为支撑印度经济社会发展的主要领域之一。据分析，人口增长、传染病和慢性病发病率上升以及与生活有关疾病人数增加是印度卫生产业迅速扩张的主要原因。

在高速发展下，印度卫生产业的主要发展政策和措施包括：① 发展医药产业。印度从 20 世纪 70 年代开始制定国家药品政策，在国内仿制药产业的发展方面，通过简化注册和审批，只保护生产工艺专利，促进了国内制药产业的发展和转型，在控制药品价格、执行国际药品标准、加强质量管理、鼓励境外注册、大力引进海外人才的基础上，由政府支付，变进口国为出口国。2000—2005 年印度药品市场年增长率为 9%，2007—2012 年为 13%～14%。② 鼓励医疗服务出口。印度联邦政府通过促进接受国际医疗服务认证，扩大对外业务，支持医疗服务出口到国外，吸引国际患者，增加保险额度，鼓励医疗旅游。印度政府认为，国际认证可以帮助印度医院提高服务质量和管理水平，成为欧美国家医疗保险公司的指定机构，并帮助卫生监管机构减少审查次数，节省行政资源。因此，近年来，印度政府积极借鉴英国国家健康服务体系，探索印度医疗机构承包国家健康服务体系在线医疗服务和医疗技术服务的可能性；同时，与欧美发达国家共同建设南亚区域性卫生港，发展防治服务，推进医疗旅游服务。联邦政府对医疗设备及配件实行零关税，鼓励医院配备进口高端设备，提高整体技术水平。国家鼓励医院（含高端专科医院）出口医疗服务和承担科研项目，并免征营业税和设备购置税。③ 鼓励私营部门进入初级卫生保健市场。印度各州大力鼓励私营资本通过服务外包、社会连锁经营和提高公共部门绩效来保证基本卫生服务的经营。

### （四）日　本

日本是著名的长寿之国，也是世界健康产业的领跑者。1979 年，日本开始提倡中老年健康运动来应对人口老龄化；1988 年，实施了全民健康计划；2002 年，出台了《健康促进法》。目前，日本的健康产业已成为国民经济中的支柱性产业，也是当前日本经济发展战略布局中重要的环节。日本大健康产业主要包括三大领域：医药产业、保健体系和养老产业。

在医药产业中，日本颁布了严格的法律制度来管理和监督药品市场，包括《药事法》《药剂师法》等。《药事法》主要由"药品""药用化妆品""化妆品"和"医疗器械"四项内容组成。

日本的保健体系依托于较为完善的国家医疗保险制度。根据该制度，日本国民和在日本居住一年以上的外国人，应当参加国民健康保险，缴纳一定数额的保险费，取得国民健康保险证明。在治疗中，居民承担 30% 的医疗费用，其余由医院和当地政府结算。为改善国民健康，厚生劳动省设有专门的健康促进科，负责制定和监督改善居民健康生活。《食品卫生法》是日本保健领域的一项重要法规，其目的为防止饮食造成的健康危害，保护人民的健康。此外，2001 年日本颁布了《保健功能食品制度》，对保健功能食品进行了严格限制。

在养老产业方面，日本作为世界上老龄化程度最高、速度最快的国家，人口老龄化推动了其养老产业的快速发展。日本的养老产业又被称为老年福利产业、老龄产业、白银产业等，是以老年人为服务对象，以满足老年人高层次生活和文化需求为目标，为老年人提供商品和服务的私人营利性经营活动的总称。第二次世界大战后，为了促进养老产业的发展，日本政府制定了较为完备的法律制度。该制度的建立和完善经历了三个阶段：

在初创期（20 世纪 50 年代初至 60 年代初），日本制定了《生命保障法》《国民健康保险法》和《国民年金法》，为老年人晚年的稳定提供制度保障。在扩张期（20 世纪 60 年代初至 80 年代，日本先出台了《老年人福利法》，随后颁布了《收费养老院设立和运营指引》，建立了较为完善的市场规范和行业标准，对养老院属性、养老设施质量标准、养老院人员配备、养老服务机构服务标准、优惠贷款制度等作出明确规定，养老机构必须向政府提交年度报告，接受政府监督。在政策转型期（20 世纪 80 年代），日本政府研究制定了《银标制度》，成立了"银标认证委员会"以负责对社会养老机构、养老服务机构、产品及其生产商的认证，以缓解养老机构和产品混乱状况。这些政策与社会保险制度一起保障了日本老年人的生活质量。

日本养老产业涵盖内容广泛，包括房地产、金融、设备用品、家政服务、文化生活服务等相关产业。日本政府也非常重视养老服务向更专业化方向发展，要求每个细分领域都有专门的企业提供服务，并有严格的硬件条件作为保障基础。养老行业员工必须经过严格的培训和考核，通过考核持证上岗；同时，在教育领域，设立老年福利、社会工作等学科，不断为养老服务行业输送相关人才。

## 第二节　中国健康产业政策发展

2019 年 6 月，国务院发布《健康中国行动（2019—2030 年）》，提出到 2022 年，我国基本建立健康促进政策体系，全民健康素养水平稳步提高，健康生活方式加快推广，重大慢性病发病率上升趋势得到遏制，重点传染病、严重精神障碍、地方病、职业病得到有效防控，致残和死亡风险逐步降低，重点人群健康状况显著改善。到 2030 年，全民健康素养水平大幅提升，健康生活方式基本普及，居民主要健康影响因素得到有效控制，因重大慢性病导致的过早死亡率明显降低，人均健康预期寿命得到较大提高，居民主要健康指标水平进入高收入国家行列，健康公平基本实现。2016 年 10 月 25 日，中共中央、国务院印发《"健康中国 2030"规划纲要》，将"健康中国"上升为国家战略。该纲要是中华人民共和国成立以来首次在国家层面提出的健康领域中长期战略规划，是贯彻落实党的十八届五中全会精神、保障人民健康的重大举措，对全面建设小康社会、加快推进社会主义现代化具有重大意义。同时，这也是我国积极参与全球健康治理、履行我国对联合国"2030可持续发展议程"承诺的重要举措。

除了《"健康中国2030"规划纲要》和《健康中国行动（2019—2030年）》之外，其他政策也是中国大健康产业发展的重要驱动因素，这些政策主要集中在健康促进、医疗卫生服务及养老保障等方面。

### （一）健康促进

在健康促进方面，2016年10月，国务院颁布《关于加快发展健康休闲产业的指导意见》，提出了六个方面的主要任务和政策举措：完善健康休闲服务体系；培育健康休闲市场主体；优化健身休闲产业结构和布局；加强健身休闲设施建设；提升健身休闲器材装备研发制造能力；改善健身休闲消费环境。2016年10月国家发改委颁布《促进民间投资健康发展若干政策措施》，从促进投资增长、改善金融服务、落实完善相关财税政策、降低企业成本、改进综合管理服务措施、制定修改相关法律法规等6个方面提出了26条具体措施。2017年7月，国务院颁布《国民营养计划（2017—2030年）》，从我国国情出发，立足我国人群营养健康现状和需求，明确了今后一段时期内国民营养工作的指导思想、基本原则、实施策略和重大行动。2017年7月，国务院颁布《关于新一代人工智能发展规划的通知》，提出要加强群体智能健康管理，突破健康大数据分析、物联网等关键技术，研发健康管理可穿戴设备和家庭智能健康检测监测设备，推动健康管理实现从点状向连续监测、从短流程管理向长流程管理转变。2019年2月《学校食品安全与营养健康管理规定》指出学校应当配备专（兼）职食品安全管理人员和营养健康管理人员，建立并落实集中用餐岗位责任制度，明确食品安全与营养健康管理相关责任。支持学校聘请营养专业人员，对膳食营养均衡等进行咨询指导，推广科学配餐、膳食营养等理念。学校食品安全与营养健康管理相关工作人员应当按照有关要求，定期接受培训与考核，学习食品安全与营养健康相关法律、法规、规章、标准和其他相关专业知识，为健全学校食品安全风险防控体系和促进营养健康提供了政策支持。2019年6月，卫健委颁布《健康中国行动（2019—2030年）》，围绕疾病预防和健康促进两大核心，提出将开展15个重大专项行动，促进以治病为中心向以人民健康为中心转变，努力使群众不生病、少生病。专项行动包括：健康知识普及、控烟、心理健康促进、心脑血管疾病防治、癌症防治等。2019年7月，国务院颁布《国务院关于实施健康中国行动的意见》，提出要普及知识、提升素养、自主自律、健康生活、早期干预、完善服务、全面参与、共建共享的基本原则。到2022年，健康促进政策体系基本建立，全民健康素养稳步提升，健康生活方式加快推广。

### （二）医疗卫生服务

在医疗卫生服务方面，2017年1月，国务院颁布《"十三五"深化医药卫生体制改革规划》，提出到2020年，要基本建立覆盖城乡居民的基本医疗卫生制度，实现人人享有基本医疗卫生服务，基本适应人民群众多层次的医疗卫生需求；解决好"低价药""救命药""孤儿药"以及儿童用药的供应问题。扶持低价药品生产，保障市场供应，保持药价基本稳定。建立健全短缺药品检测预警和分级应对机制，加快推进紧缺药品生产，支持建设小品种药物集中生产基地，继续开展用量小、临床必需、市场供应短缺药品的定点生产试点。完善儿童用药、卫生应急药品保障机制。2017 年 1 月，国务院颁布《"十三五"卫生与健康规划》，到 2020 年，覆盖城乡居民的基本医疗卫生制度基本建立，实现人人享有基本医疗卫生服务，人均预期寿命在 2015 年基础上提高 1 岁。2017 年 4 月，《国务院办公厅关于推进医疗联合体建设和发展的指导意见》发布，提出到 2020 年，在总结试点经验的基础上，全面推进医联体建设，形成较为完善的医联体政策体系。不同级别、不同类别医疗机构间建立目标明确、权责清晰、公平有效的分工协作机制，建立责权一致的引导机制，使医联体成为服务、责任、利益、管理共同体，区域内医疗资源有效共享，基层服务能力进一步提升，有力推动形成基层首诊、双向转诊、急慢分治、上下联动的分级诊疗模式。2017 年 5 月，《国务院办公厅关于支持社会力量提供多层次多样化医疗服务的意见》发布，提出到 2020 年，社会力量办医能力明显增强，医疗技术、服务品质、品牌美誉度显著提高，专业人才、健康保险、医药技术等支撑进一步夯实，行业发展环境全面优化。打造一大批有较强服务竞争力的社会办医疗机构，形成若干具有影响力的特色健康服务产业集聚区，服务供给基本满足国内需求，逐步形成多层次多样化医疗服务新格局。2017 年 7 月，国资委等六部委《关于国有企业办教育医疗机构深化改革的指导意见》对国有企业办教育机构、医疗机构实行分类处理，分类施策，深化改革，2018 年年底前基本完成企业办教育机构、医疗机构集中管理、改制或移交工作。2018 年 8 月，《国务院办公厅关于改革完善医疗卫生行业综合监管制度的指导意见》发布，明确到 2020 年，建立职责明确、分工协作、科学有效的综合监管制度，健全机构自治、行业自律、政府监管、社会监管相结合的多元化综合监管体系，为实施健康中国战略、全方位全周期保障人民健康提供有力支撑。

在保障基础医疗之外，我国尤其强调中医药和数字化医疗建设。2017 年 5 月，国家卫健委等五部委颁布《关于促进中医药健康旅游发展的指导意见》，提出开发中医药健康旅游产品、打造中医药健康旅游品牌、壮大中医药健康旅游产业、开拓中医药健康旅游市场、创新中医药健康旅游发展模式、培养中医药健康旅游人才队伍、完善中医药健康旅游公共服务、促进中医药健康旅游可持续发展等八个重点任务。2017 年 5 月，科技部等六部委颁布《"十三五"健康产业科技创新专项规划》，重点发展创新药物、医疗器械、健康产品等三类产品，引领发展以"精准化、数字化、智能化、一体化"为方向的新型医疗健康服务模式。

2017 年 8 月，国务院颁布《关于进一步扩大和升级信息消费持续释放内需潜力的指导意见》，强调壮大在线教育和健康医疗。要求加强家庭诊疗、健康监护、分析诊断等智能设备研发，进一步推广网上预约、网络支付、结果查询等在线就医服务，推动在线健康咨询、居家健康服务、个性化健康管理等应用。2018 年 4 月，国务院办公厅发布《关于促进"互联网＋医疗健康"发展的意见》，提出了一系列政策措施，明确了支持"互联网＋医疗健康"发展的鲜明态度，突出了鼓励创新、包容审慎的政策导向，明确了融合发展的重点领域和支撑体系，也划出了监管和安全底线。2018 年 9 月，卫健委颁布《国家医疗大数据标准、安全和服务管理办法（试行）》，明确健康医疗大数据的定义、内涵和外延，以及制定办法的目的依据、适用范围、遵循原则和总体思路等；明确各级卫生健康行政部门的边界和权责，各级各类医疗卫生机构及相应应用单位的责任权利，并对三个方面进行了规范。

### （三）养老保障

在养老保障方面，2013 年 9 月国务院颁布《国务院关于加快养老服务业完善的若干意见》，确定到 2020 年，全面建成以居家为基础、社区为依托、机构为支撑的，功能完善、规模适度、覆盖城乡的养老服务体系。养老服务产品更加丰富，市场机制不断完善，养老服务业持续健康发展。2014 年 11 月，商务部颁布《关于推动养老服务产业发展的指导意见》，提出了加快居家养老服务的多元化、社区养老服务的便利化、集中养老服务的特色化、养老服务的信息化，以及养老服务的融合发展五个方面的发展意见。2015 年 2 月，民政部等十部委颁布《关于鼓励民间资本参与养老服务业发展的实施意见》，鼓励民间资本参与居家、社区和机构养老服务；支持民间资本参与养老产业发展、推进医养融合发展、完善投融资政策、落实税费优惠政策、加强人才保障；促进民间资本规范有序参与、保障用地需求。2016 年 10 月民政部等十一部委《关于支持整合改造闲置社会资源发展养老服务的通知》，鼓励党政机关和国有企事业单位举办的培训中心、疗养院及其他具有教育培训或疗养修养功能的各类机构；可探索采用政府和社会资本合作（Public-Private Partnership，PPP）等方式组建社会化养老服务企业或非营利性机构；支持各地利用现有培训疗养服务设施场地，以多种方案提供养老服务。2016 年 11 月，全国老龄办等 25 个部门联合印发《关于推进老年宜居环境建设的指导意见》，提出到 2025 年，老年宜居环境建设的总目标是老年宜居环境体系基本建成。加强"住、行、医、养"等硬件设施环境的优化，提升新建住房的适老化，多措施并举为广大老年人提供支持性环境，最大限度地保障老年人的生活独立、功能维持和社会融入。2016 年 12 月，《国务院办公厅关于全面放开养老服务市场提升养老服务质量的若干意见》发布，围绕老年群体多层次、多样化的服务需求，降低准入门槛，引导社会资本进入养老服务业，推动办公养老机构改革，提升居家社区和农村养老服务水平，推进养老服务业制度、标准、设施、人才队伍建设，繁荣养老市场，提升服务质量，让广大老年人享受优质养老服务。2017 年 2 月，工信部、民政部、国家卫健委颁布《智慧健康养老产业发展行动计划（2017—2020）》，提出发展适用于智能健康养老终端的低功耗、微型化智能传感技术，室内外高精度定位技术等核心关键技术；突破适用于健康管理终端的健康生理检测、监测技术。针对家庭、社区、机构等不同应用环境，发展健康管理类可穿戴设备、便携式健康监测设备、自动式健康检测设备、智能养老监护设备、家庭服务机器人等。2018 年 8 月，工业和信息化部颁布《智慧健康养老产品及服务推广目录》，涵盖健康管理类可穿戴设备、便携式健康监测设备、自助式健康检测设备、智能养老监护设备、家庭服务机器人等 5 大项产品类项目以及慢性病管理、居家健康养老、个性化健康管理、互联网健康咨询、生活照护、养老机构信息化等服务类项目。

在一系列政策的大力推动和支持下，我国的健康产业将成为国民经济的重要支柱产业，在新经济常态下稳步发展，构建健康中国。同时，健康产业也面临一系列的问题和挑战，如市场发展环境、医药行为监管等。由此，我国在基本医疗卫生与健康促进、医疗机构、医疗技术人员、医疗纠纷、食品安全、传染病防治、突发公共卫生事件、药品及疫苗、医疗器械及保健品产业、健康养老产业、中医药产业及税收政策等方面均制定了一系列的管理政策与法律规范，鼓励和引导投资规范进入健康产业领域，完善促进健康产业发展的标准体系，明确主管部门、监督主体及市场准入、产业标准等事项，在法制的保障下进一步推进产业的健康发展。

 **拓展阅读**

健康中国行动（2019—2030 年）

## 思考与练习

（1）健康产业建设的战略意义、当前形势与推进关键是什么？

（2）健康产业在法制建设上面临哪些挑战？

# 第二章

# 健康中国战略

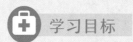 学习目标

记忆健康中国战略概述。

理解健康中国战略的目标,包括总目标、阶段目标与具体目标。

运用健康中国战略的具体任务进行分析。

## 课程思政元素

通过对"健康中国战略"章节的学习,引导学生树立大健康理念,培育学生正确的健康观,增强学生的主人翁意识和社会责任感。

 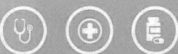

案例 2-1

### 老年人与新冠肺炎①

2019 年 12 月下旬，中国武汉发生了不明原因的群发肺炎病例，引起卫生主管部门关注。截至 2020 年 2 月 11 日，我国 31 个省份共报告 72 314 例病例，其中，60 岁以上的老年组病例数占比，武汉为 44.1%，湖北（包括武汉）为 35.1%，全国（包括湖北）为 31.2%。在各年龄组中，80 岁年龄组的粗病死率最高为 14.8%。

结合新型冠状病毒肺炎流行病学特征分析论文，思考以下三个问题：

（1）为什么老年人感染人群和比例都比较高？

（2）为什么老年人感染之后，发生病死率比较高？

（3）通过该资料，你获得了什么启示？

党的十九大提出的"实施健康中国战略"，是以习近平同志为核心的党中央从长远发展和时代前沿出发，作出的一项重要战略安排。本章从健康中国战略概述出发，详细介绍了健康中国战略目标、健康中国战略任务的内容（见图 2-1）。

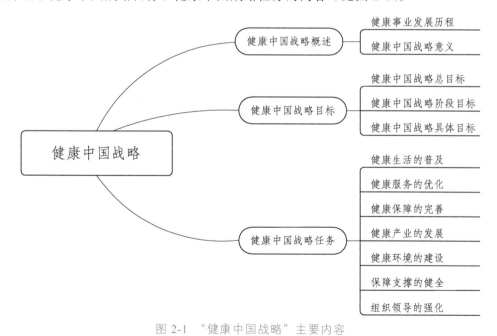

图 2-1 "健康中国战略"主要内容

---

① 中国疾病预防控制中心新型冠状病毒肺炎应急响应机制流行病学组：《新型冠状病毒肺炎流行病学特征分析》，载《中华流行病学杂志》2020 年 2 月第 41 卷第 2 期，第 145-151 页。

## 第一节  健康中国战略概述

"健康中国战略"是一项旨在全面提高全民健康水平的国家战略，是在准确判断世界和中国卫生改革发展大势的基础上，在深化医药卫生体制改革实践中形成的一项需求牵引型的国民健康发展战略。

在 2007 年 9 月 8 日中国科协年会上，时任卫生部部长陈竺公布了"健康护小康，小康看健康"的三步走战略。2008 年，卫生部启动了"健康中国 2020"战略研究，历时 4 年多，2012 年卫生部发布《"健康中国 2020"战略研究报告》。2014 年 12 月 13 日，习近平总书记在江苏镇江考察时提出"没有全民健康，就没有全面小康"。2015 年 3 月 5 日，"健康中国"首入李克强总理作的政府工作报告。2016 年 10 月 25 日《"健康中国 2030"规划纲要》发布，将"健康中国"上升为国家战略。2016 年 12 月 27 日，国务院根据《中华人民共和国国民经济和社会发展第十三个五年规划纲要》和《"健康中国 2030"规划纲要》，发布《"十三五"卫生与健康规划》，至此，"健康中国"战略进入全面推进阶段。

2019 年 6 月卫健委发布《健康中国行动（2019—2030 年）》，2019 年 7 月国务院发布《国务院关于实施健康中国行动的意见》、国务院办公厅印发《健康中国行动组织实施和考核方案》等，为健康中国战略的实施提供了保障。

除了国家层面出台的政策外，各省区市也纷纷出台产业政策抢占大健康机遇。

2018 年 10 月，北京市发布《北京市加快医药健康协同创新行动计划（2018—2020 年）》，明确了未来 3 年产业发展的目标。2018 年 12 月，江苏省发布《关于推动生物医药产业高质量发展的意见》，提出到 2020 年，全省生物医药产业产值超 6 000 亿元。

## 第二节  新中国成立以来我国的健康事业发展历程

新中国成立以来我国的健康事业发展大体可以分为三个阶段，三个阶段对健康事业的概念、认识、方法都有很大区别。

### 一、快速提升阶段（1949—1978 年）

1949 年之前，中国卫生状况甚差，鼠疫、霍乱、天花、血吸虫病等多种传染病、寄生虫病广泛流行。新中国建立时的经济社会资源都很紧缺，医疗机构缺医少药，人民健康水平也十分落后，由于长期的社会动乱，当时中国人的平均寿命只有 35 岁。新中国成立后，我国通过 1950 年提出的"面向工农兵，预防为主，团结中西医"的卫生事业发展方针、1952 年提出的"卫生工作与群众相结合"的发展原则、1953 年开始全国各级卫生防疫站逐步建立、1955 年国务院发布《传染病管理办法》、1958 年开展除"四害"运动等一系列的政策促进了新中国医疗卫生事业的发展，提升了人民的身体健康水平。

从 1949 年到 1978 年这三十年间是我国的计划经济时期，在健康问题方面采取了以政府为主体向全体人民提供全部免费的医疗卫生服务为主要实践模式，通过赤脚医生、合作医疗、爱国卫生运动等措施，结合群众运动，建立起了基本的医疗卫生体系，在短时期内极大地改善了饱受战争摧残的人民健康水平，被世界认识为成功的"中国模式"。

（一）健康生活

在健康生活方面，党和政府带领人民大力开展爱国卫生运动，运动的内容从"讲卫生、除四害（蚊子、苍蝇、老鼠和臭虫）、消灭疾病"逐步扩展到"治理公害，净化、绿化和美化环境"。大力在人民群众中普及卫生常识，号召人们行动起来，以消灭资产阶级敌人的态度对待生活中那些不健康、不卫生的因素，同时为农村修筑水坝、水库等服务设备，增加城镇中的基本公共实施。这些措施客观上改善了人民的生活条件，大大改善了城市和农村的环境卫生，提高了人们关注健康的意识。这一时期影响人民生活健康的因素除了资源紧缺的客观因素和人民健康意识、健康知识不足外，还有封建迷信的影响，因而破除迷信思想也是这一时期的健康工作内容。总的来说，这一时期的生活健康方面建设具有群众充分参与，人人共建共享的特征，是我国政府动员群众参与卫生建设效果较好的一段时期。

（二）健康服务

在健康服务方面，我国制定了"面向工农兵，预防为主，团结中西医，卫生工作与群众运动相结合"的卫生工作方针；在以赤脚医生作为人才资源的同时大力培养医疗卫生人才，促进中西医交流融合、共同发展；在城镇和农村都形成了三个层次的医疗服务体系：农村包括村卫生站、乡镇卫生院和县级医院，城市则由城市街道卫生站、社区卫生服务中心和区域医院组成。建立了中央防疫队和广泛的基层卫生组织。针对公共卫生问题如传染病和地方病的泛滥，我国建立起了包括国家、省、市、县各级卫生防疫站、妇幼保健站、卫生宣教机构。同时主要依靠财政支出，为这些机构建立起稳定的资金来源和筹资机制。在传染病防治方面，除一般性的卫生防疫体系之外，国家还建立起如结核病防治所、皮肤病防治所等各级专科防治所，这些机构以预防控制为主，辅以临床治疗，专门针对某种或某类疾病展开防治。由于这一时期我国的医疗资源与医疗人才都十分紧缺，而农村人口占当时我国总人口的大多数，因而这一时期的健康服务发展是以农村为重点，在农村建立起以人民公社为组织单位的合作医疗，由公社所辖大队组织公社卫生院，为人民提供医疗服务。

（三）健康保障

在健康保障方面，这一时期建立了影响我国至今的医疗保障体制框架：1951 年《中华人民共和国劳动保险条例》颁布，1952 年公费医疗制度确立，1953 年劳保医疗制度确立。公费医经费由国家和各级政府财政预算拨款，一般按照人头划拨到各单位包干使用。劳保医疗费按照企业职工工资总额和国家规定比例，计入生产成本；在职职工医疗费从职工福利费中开支，离退休人员从劳动保险费中列支。合作医疗实行之前，农村并没有正式的医疗保障制度，名义上实行"谁看病谁付钱"的自费式医疗，但由于国家对医疗机构进行补贴，并对医疗服务和药品价格进行严格把控，所以对农村存在事实上的医疗保障。实行合作医疗以后的农民享受的也是这种低廉的自费医疗方式。

### （四）健康产业和健康环境

在健康产业和健康环境方面，由于这一时期我国的医疗卫生供给是在统管统筹的模式下的福利性质保障体系，因而基本不存在健康产业的发展问题。同时，由于这一时期我国地广人稀，环境污染较轻，健康产业的发展问题相对于人的疾病问题而言不算十分重要，因而发展起步较晚。新中国成立初期我国的环境发展规划是基于积极开发各类资源，进行经济建设的角度进行的。为了更好地配合经济建设，规划和规范土地、森林等自然资源的开发利用，国家出台了一些资源保护类的法规及政策文件，如 1953 年发布的《国家建设征用土地办法》。由于"伦敦烟雾"等环境公害事件的出现，联合国于 1972 年召开了首届人类环境会议。本次会议使我国认识到在国内开展环境管理的重要性。1973 年我国召开了第一次全国环境保护工作会议，并通过了《关于保护和改善环境的若干规定》。其后，为了应对工业体系引致的环境污染，国家陆续制定了一系列的环境政策，如 1973 年国家计划委员会等发布的《工业"三废"排放试行标准》。总而言之，这一时期的健康产业和健康环境并不是我国健康事业的重点。

## 二、缓慢爬升阶段（1978—2000 年）

1978 年后，为改变国家财政困顿致医疗卫生供给不足的局面，我国运用市场经济手段，开放对民营医疗产业的限制，逐渐下放医院的"两权"，即经营权、管理权，同时取消了过去统管统筹的健康事业模式。

此外，以"倡导体育运动，加强身体锻炼"为主体，促进人民生活健康，加强对环境的保障和相关法制建设。1996 年 12 月在《中共中央、国务院关于卫生改革与发展的决定》中明确提出将"以农村为重点，预防为主，中西医并重，依靠科技与教育，动员全社会参与，为人民健康服务，为社会主义现代化建设服务"作为我国新时期的卫生工作方针。

### （一）健康生活

党的十一届三中全会赋予了体育新的重任。体育工作要为经济建设服务，以促进精神文明建设。1995 年颁布的《中华人民共和国体育法》明确指出："国家发展体育事业，开展群众性体育运动，提高全民族身体素质。"1995 年《全民健身计划纲要》的颁布和实施是近十几年来全面健身计划的基础。

（二）健康保护

在环境保护方面，1973 年 8 月在北京召开的第一次全国环境保护会议，标志着中国现代环境保护事业的开始。当时人们认为环境问题主要是工业污染问题，所以我国环境保护主要是工业"三废"（废水、废气、废渣）等方面的治理。1978 年以来，伴随着我国经济持续快速发展，环境治理先后大致经历了"污染控制、综合利用""控制转型、协调发展""资源节约、环境友好"等发展阶段。

1978 年《中华人民共和国宪法》明确提出"国家保护环境和自然资源，防治污染和其他公害"，我国环境管理立法进入成熟期。1979 年通过的《中华人民共和国环境保护法（试行）》是我国首部环境管理综合法，其对我国环境保护和管理的核心内容做出了原则性的规定。

后来，在资源环境管理领域，国家于 1985 年、1986 年、1988 年先后出台了《中华人民共和国草原法》《中华人民共和国矿产资源法》《中华人民共和国水法》等法律。在污染防治领域，国家于 1984 年、1987 年、1995 年、1996 年先后出台了《中华人民共和国水污染防治法》《中华人民共和国大气污染防治法》《中华人民共和国固体废物污染环境防治法》《中华人民共和国噪声污染防治法》等法律。

（三）健康保障

1978 年以后，"自主经营、自负盈亏"成为企业改革的导向，该导向对医疗保障的影响非常大，具体如下：

一是劳保医疗制度本质上发生了变化。劳保医疗变成了真正的企业保障，而不是计划经济时期实质上的社会统筹。当企业无法承担巨大医疗费支出成本时，一些企业不得不临时解雇员工，降低福利待遇；但作为有中国特色的社会主义的一部分，这些企业必须继续为下岗职工、退休人员及家庭提供福利保障。

二是公费医疗制度受到了剧烈冲击。改革开放后实行的财政"分灶"以及行政事业费分级包干和事业单位企业化等改革后，大部分公费医疗也变成了单位保障。

三是非公有制经济的迅速发展使得非公有制经济部门的职工人数骤升，而这部分人群却没有相应的医疗保障制度。

以上三个方面的原因造成城镇人口的医疗保障覆盖面越来越窄，待遇水平也逐步降低。

（四）健康产业与健康服务

1978 年以后，政府对医疗市场采取了自由放任政策，期望依靠的自由市场的力量来支配组织、融资和提供卫生保健服务。在农村，这样的措施使得大部分的村级医务室被私人承包，村级医务室与农民之间的医疗服务关系变成了单纯的买卖关系，基于集体经济的合作医疗制度也迅速瓦解。

当人民公社被解散以后，以公社为基础的农村医疗制度也随之消失，大部分乡村医生变成了私人医生。虽然城市三个层次的医疗保障系统保持不变，但是政府的资金支持也已减少，所有的医疗单位必须依赖于病人个人和医疗保险的付款，这导致健康产业与健康服务在市场化中曲折发展。

### 三、风险高发阶段（2000 年以来）

在这个阶段，影响健康的各个子系统在健康导向方面进一步分化。自然社会环境子系统对健康的负面影响越发明显，医疗卫生子系统在曲折中前行。社会子系统的非健康导向也越发明显，经济子系统对生态和社会等的制约甚至压制作用仍在，整体系统呈现出更加复杂的耦合效应。

#### （一）健康生活

二十世纪初的《全民健身计划纲要》第二期工程启动，2002 年、2009 年、2011年先后出台的《关于进一步加强新时期体育工作的意见》《全民健身条例》《全民健身计划（2011—2015）》等一系列中央政策，再次证明党和国家对群众体育锻炼、增强体质的高度重视，这些规划的出发点，无一不是促使人们通过运动提高健康水平，减少生病概率，进而达到维护健康稳定的目的。

#### （二）健康保护

2002 年、2008 年先后出台《中华人民共和国清洁生产促进法》《中华人民共和国循环经济促进法》等法律，我国环境管理法律体系逐渐形成。

#### （三）健康产业与健康服务

2003 年突如其来的"非典"疫情，在一定程度上大面积暴露了中国医疗卫生领域存在的缺陷，引起国家和社会史无前例对医疗卫生的关注和反思。

2003 年初，开始推广致力于覆盖农民的，由政府组织、引导、支持，农民自愿参加，个人、集体和政府多方筹资的新型农村合作医疗制度（简称新农合）。新农合是以大病统筹为主的农民医疗互助共济制度，通过中央财政补助、地方财政补助、集体扶持和农民个人缴费等渠道筹集资金，主要对农民住院及大病医疗费用给予补偿。2003年农村合作医疗覆盖率仅为 9.5%。中国疾病预防控制中心专家周脉耕等发表的数据显示，2004—2008 年，新农合在全国不断普及，从 2004 年的 18.4% 增加至 2008 年的96.8%。截至 2012 年，新农合覆盖了全部农村地区。

为了扩大城镇居民医疗保险的覆盖面，2007 年 4 月，国务院决定进行建立以大病统筹为主的城镇居民基本医疗保险制度试点，把没有纳入城镇职工基本医疗保险制度范围以内的中小学生（包括职业高中、中专、技校学生）、少年儿童以及其他非从业城镇居民纳入城镇居民基本医疗保险。

# 第三节　健康中国战略目标

"健康中国"战略是一个长期战略，从"健康中国2020"战略提出的2015年、2020年目标，到"健康中国2030"战略提出的2030年、2050年目标来看，"健康中国"是个不断发展变化着的目标体系，包含总目标、阶段目标、具体目标和指标体系。

## 一、总目标与阶段性目标

《"健康中国2030"战略规划纲要》指出"全民健康是建设健康中国的根本目的"。在这一目的中，"全民""健康"这两个关键词，表明了"健康中国"的战略重点，即从健康的角度衡量，既要提高健康水平，又要提升健康公平。

### （一）2020年的阶段目标

《"健康中国2020"战略研究报告》中的总目标也可以视为到2020年的阶段目标，内容为："改善城乡居民健康状况，提高国民健康生活质量，减少不同地区健康状况差异，主要健康指标基本达到中等发达国家水平。"该阶段目标分两部分：

一是2010—2015年，为"加快基本医疗卫生制度和服务体系建立，使全体国民人人拥有基本医疗保障，人人享有基本公共卫生服务，医疗卫生服务可及性明显增强，地区间人群健康状况和资源配置差异明显缩小，国民健康水平达到发展中国家最高水平"。

二是2015—2020年，为"完善覆盖城乡居民的基本医疗卫生制度，实现人人享有基本医疗卫生服务，医疗保障水平不断提高，卫生服务利用明显增强，地区间人群健康差异进一步缩小，国民健康水平接近中等发达国家水平"。

### （二）2030年的阶段目标

《"健康中国2030"战略规划纲要》中的阶段目标分为三部分：

一是到2020年，建立覆盖城乡居民的中国特色基本医疗卫生制度，健康素养水平持续提高，健康服务体系完善高效，人人享有基本医疗卫生服务和基本体育健身服务。基本形成内涵丰富、结构合理的健康产业体系，主要健康指标居于中高收入国家前列。

二是到2030年，促进全民健康的制度体系更加完善，健康领域发展更加协调，健康生活方式得到普及，健康服务质量和健康保障水平不断提高，健康产业繁荣发展，基本实现健康公平，主要健康指标进入高收入国家行列。

三是到2050年，建成与社会主义现代化国家相适应的健康国家。

在2016年年末推出的规划纲要中，目标的主要内容已经转变为医疗服务体系和健康服务体系并举，说明关于健康的内容大大增强，医疗作为实现健康的一部分来开展。

## 二、具体目标

目前"健康中国"战略的具体目标只有到 2020 年和 2030 年两个阶段的具体目标，从具体目标中，可以看出这一阶段党和政府的工作重点，也在一定程度上反映出该阶段的工作策略。

### （一）"健康中国 2020"具体目标

"健康中国 2020"具体目标有十个：

一是国民主要健康指标进一步改善，减少地区间健康状况差距；

二是完善卫生服务体系，提高卫生服务可及性和公平性；

三是健全医疗保障制度，减少居民疾病经济危险；

四是控制危险因素，遏止、扭转和减少慢性病的蔓延和健康危害；

五是强化传染病和地方病防控，降低感染性疾病危害；

六是加强监测与监管，保障食品药品安全；

七是依靠科技进步，适应医学模式转变，实施重点前移、转化整合战略；

八是继承创新中医药，发挥中医药等我国传统医学在保障国民健康中的作用；

九是发展健康产业，满足多层次、多样化的卫生服务需求；

十是履行政府职责，加大健康投入，保障"健康中国 2020"战略目标实现。

### （二）"健康中国 2030"具体目标

"健康中国 2030"具体目标分为五个方面：

一是人民健康水平持续提升。人民身体素质明显增强，2030 年人均预期寿命达到 79.0 岁，人均健康预期寿命显著提高；

二是主要健康危险因素得到有效控制。全民健康素养大幅提高，健康生活方式得到全面普及，有利于健康的生产生活环境基本形成，食品药品安全得到有效保障，消除一批重大疾病危害。

三是健康服务能力大幅提升。优质高效的整合型医疗卫生服务体系和完善的全民健身公共服务体系全面建立，健康保障体系进一步完善，健康科技创新整体实力位居世界前列，健康服务质量和水平明显提高。

四是健康产业规模显著扩大。建立起体系完整、结构优化的健康产业体系，形成一批具有较强创新能力和国际竞争力的大型企业，成为国民经济支柱性产业。

五是促进健康的制度体系更加完善。有利于健康的政策法律法规体系进一步健全，健康领域治理体系和治理能力基本实现现代化。

## 第四节　健康中国战略任务

在以民族复兴为根本利益，以建设健康现代化国家为阶段目标和公平、共享等原则要求下，健康中国战略的具体任务要从以医疗为中心的任务体系扩展为更加系统、全面的任务系统。

## 一、健康生活的普及

健康生活是以人的日常生活为中心，围绕提高健康素养、养成健康习惯、提高身体素质而开展的相关工作。健康生活可以通过加强健康教育、塑造自主自律的健康行为、提高全民身体素质等方式来实现。居民健康素养水平和经常参加体育锻炼的人数是衡量健康生活工作开展进度的主要指标。生活健康不同于医疗健康，是我国健康事业发展的短板，也是居民较为忽视的领域，我国大部分居民的健康素养还有待提高，这是健康中国战略选择生活健康路径的一个原因。由于疾病预防本身是非常个人化的事情，因而从预防的角度出发，采用健康促进、健康教育的方式使得总体群体的健康有所提高，也是必要的选择。

健康教育是普及健康知识、提升健康素养的必经之路。开展健康教育可分为学校教育和社会教育两个方面。学校教育方面，可以将健康教育纳入国民教育体系，把健康教育作为所有教育阶段素质教育的重要内容。通过以中小学为重点，建立学校健康教育推进机制；构建相关学科教学与教育活动相结合、课堂教育与课外实践相结合、经常性宣传教育与集中式宣传教育相结合的健康教育模式；培养健康教育师资，将健康教育纳入体育教师职前教育和职后培训内容等措施，以加大学校健康教育力度。社会教育方面，通过推进全民健康生活方式行动，强化家庭和高危个体健康生活方式指导及干预，开展健康体重、健康口腔、健康骨骼等专项行动；通过开发推广促进健康生活的适宜技术和用品；建立健康知识和技能核心信息发布制度，健全覆盖全国的健康素养和生活方式监测体系；建立健全健康促进与教育体系，提高健康教育服务能力，从小抓起，普及健康科学知识；加强精神文明建设，发展健康文化，移风易俗，培育良好的生活习惯；各级各类媒体加大健康科学知识宣传力度，积极建设和规范各类广播电视等健康栏目，利用新媒体拓展健康教育等举措，以提高全民健康素养。

个人对自身的健康管理是保持健康最基本的行为。养成良好的健康习惯是减少疾病发生、提高健康质量、享受更长更高质量生命的前提。健康的生活习惯包括健康饮食、保持良好的心态、远离有损健康的生活习惯。在我国经济水平快速发展后，人们的饮食选择丰富起来，但如何正确合理搭配膳食，并不为很多人所了解，受到高盐高油饮食诱惑的人们在不充分了解控制饮食必要性的情况下也很难自觉培养良好的饮食习惯，人们在满足了吃饱需求后，距离吃好还有很长的路要走。心理状态能够影响身体健康是已经被科学证实的论断，但当前我国的心理健康发展领域面临的困境是一方面人们将向心理医生寻求心理调节的行为严重化，另一方面也缺少发展充分的、技术合格的市场与医生，必须以政府之手来引导、培育心理健康行业发展。社区应在塑造个人健康习惯的过程中起到积极作用，以其便利性、同日常生活相结合的特色潜移默化地改变人们的健康意识。

塑造健康生活离不开良好的社会氛围，需要政府建立全面的健身引导机制。一是要以行政手段为保障充分利用现有的活动用具，提高人均体育活动场地面积和器械数量；二是要加强健身活动中的科学含量，引导人们学习使用科技产品，提高健身活动质量；三是要针对不同人群开展丰富的健身活动，特别是针对老年人、孕妇、儿童和职业群体的特殊身体情况和健身需求，要展开专业化的培训项目，以有区别的健身活动保障全民健身运动的落实。

## 二、健康服务的优化

当前我国的健康服务供给主要由医疗、医药与公共卫生共同完成。医疗卫生事业是健康中国建设过程中，政府提供给人民的健康保障的载体。人类从健康到死亡过程中可以干涉的有以下内容：一是保障生命安全，远离战争和死亡威胁；二是解决疾病困扰，只有解决了大部分人的疾病，才能有条件去追求全民健康。疾病会对健康造成不同程度的破坏，而医疗医药是针对疾病和健康损害的必要干预，是对疾病造成的肌体或精神损害的修复，对生存数量和生存质量起着不可替代的作用，公共卫生是控制疾病发展与传播的重要工作，是针对整个人群的健康管理。它们所构成的健康服务，是健康战略任务中最首要、最不可忽视的存在。

公立医院是我国医疗服务的提供主体，要提高医疗服务效果，就要以解决看病难、看病贵，实现病有所医、病有所防为目标，深入推进医疗、医保、医药三方联动。深化公立医院综合改革，深化县级公立医院综合改革，加快推进城市公立医院综合改革；推动三级诊疗取得实效，坚持居民自愿、基层首诊、政策引导、创新机制，以家庭医生签约服务为重要手段，鼓励各地结合实际推行多种形式的分级诊疗模式，推动形成基层首诊、双向转诊、急慢分治、上下联动的就医新秩序；健全全民基本医疗保险，巩固完善国家基本药物制度，提高居民医疗卫生服务满意度。

在公共卫生领域，公共医疗卫生机构和公立医院共同承担着责任。发展公共卫生，就要保障公共卫生的公平性与可及性，切实缩小人群之间的健康差距；发挥公共卫生工作在防治慢性病、传染病等病程长、发病急的重大疾病的传播与发生方面的作用。把握好人口结构的平衡发展，对健康中国战略的实现十分必要，因而要在推进计划生育服务管理的时候，继续坚持优生、优育原则，推动人口规模的有序发展。

在医药环节上，中医药和西医药发挥着共同的作用。西医见效快、治疗时间短，中医更有利于预防保健，痛苦较少，要均衡发展两种医药，使其在我国人民健康建设中的共同发挥作用。因为中医药学是我国的特色传统文化，加强对中医药学的整理与发展工作，提高中医药在疾病防治中的重要作用，不只对我国人民的健康发展起到促进作用，对世界医药科技的发展，也具有十分重要的意义。

另外，不同的人对健康有着不同的需求，特别是如妇女、儿童、老人、残疾人等弱势群体对社会文明具有重要意义，针对重点人群提供更高水平的健康服务是健康中国的重要任务，能够体现健康中国战略的公平性原则。

## 三、健康保障的完善

医疗保障是健康保障服务的重要内容。由于疾病的不确定性、高风险性以及不同国家、不同地区、不同企业、不同家庭和不同个人的经济发展水平或收入水平之间的差距，世界上绝大多数国家纷纷建立医疗保险制度，通过收入转移调节国民收入水平的差异，在全社会范围内满足不同收入、不同地区、不同种族人群具有的相同或类似医疗卫生服务需求，使他们能够得到基本的医疗卫生服务。

医疗保障制度的建立，可以有效地依靠国家、社会和个人的经济力量，通过征收医疗保险费和偿付医疗保险服务费用来调节收入差别，在不降低高收入者获得医疗服务水平的同时，使原来的低收入群体能够获得基本的医疗服务，使患病的劳动者从医疗保障中获得必要的物质帮助，尽快恢复身体健康，重新从事劳动，取得经济收入。失去健康，对于国家和个人来说都是具有风险的事情，而失去健康对个人来说的打击尤为大，很可能无法通过个人或家庭的力量重新回归正常生活，因而需要由政府组织来建立居民互助的健康保障体系。

中国通过建立以基本医疗保障为主体，其他多种形式补充保险和商业健康保险为补充的多层次、宽领域的全民医疗保障体系，初步实现了人人享有基本医疗保障。《2019年全国医疗保障事业发展统计公报》显示，2019年参加全国基本医疗保险的人数超过13.5亿，参保率稳定在95%以上。职工医保、城乡居民住院费用报销水平提高到60%以上。

充分、均衡的药品供应是保障健康的物质基础。当前我国药品供应保障的困境在于两方面：一是在基本药物领域劣币驱逐良币，价格高、疗效差但利润高的药品大量取代廉价有效的药品；二是在罕见病的药物使用中国家占有专利技术成果较少，消费者没有组织代表难以与药品企业在价格制定相抗衡。两方面因素共同导致了部分药品价格居高不下，而患者在付出大量资源与精力的情况下仍不能得到满意的治疗。药品行业的高技术水平、高信息垄断特征，要求政府必须强势介入，对内完善国家药物政策，加强对药品、医疗器械流通的规范管制，对外以政府为消费者代表同外国药企谈判沟通，为我国人民争取更多利益。

## 四、健康产业的发展

从国外经验来看，公共医疗健康服务是政府支出的沉重负担，且难以摆脱资源浪费、管理体制臃肿等问题；公共医疗健康服务虽然在基础的医疗保障服务中表现良好，但难以满足高层次的健康需求。因此，发展健康产业，利用好市场的力量，弥补公共健康服务的不足，就成为"健康中国"战略的任务之一。因此，民营医院、健康服务产业的发展尤其重要。

民营医院是我国医疗市场的必要组成部分，发展民营医疗产业的目的之一就是打破公共医疗的垄断形式，既为民营企业提供养分，也为公共医院敲响警钟，使公立医院常保被替代的可能性，有利于提升公立医院的服务效率。另外，民营医院往往有着小而灵活的特点，优化的多元办医格局，也能够为百姓提供更多的就医选择，更方便开展高端私人服务，弥补公立机构专注于基本公平保障时的不足，满足不同类型消费者的需求；民营医院发展的同时也能够创造经济收入，并通过税收转移为公立医疗机构提供财政补贴。

健康服务产业是医疗服务的有力补充。我国自改革开放以来，在健康、医疗领域放松了对民营企业准入的管制，但目前我国的健康服务产业发展不够理想。统计数据显示，美国的健康产业占国内生产总值（GDP）比重超过 15%，加拿大、日本等国健康产业占 GDP 比重超过 10%，而中国的健康产业仅占 GDP 的 4%～5%。扶植健康产业的另一个原因，是民间资本和社会力量相较于国家机构有更为灵活的优点，在新兴产业和私人护理方面，特别是健身休闲产业中，具有不可比拟的优势，可以以私人资本丰富产业格局，弥补公共服务规范化但不能满足多样化需求的缺点。

## 五、健康环境的建设

随着人类对疾病与环境关系认知的不断深化和对健康与环境认识的加强，人们也越来越重视环境对健康的影响作用。目前我国的环治理前景却较为严峻，2016 年，耶鲁大学公布的全球环境指数报告显示，中国在全球环境指数排名第 109 名，且全球碳排放量排名第一；2020 年，耶鲁大学公布的全球环境指数报告显示，中国在全球环境指数排名第 120 名。对此，党的十九大报告提出：要"坚持全民共治、源头防治，持续实施大气污染防治行动，打赢蓝天保卫战。"从"打好"到"打赢"的变化，既反映了党中央对治理大气污染的坚定决心，也反映出环境对健康的重要影响。当前环境问题早已不仅仅是生态问题，已经成为关系健康中国战略能否成功达成的重要环节。

健康环境的建设，要从三个方面着手。一是要坚持人与自然和谐共生。牢固树立"绿水青山就是金山银山"的思想，实行最严格的生态环境保护制度，并逐步形成绿色发展方式和生活方式，坚定不移走生产发展、生活富裕、生态良好的文明发展道路，建设资源节约环境友好型社会，才能有力扭转生态恶化的趋势。

二是要协调好经济发展与环境保护之间的关系，特别是地方政府要坚决抵制 GDP 增速的诱惑，严厉惩治危害环境的企业，坚持绿色发展，以发展的眼光看待经济增长与环境保护之间的关系。

三是要逐步实现传统产业向绿色转型。在推进绿色经济发展的过程中，需要通过建立有效的社会体系，让环境治理主体逐步多元化，使人人成为绿色发展的监管对象，从而解决对污染源时时监管等问题。尤其对高耗能、高污染、低附加值的企业要有决心和恒心进行大刀阔斧地改革，倒逼企业进行转型升级。

## 六、保障支撑的健全

任何一项国家战略的展开都需要在法制、政策和行政上进行指引，完善制度体制、培养相关人才、发展所需科技。"健康中国"战略是涉及社会经济发展的国家战略，所需要的支撑法律法规更加多元化，需要从多方面提出政策倡议，以强有力的行政手段保障才能够顺利完成。

从具体的工作路径来看，还要加强对健康中国相关领域的制度保障、人才培养和科技支撑。从具体内容上来看，全面深化医药卫生体制改革，是健康中国的支撑保障。2009 年《中共中央 国务院关于深化医药卫生体制改革的意见》指出："一是加快推进基本医疗保障制度建设；二是初步建立国家基本药物制度；三是健全基层医疗卫生服务体系；四是促进基本公共卫生服务逐步均等化；五是推进公立医院改革试点。"这表明医药卫生体制包含医保、医药、医疗、基本公共卫生和公立医院等五个部分内容，深化体制改革，就是要让这五个不同的制度体系和谐有序地完成工作，以更好地保障人民健康、提供健康服务、提高健康水平。

培养健康人力资源就是培养能提供健康服务的人才。目前，我国的健康服务人力资源缺乏体现在三个层面：一是缺少充足、高素质的基层医生；二是缺少全科医生、儿科医生、护理医师和特殊专业医生；三是缺少高层次的领军人才。从提升服务效率来看，需要加快基层医生的调动；从紧迫性来看，要推进急需紧缺专业人才培养培训；从长远来看，要加强在尖端学术上的人才比例。因此，既要加快人才培养，又要完善激励机制，让人才流动到最需要的地方。此外，还需要推动健康科技创新，既要推进医学科学技术进步，解决重大疾病的诊疗问题，又要创新科技发展，利用好如互联网等新科技、新技术在健康领域的应用，以开拓健康服务的路径。

## 七、组织领导的强化

从国际经验来看，具备统一的领导机构或组织是实现战略统筹推进的基本要素，也是首要准备的工作；从逻辑上来分析，也难以难理解没有最高指挥的战略是如何把握前进方向的。

"健康中国"的各项任务是一个完整的体系，各项任务的进展情况之间是相互影响的，如果没有强大的组织领导，各部门很难相互配合、形成合力。此外，各部门的健康促进工作也需要统一的发言人来协调与财政、法制之间的关系，以合理分配在各部门的健康工作中投入的人力、物力等资源。

目前"健康中国"战略所涉及的我国各个部门的工作基本都在本部门的领域展开，同其他部门的合作较少，这虽然有利于集中精力推进专项计划，但在长期来看是不利于健康中国战略的整体发展的。以环境卫生为例，城市中的空气卫生治理，涉及交通部门的调整和企事业单位的配合；水资源的治理需要工商部门加大对危害环境的企业的准入严格标准；土地治理需要城建部门和国土规划局的建设。因此，加强部门之间的合作有利于促进"健康中国"战略的整体推进。

总之，通过加强组织领导、营造良好社会氛围、做好实施监测等方式来强化组织领导，是"健康中国"战略实现的基本任务，也是重要保障。

 **拓展阅读**

健康中国战略有了"路线图"和"施工图"

## 思考与练习

（1）健康中国战略是如何确立？

（2）为什么要实施健康中国战略？

（3）健康中国战略的目标是什么？

（4）"实施健康中国战略"在推进新时代中国特色社会主义各项事业中的重要意义和作用是什么？

# 第三章

# 健康中国行动政策

## 学习目标

记忆健康中国行动背景。

理解健康中国行动要求，包括指导思想、基本路径和总体目标。

运用健康中国行动保障措施进行分析。

## 课程思政元素

通过对"健康中国行动政策"章节的学习，引导学生树立大健康理念，增强学生的主人翁意识和社会责任感，增强专业自信，实现学生从"专业成才"到"精神成人"的转变，引导学生树立为国家强大、民族振兴而奋斗的人生目标。

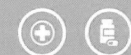

案例 3-1

## 东软大健康生态系统[1]

东软关注全民健康，致力于构建以人为核心的大健康生态系统。面向居民及患者、政府、医保付费方、卫生行政部门、公共卫生机构、医疗服务机构提供线上、线下相结合的全面的医疗健康信息化解决方案。通过软件与硬件的结合，软件与服务的结合，连接城市各级各类医疗资源，重构健康医疗服务体系，为客户提供从预防、治疗、康复、健康促进等全生命周期的健康产品与服务，共建健康中国。

1. 发展历程篇

1994 年，进入公共卫生和社会保障领域。

1997 年，进入医疗卫生信息化领域，自主研发中国首台 CT。

2000 年，国际科技部在东软组建"国家数字化医学影像设备工程技术研究中心"。

2003 年，东软螺旋 CT、磁共振出口美国。

2007 年，东软成为 HL7、CHIMA 组织成员之一。

2009 年，开始面向健康管理领域布局。

2012 年，自主研发成功中国首台 64 层螺旋 CT。

2014 年，助力盛京医院成为国内首家电子病历"双七级"医院；携手宁波卫计委打造中国首家云医院——"宁波云医院"。

2015 年，发布自主研发 128 层螺旋 CT——neuViz128 精睿 CT，荣获工信部颁发的行业唯一智能制造试点示范奖牌。

2016 年，东软大健康行动计划启动，签约第 1 个健康城市辽阳等东软望海获得 CN-DRGs 官方授权。

2017 年，大健康诚实辽阳模式获得 IDC 领导力转型中国卫衣实践案例，发布全球首台极速能普 CT：NeuViz Prime；NeuViz128、NEUSightPET/CT 荣获德国红点奖和 IF 奖。

2. 参与国家及行业标准制定篇

东软先后参与《基于健康档案的区域卫生信息平台建设技术解决方案》《基于居民健康档案的区域卫生信息平台技术规范》《健康档案基本架构与数据标准》《城乡居民健康档案基本数据集》《健康档案共享文档规范》《居民健康卡技术规范》《居民健康卡基本数据集》《居民健康卡综合管理信息系统基本功能规范》等国家及行业标准制定共计 55 项。

3. 抗击疫情篇

2020 年新冠肺炎疫情来袭，全民进入战"疫"状态，群众居家"闷"病毒，各大企业纷纷行动，加入战"疫"全民总动员。此时，东软集团携手东软大健康产业联盟企业共同战"疫"，"集团捐赠总价值 2 700 万元大型医疗影像设备及软件，及时帮助

① 东软集团 https://www.neusoft.com/cn/2304/；http://www.sae-china.org/ news/members/202002/3526.html，2020 年 2 月 10 日访问。

救治患者的医疗机构升级信息化系统，并且利用互联网医疗熙康云医院平台，开设新型冠状病毒肺炎免费咨询专区与防控专业知识的推送，发布'利剑'疫情防控信息化整体解决方案，推出新冠肺炎疫情防控智慧监测平台"。

1月23日，东软熙康组建应急指挥小组，覆盖全国的城市云医院平台，免费面向全国启动"新型冠状病毒肺炎"全天候不间断发热门诊在线咨询等服务；

1月27日，向武汉第四医院捐赠临床急需的200台指夹式血氧仪；

1月29日，向武汉市雷神山医院捐赠NeuViz 128CT一台及东软医疗智能医学影像云平台、远程高级后处理软件各一套，向华中科技大学同济医学院附属同济医院捐赠NeuVizPrime CT一台及东软医疗智能医学影像云平台、远程高级后处理软件各一套，价值共计2 700万元；

1月30日，东软集团和华晨集团果断将双方联合研发的"云医随行"智能健康座舱服务系统项目上升为战略性重点攻坚项目；

2月6日，东软医疗创新推出移动CT扫描单元——"雷神"，帮助一线疫情防控，减少不必要的交叉感染风险，同时满足群众的诊疗需求；

2月7日，东软集团的疫情自填报服务已经覆盖全国20多个省级行政区域，帮助数万家企事业单位，累计完成数千万人次的疫情信息调研；

2月10日，推出防疫五金刚——东软智能信息采集系统、测温防控/智能巡检机器人、医护助力机器人、消毒安全卫士机器人、配送骑士机器人，为医院抗疫、企业复工、人员返程提供安全保障

2月14日，东软医疗联合多家医疗机构，快速研发和推出新冠肺炎智能辅助筛查系统——"'火眼'AI"。

2月14日，已累计接入检验设备75台，影像检查设备36台，联机运行、远程及电话支持服务保障40余家医院系统平稳运行；

2月16日，东软医疗仅用7天时间完成"雷神"CT移动扫描单元的研发、验证及订单式生产，实现数台装载"雷神"移动CT设备同时发机；东软交通联合东软生活空间，基于丰富的时空大数据分析技术及多源数据融合的整合分析能力，迅速响应，推出"新冠肺炎疫情防控智慧监测平台"。

从东软大健康生态系统资料中，思考以下三个问题：

（1）东软集团为何布局大健康产业？

（2）东软大健康产业为何能发展如此之快？

（3）东软抗疫给你的启示是什么？

推进健康中国建设，是全面建成小康社会、基本实现社会主义现代化的重要基础，是全面提升中华民族健康素质、实现人民健康与经济社会协调发展的国家战略，是积极参与全球健康治理、履行2030年可持续发展议程国际承诺的重大举措。本章从健康中国行动背景出发，详细介绍健康中国行动的要求、健康中国行动的保障相关内容（见图3-1）。

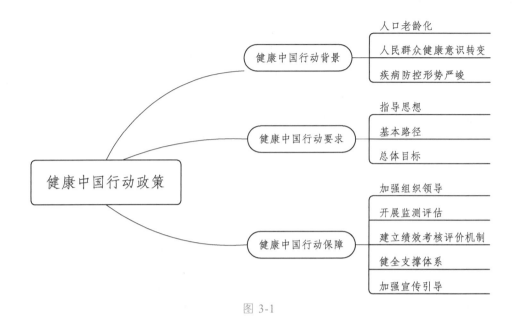

图 3-1

2019 年 7 月 15 日国务院印发了《关于实施健康中国行动的意见》（国发〔2019〕13 号，下文简称《意见》），这是国家层面指导未来十余年疾病预防和健康促进的一个重要文件。该《意见》从健康中国的行动背景、总体要求、主要任务、组织实施等方面进行了部署。2019 年 7 月 15 日国务院办公厅印发了《国务院办公厅关于成立健康中国行动推进委员会的通知》，成立了健康中国行动推进委员会。

2019 年 7 月 9 日，健康中国行动推进委员会印发了《健康中国行动（2019—2030年）》（下文简称《健康中国行动》）。《健康中国行动》从总体要求、主要指标、重大行动、保障措施等方面做出了规定。

2019 年 7 月 15 日，国务院办公厅印发了《健康中国行动组织实施和考核方案》（国办发〔2019〕32 号，下文简称《实施和考核方案》）。《实施和考核方案》从建立健全组织架构、加强监测评估、做好考核工作三方面做出了规定。

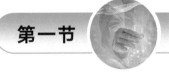

## 第一节　健康中国行动背景

1949 年新中国成立后尤其是改革开放以来，我国卫生健康事业获得了长足发展，居民主要健康指标总体优于中高收入国家平均水平。随着工业化、城镇化、人口老龄化进程加快，我国居民生产生活方式和疾病谱不断发生变化。

### 一、人口老龄化

2020 年 8 月 22 日，毕马威中国与泰康保险集团联合发布《2020 年中国大健康产业财税热点报告》。报告指出，自 2000 年至 2018 年，中国人口平均预期寿命从 71.4

岁已升至 76.34 岁；中国人口出生率从 14.03% 已降至 10.94%。2019 年，中国 65 岁以上老人的人数为 1.76 亿，占比达到 12.6%，预计到 2050 年，该占比将达到 26%。未来很长一段时间，人类社会将保持低出生率、低死亡率、寿命延长的特征，长寿时代已经到来。在长寿时代，健康将会是人们最宝贵的财富和最关注的话题，大健康产业将是长寿时代的支柱产业。

我国自 20 世纪末进入老龄化社会以来，老年人口数量和占总人口的比重持续增长，2000 年至 2018 年，60 岁及以上老年人口从 1.26 亿人增加到 2.49 亿人，老年人口占总人口的比重从 10.2% 上升至 17.9%。

2020 年 6 月 12 日中国发展研究基金会发布的《中国发展报告 2020：中国人口老龄化的发展趋势和政策》显示，从 2035 年到 2050 年是中国人口老龄化的高峰阶段。该报告中预测，到 2050 年中国 65 岁及以上的老年人口将达 3.8 亿，占总人口比例近 30%；60 岁及以上的老年人口将接近 5 亿，占总人口比例超三分之一。据世界卫生组织预测，到 2050 年，中国将有 35% 的人口超过 60 岁，成为世界上老龄化最严重的国家。两个预测结果非常接近，说明人口老龄化是社会发展的重要趋势，是人类文明进步的体现，也是今后较长一段时期我国的基本国情。

伴随着人口年龄结构老化，社会与家庭负担加重，社会保障支出压力加大，养老和健康服务供需矛盾更加突出。积极应对人口老龄化，健全可持续的多层次社会保障体系，完善养老服务体系和健康服务体系，构建养老、孝老、敬老的政策体系和社会环境，有利于满足人民日益增长的美好生活需要。

## 二、人民群众健康意识转变

当前我国民众的医疗费用在生活支出中所占的比例较高，而过高的不健康风险和过多的就诊次数是影响医疗费用支出的主要原因。哈佛公共卫生学院疾病预防中心的研究表明，通过有效地改善生活方式，80% 的心脏病与糖尿病、70% 的中风以及 50% 的癌症是可以避免的。

随着我国经济的快速发展和国家医疗改革的全面启动，社会结构、经济结构以及人们的生活方式都发生了一系列的变化。人们的健康意识正在发生着巨大的变化，人民群众对健康的消费需求已由医疗治疗型向疾病预防型、保健型和健康促进型转变；患者群体、保健群体、健康促进群体、特殊健康消费群体和高端健康消费群体等多样分化的医疗卫生服务需求群体逐步形成。

## 三、疾病防控形势严峻

心脑血管疾病、癌症、慢性呼吸系统疾病、糖尿病等慢性非传染性疾病导致的死亡人数占总死亡人数的 88%，导致的疾病负担占疾病总负担的 70% 以上。居民健康知识知晓率偏低，吸烟、过量饮酒、缺乏锻炼、不合理膳食等不健康生活方式比较普遍，由此引起的疾病问题日益突出。肝炎、结核病、艾滋病等重大传染病防控形势仍然严峻，精神卫生、职业健康、地方病等问题不容忽视。

坚持预防为主，把预防摆在更加突出的位置，积极有效应对当前突出健康问题，必须关口前移，采取有效干预措施，细化落实《"健康中国 2030"规划纲要》对普及健康生活、优化健康服务、建设健康环境等的部署，聚焦当前和今后一段时期内影响人民健康的重大疾病和突出问题，实施疾病预防和健康促进的中长期行动，在全社会落实预防为主的制度体系，持之以恒加以推进，努力使群众不生病、少生病，提高生活质量。

## 第二节　健康中国行动要求

根据《健康中国行动（2019—2030 年）》内容，健康中国行动要求主要包括指导思想、基本路径、总体目标三部分内容。

### 一、指导思想

以习近平新时代中国特色社会主义思想为指导，全面贯彻党的十九大和十九届二中、三中全会精神，认真落实党中央、国务院决策部署，坚持以人民为中心的发展思想，牢固树立"大卫生、大健康"理念，坚持预防为主、防治结合的原则，以基层为重点，以改革创新为动力，中西医并重，把健康融入所有政策，针对重大疾病和一些突出问题，聚焦重点人群，实施一批重大行动，政府、社会、个人协同推进，建立健全健康教育体系，引导群众建立正确健康观，形成有利于健康的生活方式、生态环境和社会环境，促进以治病为中心向以健康为中心转变，提高人民健康水平。

### 二、基本路径

#### （一）普及知识、提升素养

把提升健康素养作为增进全民健康的前提，根据不同人群特点有针对性地加强健康教育与促进，让健康知识、行为和技能成为全民普遍具备的素质和能力，实现健康素养人人有。

#### （二）自主自律、健康生活

倡导每个人是自己健康第一责任人的理念，激发居民热爱健康、追求健康的热情，养成符合自身和家庭特点的健康生活方式，合理膳食、科学运动、戒烟限酒、心理平衡，实现健康生活少生病。

#### （三）早期干预、完善服务

对主要健康问题及影响因素尽早采取有效干预措施，完善防治策略，推动健康服务供给侧结构性改革，提供系统连续的预防、治疗、康复、健康促进一体化服务，加强医疗保障政策与健康服务的衔接，实现早诊早治早康复。

（四）全民参与、共建共享

强化跨部门协作，鼓励和引导单位、社区（村）、家庭和个人行动起来，形成政府积极主导、社会广泛动员、人人尽责尽力的良好局面，实现健康中国行动齐参与。

## 三、总体目标

### （一）2022 年目标

到 2022 年，健康促进政策体系基本建立，全民健康素养水平稳步提高，健康生活方式加快推广，重大慢性病发病率上升趋势得到遏制，重点传染病、严重精神障碍、地方病、职业病得到有效防控，致残和死亡风险逐步降低，重点人群健康状况显著改善。

### （二）2030 年目标

到 2030 年，全民健康素养水平大幅提升，健康生活方式基本普及，居民主要健康影响因素得到有效控制，因重大慢性病导致的过早死亡率明显降低，人均健康预期寿命得到较大提高，居民主要健康指标水平进入高收入国家行列，健康公平基本实现。

## 第三节　健康中国行动保障

为保障健康中国行动的实施，需要从组织领导、监测评估、绩效考核、支撑体系、宣传引导五个方面入手。

## 一、加强组织领导

健康中国行动推进委员会负责组织实施，卫生健康委牵头，教育部、体育总局等需按职责分工负责，各省级人民政府分别负责，具体如下：

### （一）健康中国行动推进委员会

健康中国行动推进委员会负责《健康中国行动》的组织实施，统筹政府、社会、个人参与健康中国行动，协调全局性工作，指导各地根据本地实际情况研究制定具体行动方案，研究确定年度工作重点并协调落实，组织开展行动监测评估和考核评价，下设专项行动工作组负责推动落实有关任务。各相关部门通力合作、各负其责。

### （二）省级人民政府

各省（区、市）要将落实本行动纳入重要议事日程，健全领导体制和工作机制，针对本地区威胁居民健康的主要健康问题，研究制定具体行动方案，分阶段、分步骤组织实施，确保各项工作目标如期实现。推动将健康融入所有政策，巩固提升卫生城镇创建，推进健康城市、健康村镇建设，并建成一批示范市（乡村），开展全民运动健身模范市（县）评选，有效整合资源，形成工作合力，确保行动实效。

## 二、开展监测评估

健康中国行动推进委员会负责统筹领导，卫生健康委牵头，财政部、统计局等按职责分工负责，各省级人民政府分别负责，具体如下：

监测评估工作由健康中国行动推进委员会统筹领导，各专项行动工作组负责具体组织实施。在推进委员会的领导下，各专项行动工作组围绕行动提出的目标指标和行动举措，健全指标体系，制定监测评估工作方案。以现有统计数据为基础，完善监测评估体系，依托互联网和大数据，发挥第三方组织作用，对主要倡导性指标和预期性指标、重点任务的实施进度和效果进行年度监测评估。

各专项行动工作组根据监测情况每年形成各专项行动实施进展专题报告，推进委员会办公室发挥第三方组织作用，形成总体监测评估报告，经推进委员会同意后上报国务院并通报各有关部门和各省（区、市）党委、政府。在监测评估基础上，适时发布监测评估报告。各省（区、市）按要求开展本地区监测评估。

## 三、建立绩效考核评价机制

中央组织部、财政部、卫生健康委等按职责分工负责，各省级人民政府分别负责，具体如下：

把《健康中国行动》实施情况作为健康中国建设国家总体考核评价的重要内容，强化各地党委、政府和各有关部门的落实责任。建立督导制度，每年开展一次专项督导。针对主要指标和重要任务，制定考核评价办法，强化对约束性指标的年度考核。

建立考核问责机制，对各地区、各部门、各单位等的落实情况进行考核评价，把考评结果作为对各地区、各相关部门绩效考核的重要依据。对考评结果好的地区和部门，予以通报表扬并按照有关规定给予适当奖励；对进度滞后、工作不力的地区和部门，及时约谈并督促整改。各相关责任部门每半年向推进委员会报告工作进展。充分调动社会组织、企业的积极性，发挥行业协（学）会作用，做好专项调查，探索建立第三方考核评价机制。

## 四、健全支撑体系

健康中国行动推进委员会领导，卫生健康委牵头，发展改革委、科技部、民政部、财政部、人民银行、医保局、银保监会、证监会等按职责分工负责，各省级人民政府分别负责，具体如下：

在推进委员会的领导下，从相关领域遴选专家，成立国家专家咨询委员会，各省

（区、市）成立省级专家咨询委员会，为行动实施提供技术支撑，及时提出行动调整建议，并完善相关指南和技术规范。

医疗保障制度要坚持保基本原则，合理确定基本医保待遇标准，使保障水平与经济社会发展水平相适应。从治疗方案标准、评估指标明确的慢性病入手，开展特殊慢性病按人头付费，鼓励医疗机构做好健康管理。促进"互联网＋医疗健康"发展，创新服务模式。加大政府投入力度，强化支持引导，确保行动落实到位。依托社会力量依法成立健康中国行动基金会，为行动重点工作实施提供支持。鼓励金融机构创新产品和服务，推动形成资金来源多元化的保障机制。针对行动实施中的关键技术，结合国家科技重大专项、重点研发计划，加强科技攻关，对各项行动给予支持；同步开展卫生技术评估，不断增强行动的科学性、有效性和经济性。完善相关法律法规体系，以法治保障健康中国建设任务落实和目标实现。

五、加强宣传引导

卫生健康委牵头，中央宣传部、中央网信办、广电总局、全国总工会、共青团中央、全国妇联等按职责分工负责，具体如下：

（一）健康中国行动专题网站

设立健康中国行动专题网站，大力宣传实施行动、促进全民健康的重大意义、目标任务和重大举措，各有关责任部门要根据本行动要求，编制群众喜闻乐见的解读材料和文艺作品，并以有效方式引导群众了解和掌握，推动个人践行健康生活方式。

（二）设立健康形象大使，评选"健康达人"

设立健康形象大使，评选一批"健康达人"，发挥形象大使和"健康达人"的示范引领作用。加强正面宣传、科学引导和典型报道，增强社会的普遍认知，营造良好的社会氛围。

（三）引导广大医务人员践行"大卫生、大健康"理念

高度重视医疗卫生机构和医务人员在行动实施中的重要作用，完善培养培训、服务标准、绩效考核等制度，鼓励引导广大医务人员践行"大卫生、大健康"理念，做好健康促进与教育工作。

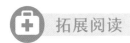 拓展阅读

健康中国行动组织实施和考核方案

## 思考与练习

（1）健康中国行动背景是什么？

（2）健康中国行动的四个转变是什么？

（3）健康中国行动保障措施是什么？

（4）《国务院关于实施健康中国行动的意见》中主要任务涉及 3 个方面共 15 项专项活动，分别是什么？

# 第四章

# 基本医疗卫生与健康促进法

## 学习目标

了解基本医疗卫生与健康促进法的概念、目的及其渊源。

熟悉基本医疗卫生与健康促进法的原则、作用。

掌握相关政策和法律的适用范围。

## 课程思政元素

通过对基本医疗卫生与健康促进政策及法律制度的学习，引导学生探寻健康促进与思政元素的融入点，将"健康促进""思政教育元素"和"与疫情结合的引申思路"等内容综合起来，培养学生健康促进思维。

**案例 4-1**

为进一步推进健康促进区建设，2 月 23 日，由区卫生健康局牵头，区疾控中心承办的 2022 年云岩区健康促进医院建设第二期培训会在区疾控中心开展。区人民医院、区第二人民医院、区妇幼保健院和辖区内 27 家社区卫生服务中心（乡镇卫生院）相关人员参加。培训会上，市疾控中心健教科李娜讲解了健康促进医院建设和无烟机构建设的具体要求，并分享了相关市级创建优秀案例。

健康促进区是推进健康中国建设的重要抓手之一，医疗机构是其中的重要场所，健康促进区能否建设成功的关键在于各场所建设是否落到实处，培训会主办方要求相关单位进一步增强责任感，高度重视、迅速行动，立即开展创建工作，落实建设责任；要成立建设工作小组，落实工作责任，将健康促进医院建设融入医院工作计划和管理考核中；要做好宣传员，形成良好氛围，要明确建设指标，狠抓贯彻落实。"此次健康促进医院建设培训会给我们各个医院明确了建设具体要求，也分享了创建优秀案例，使我们增强了更好地投入到健康促进医院的建设当中的信心和底气。"社区服务中心相关人员说。

据悉，区卫生健康局将继续开展健康促进区建设培训会，从健康促进机关、健康促进学校、健康促进社区等方面进行讲解，从而为云岩区接受市级建设健康促进区检查做好准备。[①]

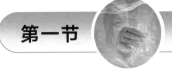

## 第一节　概　述

《中华人民共和国基本医疗卫生与健康促进法》（下文简称《基本医疗卫生与健康促进法》）是 2019 年 12 月 28 日，经十三届全国人大常委会第十五次会议表决通过，于 2020 年 6 月 1 日实施的法律文件。它总结了我国医疗卫生体制改革的经验，就落实党中央、国务院在基本医疗卫生和健康促进方面的战略部署做出了顶层的、制度性的、基本的安排，是我国卫生与健康方面的第一部基础性、综合性的法律。

### 一、基本医疗卫生与健康促进法的概念、目的及其渊源

（一）基本医疗卫生与健康促进法的概念

基本医疗卫生与健康促进法是从基本医疗卫生服务、医疗卫生机构、医疗卫生人员、药品供应保障、健康促进、资金保障、监督管理和法律责任等进行规范的法律。

---

① 《创建健康促进区 云岩区卫健系统在行动》，https://baijiahao.baidu.com/s？id=1725632836176781605&wfr=spider&for=pc&searchword=%E5%88%9B%E5%BB%BA%E5%81%A5%E5%BA%B7%E4%BF%83%E8%BF%9B%E5%8C%BA%20%E4%BA%91%E5%B2%A9%E5%8C%BA%E5%8D%AB%E5%81%A5%E7%B3%BB%E7%BB%9F%E5%9C%A8%E8%A1%8C%E5%8A%A8，2021 年 2 月 20 日访问。

（二）基本医疗卫生与健康促进法的目的

1. 发展医疗卫生与健康事业

健康是人民幸福和社会发展的基础，是人民群众对美好生活的共同追求。发展卫生健康事业是一项重大的民生工程和民心工程，积极构建与高水平全面小康社会要求相适应的卫生健康服务体系，抓紧补齐短板，创新体制机制，引进培育高水平人才和团队，着力构建现代医院管理制度，加快培育更多的优质医疗资源。要进一步加强乡镇卫生院、村卫生室建设，做好对全科医生和乡村医生的培养，完善乡村医疗机构硬件设施设备，积极推进分级诊疗制度，不断提升基层医疗保障能力。要深入推进医药卫生体制改革，完善公共卫生服务体系建设，推动优质医药卫生资源下沉，切实增加群众对医改成果的获得感。

2. 保障公民享有基本医疗卫生服务

继续提高城乡居民基本医保和大病保险保障水平。增加财政补助，并提高报销比例，进一步减轻大病患者、困难群众医疗负担。落实和完善跨省异地就医直接结算政策。深化公立医院综合改革，促进社会办医。培训基层医护人员，提升分级诊疗和家庭医生服务质量。

3. 提高公民健康水平

实施健康中国行动，明确指导思想、基本原则和总体目标，加快推动从以治病为中心转变为以人民健康为中心，提高全民健康水平。健康是促进人的全面发展的必然要求，人民健康是民族昌盛和国家富强的重要标志，历来受到党和国家高度重视。新中国成立以来特别是改革开放以来，我国健康领域改革发展取得显著成就。党的十八大以来，以习近平同志为核心的党中央作出一系列重要部署、实施一系列重大举措，将建设"健康中国"上升为国家战略，提出健康中国"三步走"的宏伟蓝图。

推进健康中国建设。全面推进健康中国建设，要站位全局、着眼长远，聚焦面临的老难题和新挑战，拿出实招硬招，加快提高卫生健康供给质量和服务水平，满足人民美好生活需要。

（三）基本医疗卫生与健康促进法的渊源

1. 宪　法

宪法是国家的根本大法，具有最高法律效力，是所有立法的依据。宪法作为基本医疗卫生与健康法的法源，其包含的基本医疗卫生与健康促进方面的内容有：经济组织、国家企业事业组织和街道组织举办各种医疗卫生设施，开展群众性的卫生活动，保护人民健康。

2. 法　律

法律作为卫生法的渊源，包括由全国人民代表大会制定的基本法律和全国人民代表大会常务委员会制定的非基本法律，目前我国还没有全国人民代表大会制定的卫生基本法律，但是由全国人民代表大会常务委员会制定的卫生非基本法律比较多，如《中华人民共和国药品管理法》《中华人民共和国传染病防治法》《中华人民共和国职业病防治法》《中华人民共和国执业医师法》等。这些卫生法律被称为单行法。作为基本医疗卫生与健康促进法的渊源的法律除了专门的卫生法律外，还包括有卫生法规范的其他非专门卫生法律。

3. 行政法规

行政法规是国务院依宪法授权制定的规范性法律文件。它的法律效力低于法律而高于地方性法规。到目前为止，专门的卫生行政法规已有 40 多个，分布于卫生领域的各个方面。同法律一样，卫生法规范也大量存在于非专门的卫生行政法规中。在 2000 年《中华人民共和国立法法》（简称《立法法》）实施前，卫生方面的行政法规发布有两种形式：一种是由国务院直接发布，如《公共场所卫生管理条例》《血液制品管理条例》《医疗机构管理条例》等；另一种是经国务院批准，由国务院卫生行政部门单独或者与有关部门联合发布，如《化妆品卫生监督条例》《学校卫生工作条例》《传染病防治法实施办法》等。

4. 地方性法规

地方性法规在基本医疗卫生与健康促进法的法源中也占有重要地位。根据《立法法》的规定，省、自治区、直辖市的人民代表大会及其常务委员会根据本行政区域的具体情况和实际需要，在不同宪法、法律、行政法规相抵触的前提下，可以制定地方性法规。设区的市的人民代表大会及其常务委员会根据本市的具体情况和实际需要，在不同宪法、法律、行政法规和本省、自治区的地方性法规相抵触的前提下，可以依照法律制定地方性法规，报本省、自治区人民代表大会常务委员会批准后施行。其目的是保证卫生行政部门有效地行使职权，以维护社会安全和卫生秩序，保障公民健康。如果卫生机构可以任意设立、任意解散、任意开展业务范围，势必会造成卫生秩序的混乱。

5. 自治法规

自治条例、单行条例合称为自治法规。自治条例、单行条例作为基本医疗卫生与健康促进法的法源，只限于民族自治地方适用。根据宪法规定，民族自治地方人民代表大会有权依照当地政治、经济文化特点，制定自治条例和单行条例。自治区的自治条例和单行条例，报全国人民代表大会常务委员会批准后生效。自治州、自治县的自治条例和单行条例，报省或者自治区的人民代表大会常务委员会批准后生效，并报全国人民代表大会常务委员会备案。

6. 规　章

规章分部门规章和地方政府规章，两者也统称行政规章。国务院卫生等行政部门和具有行政管理职能的国务院直属机构，可以根据法律和国务院的行政法规、决定、命令，在本部门的权限范围之内制定规章。涉及两个以上国务院部门职权范围的事项，应当提请国务院制定行政法规或者由国务院有关部门联合制定规章。省、自治区、直辖市和设区的市、自治州的人民政府，可以根据法律、行政法规和本省、自治区、直辖市的地方性法规，制定规章。设区的市、自治州的人民政府制定的地方政府规章，限于城乡建设与管理、环境保护、历史文化保护等方面的事项。规章不得与宪法、法律、行政法规相抵触，地方政府规章还不得与地方性法规相抵触。规章作为基本医疗卫生与健康促进法法源，其数量远比行政法规、地方性法规多。

7. 卫生标准

卫生标准是基本医疗卫生与健康促进法的一种特殊法源。由于行政法规比较原则、抽象，故需要卫生标准予以细化。卫生标准根据法律效力，分为强制性卫生标准和推荐性卫生标准，但可以作为基本医疗卫生与健康法源的卫生标准只能是强制性卫生标准。另外，卫生标准根据发布形式，分为狭义卫生标准和广义卫生标准两种。狭义卫生标准是指以标准形式发布的规范性文件，分为国家标准、部颁标准和地方标准。广义卫生标准除了包括以标准形式发布的规范性文件外，还包括以其他形式发布的以标准命名的规范性文件。前者如《生活饮用水卫生标准》，后者如《医疗事故分级标准》。

8. 法律解释

有关机关对卫生法律、行政法规、规章所作的解释，通常也视为基本医疗卫生与健康促进法的法源。根据《全国人民代表大会常务委员会关于加强法律解释工作的决议》的规定：① 凡关于法律、法令条文本身需要进一步明确界限作出补充规定的，由全国人大常委会进行解释或用法令加以规定。② 凡属于法院审判工作中具体应用法律、法令的问题，由最高人民法院进行解释；凡属于检察院检察工作中具体应用法律、法令的问题，由最高人民检察院进行解释。

9. 卫生国际条约

卫生国际条约是基本医疗卫生与健康促进法的一种特殊法源。卫生国际条约可以由全国人大常委会决定同外国缔结，或者由国务院按职权范围同外国缔结。卫生国际条约虽然不属于我国国内法的范畴，但其一旦生效，除我国声明保留的条款外，对我国具有约束力。

## 二、医疗卫生与健康促进法的原则

### （一）基本医疗卫生与健康促进法原则的概念

基本医疗卫生与健康促进法的基本原则，是指反映基本医疗卫生与健康促进法的立法精神、符合新时代医疗卫生与健康事业法律关系的基本原则。基本医疗卫生与健康促进法以发展医疗卫生与健康事业，保障公民享有基本医疗卫生服务，提高公民健康水平，推进健康中国建设为目标。因此，基本医疗卫生与健康促进法的基本依据和立法基本思想，是基本医疗卫生与健康促进法所确认的关系及活动必须遵循的基本准则。

### （二）基本医疗卫生与健康促进法的基本原则

1. 公益性原则

基本医疗卫生与健康促进法通篇体现了以人民健康为中心的理念，坚持把公益性写在医疗卫生事业的旗帜上。规定基本公共卫生服务由国家免费提供；基本医疗服务主要由政府举办的医疗卫生机构提供；政府举办的医疗卫生机构应当坚持公益性质，所有收支均纳入预算管理；规定医疗卫生服务体系坚持以非营利性医疗卫生机构为主体、营利性医疗卫生机构为补充。

**2. 保障基本医疗卫生服务公平原则**

从现阶段国情和实际出发，突出基本医疗卫生服务的必需性和可持续性，保障基本医疗卫生服务公平可及，既尽力而为，又量力而行，避免脱离实际、超越发展阶段。

**3. 提高基层医疗卫生服务能力原则**

针对基层医疗卫生服务能力薄弱的现状，坚持以基层为重点，加强基层医疗卫生机构和人才队伍建设，提高基层医疗卫生服务能力，筑牢网底。

**4. 完善重点人群健康制度原则**

从以治病为中心向以人民健康为中心转变，强化健康教育、全民健身、食品安全、健康管理等健康促进措施，完善重点人群健康服务制度。

**5. 促进医疗改革原则**

将分级诊疗、家庭医生签约服务、医联体建设等措施，上升为法律，增强制度刚性；加强"三医联动"，形成制度合力。

**6. 着眼医疗卫生与健康领域的基础性原则**

着眼医疗卫生与健康领域的基础性、综合性立法定位，突出规定关键性、骨干性和支撑性等重要制度，处理好与传染病防治法、药品管理法等相关法律的关系，既相互衔接，又突出特点。

### 三、基本医疗卫生健康促进法的地位和作用

#### （一）基本医疗卫生与健康促进法的地位

《基本医疗卫生与健康促进法》是我国卫生与健康领域第一部基础性、综合性的法律。基本医疗卫生与健康促进法总结了我国医药卫生体制改革的经验，作出了顶层的、制度性的、基本的安排，凸显"保基本、强基层、促健康"理念，它统领现行十余部专门法律，并引领未来相关立法，对发展医疗卫生与健康事业、保障公民享有基本医疗卫生服务、提高公民健康水平、推进健康中国建设具有重要意义。它落实了宪法关于国家发展医疗卫生事业、保护人民健康的规定；引领医药卫生事业改革和发展大局；推动和保障健康中国战略的实施。它明确了我国医疗卫生与健康事业应当坚持以人民为中心，为人民健康服务，规定了医疗卫生事业应当坚持公益性原则，确立了健康优先发展的战略地位。

《基本医疗卫生与健康促进法》在多处阐明国家对医护人员的保护。立法明确加强了对处理医患关系、保护医疗卫生人员的规定，并将医院纳入到公共场所的范围，明确这一点意义重大。它在升级对医护人员的安全保护力度的同时，也加大对医疗卫生

机构和医疗卫生人员违法行为的查处，要求医护人员要合理、合法、合规地执业，保护了患者的利益，有利于促进医疗机构依法治理、依法执业，营造管理有序、服务高效、医患和谐的医疗环境。

作为首部医疗健康领域的纲领性文件，基本医疗卫生与健康促进法内容全面，指导意义和宣示作用强。

### （二）基本医疗卫生与健康促进法的作用

**1. 将医院定义为公共场所，明确规定暴力伤医的法律责任，维护社会卫生秩序**

暴力伤医令医护人员寒心，更伤害了整个社会医疗事业的发展。《基本医疗卫生与健康促进法》首次用法律的形式将医疗机构定义为公共场所，规定任何组织或者个人不得扰乱其秩序。同时规定医疗卫生人员的人身安全、人格尊严不受侵犯，其合法权益受法律保护。禁止任何组织或者个人威胁、危害医疗卫生人员人身安全，侵犯医疗卫生人员人格尊严。违反上述规定的，轻则给予治安管理处罚，重则依法追究刑事责任，造成人身、财产损害的，还要依法承担民事赔偿责任。

将医院定义为"公共场所"加大了对涉医违法行为的打击力度，这一规定将在医院闹事的行为上升为社会公共问题，将医疗机构的安全层级从医院内部的"保安"上升为"公共安全"的层面，这无疑会促使公安机关加大对医疗机构及医护人员的保护力度，从严打击扰乱医疗机构秩序的违法犯罪行为。《基本医疗卫生与健康促进法》实施之后，任何扰乱医院秩序，威胁、危害医护人员人身安全及人格尊严的行为都将视为危害公共安全的行为，必将受到法律的严惩。

**2. 健全院前急救体系，规定公共场所配备必要急救设备、设施**

《健康中国行动（2019—2030年）》提出，完善公共场所急救设施设备配备标准，在学校、机关、企事业单位和机场、车站、港口客运站、大型商场、电影院等人员密集场所配备急救药品、器材和设施，配备自动体外除颤器（AED）。根据《中国心血管病报告2018》，估计中国每年发生心脏性猝死54.4万例。然而，在我国，院外发生的猝死救治成功率仅有1%左右。

2019年11月27日，某高姓艺人在录制某卫视综艺节目时晕倒，经过两个多小时的全力抢救，医院最终宣布高某心源性猝死，年仅35岁。该事件仅仅过了两天（11月29日），北京地铁2号线一名男性乘客心脏病突发，抢救无效去世，据媒体报道该车站无AED。《基本医疗卫生与健康促进法》第二十七条明确规定，国家建立健全院前急救体系，为急危重症患者提供及时、规范、有效的急救服务。卫生健康主管部门、红十字会等有关部门、组织应当积极开展急救培训，普及急救知识，鼓励医疗卫生人员、经过急救培训的人员积极参与公共场所急救服务。公共场所应当按照规定配备必要的急救设备、设施。将公共场所配备急救设备设施写入法律，而且使用了"应当"的用语，这就为急救设备、设施成为公共场所的标配提供了法律支持，为落实健康中国行动的相关要求提供了法律保障，该法实施后相关部门将会确保资金到位，逐步在人流密集的公共场所，如机场、火车站、地铁站、大型购物中心以及运动场等，配置自动体外除颤器（AED），从而能在需要时进行及时有效的抢救，提高院外发生猝死的抢救成功率。

3. 保护个人健康信息被纳入法律，泄露个人健康信息将被依法惩处

保护患者的隐私是我国卫生法律法规始终坚持的原则，《基本医疗卫生与健康促进法》第三十三条规定了公民接受医疗卫生服务应当受到尊重，确立了医疗卫生机构、医疗卫生人员在执业活动中应当关心爱护、平等对待患者，尊重患者人格尊严，保护患者隐私的基本规范。医务工作者不仅要有精湛的技艺，还要恪守职业道德和执业规范，严格保护患者的隐私不受非法侵害。2019 年 10 月 27 日，知名歌手林某就医信息被泄露，造成了极坏的社会影响，其就医医院 11 人被停职。医务人员泄露患者隐私不仅要受到相应的行政处罚，构成犯罪的还会被依法追究刑事责任。《基本医疗卫生与健康促进法》明确规定，国家保护公民个人健康信息，确保公民个人健康信息安全。任何组织或者个人不得非法收集、使用、加工、传输公民个人健康信息，不得非法买卖、提供或者公开公民个人健康信息。该法对非法收集、使用、加工、传输公民个人健康信息，非法买卖、提供或者公开公民个人健康信息的行为作出了相应的处罚规定，即：构成违反治安管理行为的，依法给予治安管理处罚，构成犯罪的，依法追究刑事责任。

4. 保障患者就医安全

《基本医疗卫生与健康促进法》加大了对非法行医的处罚力度，《医疗机构管理条例》中与其冲突的处罚条款将不再适用。

对未取得医疗机构执业许可证擅自执业的，由县级以上人民政府卫生健康主管部门责令停止执业活动，没收违法所得和药品、医疗器械，并处违法所得五倍以上二十倍以下的罚款，违法所得不足一万元的，按一万元计算。《基本医疗卫生与健康促进法》实施后，对非法行医的处罚将会由《医疗机构管理条例》所规定的一万元以下的罚款，变更为"违法所得五倍以上二十倍以下的罚款，违法所得不足一万元的，按一万元计算"，最低五万元的罚款。

## 第二节  基本医疗卫生服务

### 一、概　述

#### （一）基本医疗卫生服务的概念

基本医疗卫生服务，是指维护人体健康所必需、与经济社会发展水平相适应、公民可公平获得的，采用适宜药物、适宜技术、适宜设备提供的疾病预防、诊断、治疗、护理和康复等服务。

### （二）基本医疗卫生服务的特征

#### 1. 基础性

基本医疗卫生服务具有基础性。基本医疗服务的目标是保障劳动者或社会成员基本生命健康权利，使劳动者或者社会成员在防病治病过程中按照防治要求得到基本的治疗。

#### 2. 服务性

基本医疗卫生服务，主要功能是公民的身体健康，使公民享受良好的医疗服务。服务性是其最基本、最鲜明的特征。

#### 3. 公益性

基本医疗卫生服务属公益领域，不属于竞争性生产经营活动，不以营利为目的，因此具有公益性。

### （三）基本医疗卫生服务的范围

基本医疗卫生服务包括两大部分，一是公共卫生服务范围，包括疾病预防控制、计划免疫、健康教育、卫生监督、妇幼保健、精神卫生、卫生应急、急救、采血服务以及食品安全、职业病防治和安全饮水等 12 个领域。二是基本医疗，即采用基本药物、使用适宜技术，按照规范诊疗程序提供的急慢性疾病的诊断、治疗和康复等医疗服务。

## 二、各级政府的职责以及公民的权利与义务

### （一）各级政府的职责

国家应该建立以基本医疗保险为主体，商业健康保险、医疗救助等为补充的、多层次的医疗保障体系。国家完善医疗救助制度，保障符合条件的困难群众获得基本医疗服务，让每一位公民都能被现代化的基本医疗服务覆盖。

各级人民政府领导医疗卫生与健康促进工作。各级人民政府可以将针对重点地区、重点疾病和特定人群的服务内容纳入基本公共卫生服务项目并组织实施。县级以上地方人民政府应：针对本行政区域重大疾病和主要健康危险因素，开展专项防控工作；制定并落实医疗卫生服务体系规划，科学配置医疗卫生资源；根据本行政区域医疗卫生需求，整合区域内政府创办的医疗卫生资源，因地制宜建立医疗联合体等协同联动的医疗服务合作机制。

### （二）公民的权利与义务

在《基本医疗卫生与健康促进法》里，详细规定了公民享有的权利：

（1）获得健康教育的权利；
（2）从国家和社会获得基本医疗卫生服务的权利；
（3）依法接种免疫规划疫苗的权利；
（4）对病情、诊疗方案、医疗风险、医疗费用等事项依法享有知情同意的权利；
（5）依法参加基本医疗保险的权利；

（6）对违反本法规定的行为，向有关部门投诉、举报的权利。

公民在享有权利的同时，也必须履行相应的义务。在《基本医疗卫生与健康促进法》中，也规定了公民的义务：

（1）依法接种免疫规划疫苗的义务；

（2）依法参加基本医疗保险的义务；

（3）尊重他人的健康权利和利益的义务；

（4）尊重医疗卫生人员的义务；

（5）遵守诊疗制度和卫生服务秩序的义务；

（6）接受、配合医疗卫生机构为预防、控制、消除传染病危害依法采取的调查、检验、采集样。

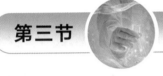

## 第三节　医疗卫生机构

### 一、医疗卫生机构的概念

医疗卫生机构，是指依法定程序设立的从事疾病诊断、治疗活动的卫生机构的总称。

《基本医疗卫生与健康促进法》第三十四条规定：国家建立健全由基层医疗卫生机构、医院、专业公共卫生机构等组成的城乡全覆盖、功能互补、连续协同的医疗卫生服务体系。国家加强县级医院、乡镇卫生院、村卫生室、社区卫生服务中心（站）和专业公共卫生机构等的建设，建立健全农村医疗卫生服务网络和城市社区卫生服务网络。

#### （一）基层医疗机构

基层医疗卫生机构主要提供预防、保健、健康教育、疾病管理，为居民建立健康档案，常见病、多发病的诊疗以及部分疾病的康复、护理，接收医院转诊患者，向医院转诊超出自身服务能力的患者等基本医疗卫生服务。

#### （二）医　院

医院主要提供疾病诊治，特别是急危重症和疑难病症的诊疗，突发事件医疗处置和救援以及健康教育等医疗卫生服务，并开展医学教育、医疗卫生人员培训、医学科学研究和对基层医疗卫生机构的业务指导等工作。

#### （三）专业公共卫生机构

专业公共卫生机构主要提供传染病、慢性非传染性疾病、职业病、地方病等疾病预防控制和健康教育、妇幼保健、精神卫生、院前急救、采供血、食品安全风险监测评估、出生缺陷防治等公共卫生服务。

## 二、医疗卫生机构成立条件

举办医疗机构，应当具备符合规定的名称、组织机构和场所；具有与其开展的业务相适应的经费、设施、设备和医疗卫生人员；具有相应的规章制度；能够独立承担民事责任。

医疗机构依法取得执业许可证。禁止伪造、变造、买卖、出租、出借医疗机构执业许可证。

各级各类医疗卫生机构的具体条件和配置应当符合国务院卫生健康主管部门制定的医疗卫生机构标准。

## 三、医疗卫生机构的管理

### （一）国家对医疗卫生机构实行分类管理

医疗卫生服务体系坚持以非营利性医疗卫生机构为主体、营利性医疗卫生机构为补充。

国家鼓励政府举办的医疗卫生机构与社会力量合作举办非营利性医疗卫生机构。国家采取多种措施，鼓励和引导社会力量依法举办医疗卫生机构，支持和规范社会力量举办的医疗卫生机构与政府举办的医疗卫生机构开展多种类型的医疗业务、学科建设、人才培养等合作。

社会力量举办的医疗卫生机构在基本医疗保险定点、重点专科建设、科研教学、等级评审、特定医疗技术准入、医疗卫生人员职称评定等方面享有与政府举办的医疗卫生机构同等的权利。社会力量可以选择设立非营利性或者营利性医疗卫生机构。社会力量举办的非营利性医疗卫生机构按照规定享受与政府举办的医疗卫生机构同等的税收、财政补助、用地、用水、用电、用气、用热等政策，并依法接受监督管理。

### （二）国家对医疗卫生技术的临床应用进行分类管理

国家对医疗卫生技术的临床应用进行分类管理，对技术难度大、医疗风险高，服务能力、人员专业技术水平要求较高的医疗卫生技术实行严格管理。

医疗卫生机构开展医疗卫生技术临床应用，应当与其功能任务相适应，遵循科学、安全、规范、有效、经济的原则，并符合伦理。

医疗卫生机构执业场所是提供医疗卫生服务的公共场所，任何组织或者个人不得扰乱其秩序。

## 第四节　医疗卫生人员

医疗卫生人员应当弘扬敬佑生命、救死扶伤、甘于奉献、大爱无疆的崇高职业精神，遵守行业规范，恪守医德，努力提高专业水平和服务质量。医疗卫生行业组织、医疗卫生机构、医学院校应当加强对医疗卫生人员的医德医风教育。

## 一、医疗卫生人员的培养与管理

国家制定医疗卫生人员培养规划，建立适应行业特点和社会需求的医疗卫生人员培养机制和供需平衡机制，完善医学院校教育、毕业后教育和继续教育体系，建立健全住院医师、专科医师规范化培训制度，建立规模适宜、结构合理、分布均衡的医疗卫生队伍。

### （一）职务培养管理

国家加强全科医生的培养和使用。全科医生主要提供常见病、多发病的诊疗和转诊、预防、保健、康复，以及慢性病管理、健康管理等服务。医疗卫生人员应当遵循医学科学规律，遵守有关临床诊疗技术规范和各项操作规范以及医学伦理规范，使用适宜技术和药物，合理诊疗，因病施治，不得对患者实施过度医疗。

医疗卫生人员不得利用职务之便索要、非法收受财物或者牟取其他不正当利益。

### （二）注册管理

国家对医师、护士等医疗卫生人员依法实行执业注册制度。医疗卫生人员应当依法取得相应的职业资格。

### （三）薪酬津贴管理

国家建立健全符合医疗卫生行业特点的人事、薪酬、奖励制度，体现医疗卫生人员职业特点和技术劳动价值。

对从事传染病防治、放射医学和精神卫生工作以及其他在特殊岗位工作的医疗卫生人员，应当按照国家规定给予适当的津贴。津贴标准应当定期调整。

## 二、医疗卫生人员的工作制度

### （一）服务基层医疗

国家建立医疗卫生人员定期到基层和艰苦边远地区从事医疗卫生工作制度。

国家采取定向免费培养、对口支援、退休返聘等措施，加强基层和艰苦边远地区医疗卫生队伍建设。

执业医师晋升为副高级技术职称的，应当有累计一年以上在县级以下或者对口支援的医疗卫生机构提供医疗卫生服务的经历。

### （二）建设基层医疗

对在基层和艰苦边远地区工作的医疗卫生人员，在薪酬津贴、职称评定、职业发展、教育培训和表彰奖励等方面实行优惠待遇。

国家加强乡村医疗卫生队伍建设，建立县乡村上下贯通的职业发展机制，完善对乡村医疗卫生人员的服务收入多渠道补助机制和养老政策。

### 三、创建良好医疗环境

全社会应当关心、尊重医疗卫生人员，维护良好安全的医疗卫生服务秩序，共同构建和谐医患关系。

医疗卫生人员的人身安全、人格尊严不受侵犯，其合法权益受法律保护。禁止任何组织或者个人威胁、危害医疗卫生人员人身安全，侵犯医疗卫生人员人格尊严。

国家采取措施，保障医疗卫生人员执业环境。

## 第五节　药品供应保障

### 一、药品供应保障体系

国家建立健全药品供应保障体系。加快建立以国家基本药物制度为基础的药品供应保障体系，保障人民群众安全用药。建立工作协调机制，保障药品的安全、有效、可及。

### 二、国家基本药物制度

#### （一）基本概念

国家基本药物制度是国家对基本药物目录制定、生产供应、采购配送、合理使用、价格管理、支付报销、质量监管、监测评价等多个环节实施有效管理的制度。国家基本药物制度可以改善目前的药品供应保障体系，保障人民群众的安全用药。

#### （二）基本药物目录

国家实施基本药物制度，遴选适当数量的基本药物品种，满足疾病防治基本用药需求。

国家公布基本药物目录，根据药品临床应用实践、药品标准变化、药品新上市情况等，对基本药物目录进行动态调整。

基本药物按照规定优先纳入基本医疗保险药品目录。

#### （三）基本药物的保障

国家提高基本药物的供给能力，强化基本药物质量监管，确保基本药物公平可及、合理使用。

### 三、药品审批审评制度

国家建立健全以临床需求为导向的药品审评审批制度，支持临床急需品、儿童用药品和防治罕见病、重大疾病等药品的研制、生产，满足疾病防治需求。药品审评审批制度主要目标：

（1）提高审评审批质量；

（2）解决注册申请积压；

（3）提高仿制药质量；

（4）鼓励研究和创制新药；

（5）提高审评审批透明度。

## 四、药品监管

国家建立健全药品研制、生产、流通、使用全过程追溯制度，加强药品管理，保证药品质量。

国家建立健全药品价格监测体系，开展成本价格调查，加强药品价格监督检查，依法查处价格垄断、价格欺诈、不正当竞争等违法行为，维护药品价格秩序。

国家加强药品分类采购管理和指导。参加药品采购投标的投标人不得以低于成本的报价竞标，不得以欺诈、串通投标、滥用市场支配地位等方式竞标。

## 五、药品储备

国家建立中央与地方两级医药储备，用于保障重大灾情、疫情及其他突发事件等应急需要。

国家建立健全药品供求监测体系，及时收集和汇总分析药品供求信息，定期公布药品生产、流通、使用等情况。

## 六、中药的保护和发展

中药是指在中医理论指导下，用于预防、治疗、诊断疾病并具有康复与保健作用的物质。中药主要来源于天然药及其加工品，包括植物药、动物药、矿物药及部分化学、生物制品类药物。国家加强中药的保护与发展，充分体现中药的特色和优势，发挥其在预防、保健、医疗、康复中的作用。

**第六节　健康促进**

## 一、健康教育

（1）各级人民政府应当加强健康教育工作及其专业人才培养，建立健康知识和技能核心信息发布制度，普及健康科学知识，向公众提供科学、准确的健康信息。

（2）学校应当利用多种形式实施健康教育，普及健康知识、科学健身知识、急救知识和技能，提高学生主动防病的意识，培养学生良好的卫生习惯和健康的行为习惯，减少、改善学生近视、肥胖等不良健康状况。

学校应当按照规定开设体育与健康课程，组织学生开展广播体操、眼保健操、体能锻炼等活动。

学校按照规定配备校医,建立和完善卫生室、保健室等。

县级以上人民政府教育主管部门应当按照规定将学生体质健康水平纳入学校考核体系。

(3)医疗卫生、教育、体育、宣传等机构、基层群众性自治组织和社会组织应当开展健康知识的宣传和普及。医疗卫生人员在提供医疗卫生服务时,应当对患者开展健康教育。新闻媒体应当开展健康知识的公益宣传。健康知识的宣传应当科学、准确。

(4)公民是自己健康的第一责任人,树立和践行对自己健康负责的健康管理理念,主动学习健康知识,提高健康素养,加强健康管理。倡导家庭成员相互关爱,形成符合自身和家庭特点的健康生活方式。

公民应当尊重他人的健康权利和利益,不得损害他人健康和社会公共利益。

## 二、健康状况调查与风险评估

国家组织居民健康状况调查和统计,国家完善公共场所卫生管理制度。县级以上人民政府卫生健康等主管部门应当加强对公共场所的卫生监督。公共场所卫生监督信息应当依法向社会公开。

公共场所经营单位应当建立健全并严格实施卫生管理制度,保证其经营活动持续符合国家对公共场所的卫生要求。开展体质监测,对健康绩效进行评估,并根据评估结果制定、完善与健康相关的法律、法规、政策和规划。

国家建立疾病和健康危险因素监测、调查和风险评估制度。县级以上人民政府及其有关部门针对影响健康的主要问题,组织开展健康危险因素研究,制定综合防治措施。

国家加强影响健康的环境问题的预防和治理,组织开展环境质量对健康影响的研究,采取措施预防和控制与环境问题有关的疾病。

## 三、健身公共服务

国家发展全民健身事业,完善覆盖城乡的全民健身公共服务体系,加强公共体育设施建设,组织开展和支持全民健身活动,加强全民健身指导服务,普及科学健身知识和方法。

国家鼓励单位的体育场地设施向公众开放。

## 四、重点人群健康服务

国家制定并实施未成年人、妇女、老年人、残疾人等的健康工作计划,加强重点人群健康服务。

国家推动长期护理保障工作,鼓励发展长期护理保险。

国家采取措施,减少吸烟对公民健康的危害。公共场所控制吸烟,强化监督执法。

烟草制品包装应当印制带有说明吸烟危害的警示。禁止向未成年人出售烟酒。

### 五、公共场所卫生管理

国家完善公共场所卫生管理制度。县级以上人民政府卫生健康等主管部门应当加强对公共场所的卫生监督。公共场所卫生监督信息应当依法向社会公开。

公共场所经营单位应当建立健全并严格实施卫生管理制度，保证其经营活动持续符合国家对公共场所的卫生要求。

### 六、用人单位职责

用人单位应当为职工创造有益于健康的环境和条件，严格执行劳动安全卫生等相关规定，积极组织职工开展健身活动，保护职工健康。

国家鼓励用人单位开展职工健康指导工作。

国家提倡用人单位为职工定期开展健康检查。法律、法规对健康检查有规定的，依照其规定。

### 七、爱国卫生运动

国家大力开展爱国卫生运动，鼓励和支持开展爱国卫生月等群众性卫生与健康活动，依靠和动员群众控制和消除健康危险因素，改善环境卫生状况，建设健康城市、健康村镇、健康社区。

## 第七节　　资金保障

### 一、政府职责与资金监督管理

各级人民政府应当切实履行发展医疗卫生与健康事业的职责，建立与经济社会发展、财政状况和健康指标相适应的医疗卫生与健康事业投入机制，将医疗卫生与健康促进经费纳入本级政府预算，按照规定主要用于保障基本医疗服务、公共卫生服务、基本医疗保障和政府举办的医疗卫生机构建设和运行发展。

县级以上人民政府通过预算、审计、监督执法、社会监督等方式，加强资金的监督管理。

### 二、基本医疗服务费用

基本医疗服务费用主要由基本医疗保险基金和个人支付。国家依法多渠道筹集基本医疗保险基金，逐步完善基本医疗保险可持续筹资和保障水平调整机制。公民有依法参加基本医疗保险的权利和义务。用人单位和职工按照国家规定缴纳职工基本医疗保险费。城乡居民按照规定缴纳城乡居民基本医疗保险费。

### 三、医疗保障体系

国家建立以基本医疗保险为主体，商业健康保险、医疗救助、职工互助医疗和医疗慈善服务等为补充的、多层次的医疗保障体系。

国家鼓励发展商业健康保险，满足人民群众多样化健康保障需求。

国家完善医疗救助制度，保障符合条件的困难群众获得基本医疗服务。

### 四、协商谈判机制

国家建立健全基本医疗保险经办机构与协议定点医疗卫生机构之间的协商谈判机制，科学合理确定基本医疗保险基金支付标准和支付方式，引导医疗卫生机构合理诊疗，促进患者有序流动，提高基本医疗保险基金使用效益。

### 五、基本医疗保险基金支付范围的确定

基本医疗保险基金支付范围由国务院医疗保障主管部门组织制定，并应当听取国务院卫生健康主管部门、中医药主管部门、药品监督管理部门、财政部门等的意见。

省、自治区、直辖市人民政府可以按照国家有关规定，补充确定本行政区域基本医疗保险基金支付的具体项目和标准，并报国务院医疗保障主管部门备案。

国务院医疗保障主管部门应当对纳入支付范围的基本医疗保险药品目录、诊疗项目、医疗服务设施标准等组织开展循证医学和经济性评价，并应当听取国务院卫生健康主管部门、中医药主管部门、药品监督管理部门、财政部门等有关方面的意见。评价结果应当作为调整基本医疗保险基金支付范围的依据。

## 第八节　监督管理

### 一、建立健全医疗卫生综合监督管理体系

国家建立健全机构自治、行业自律、政府监管、社会监督相结合的医疗卫生综合监督管理体系。县级以上人民政府卫生健康主管部门对医疗卫生行业实行属地化、全行业监督管理。

县级以上人民政府医疗保障主管部门应当提高医疗保障监管能力和水平，对纳入基本医疗保险基金支付范围的医疗服务行为和医疗费用加强监督管理，确保基本医疗保险基金合理使用、安全可控。

### 二、建立沟通协商机制

县级以上人民政府应当组织卫生健康、医疗保障、药品监督管理、发展改革、财政等部门建立沟通协商机制，加强制度衔接和工作配合，提高医疗卫生资源使用效率和保障水平。

县级以上人民政府应当定期向本级人民代表大会或者其常务委员会报告基本医疗卫生与健康促进工作，依法接受监督。

### 三、对主要负责人进行约谈和整改

县级以上人民政府有关部门未履行医疗卫生与健康促进工作相关职责的，本级人民政府或者上级人民政府有关部门应当对其主要负责人进行约谈。

地方人民政府未履行医疗卫生与健康促进工作相关职责的，上级人民政府应当对其主要负责人进行约谈。

被约谈的部门和地方人民政府应当立即采取措施，进行整改。

约谈情况和整改情况应当纳入有关部门和地方人民政府工作评议、考核记录。

### 四、建立医疗卫生机构绩效评估制度

县级以上地方人民政府卫生健康主管部门应当建立医疗卫生机构绩效评估制度，组织对医疗卫生机构的服务质量、医疗技术、药品和医用设备使用等情况进行评估。评估应当吸收行业组织和公众参与。评估结果应当以适当方式向社会公开，作为评价医疗卫生机构和卫生监管的重要依据。

### 五、国家保护公民个人健康信息

国家保护公民个人健康信息，确保公民个人健康信息安全。任何组织或者个人不得非法收集、使用、加工、传输公民个人健康信息，不得非法买卖、提供或者公开公民个人健康信息。

### 六、建立信用记录制度

县级以上人民政府卫生健康主管部门、医疗保障主管部门应当建立医疗卫生机构、人员等信用记录制度，纳入全国信用信息共享平台，按照国家规定实施联合惩戒。

县级以上地方人民政府卫生健康主管部门及其委托的卫生健康监督机构，依法开展本行政区域医疗卫生等行政执法工作。

### 七、积极培育医疗卫生行业组织

县级以上人民政府卫生健康主管部门应当积极培育医疗卫生行业组织，发挥其在医疗卫生与健康促进工作中的作用，支持其参与行业管理规范、技术标准制定和医疗卫生评价、评估、评审等工作。

国家建立医疗纠纷预防和处理机制，妥善处理医疗纠纷，维护医疗秩序。

### 八、社会监督

国家鼓励公民、法人和其他组织对医疗卫生与健康促进工作进行社会监督。任何组织和个人对违反本法规定的行为，有权向县级以上人民政府卫生健康主管部门和其他有关部门投诉、举报。

## 第九节　法律责任

### 一、滥用职权、玩忽职守、徇私舞弊的法律责任

违反《基本医疗卫生与健康促进法》规定，地方各级人民政府、县级以上人民政府卫生健康主管部门和其他有关部门，滥用职权、玩忽职守、徇私舞弊的，对直接负责的主管人员和其他直接责任人员依法给予处分。

### 二、擅自执业的法律责任

违反《基本医疗卫生与健康促进法》规定，未取得医疗机构执业许可证擅自执业的，由县级以上人民政府卫生健康主管部门责令停止执业活动，没收违法所得和药品、医疗器械，并处违法所得五倍以上二十倍以下的罚款，违法所得不足一万元的，按一万元计算。

违反《基本医疗卫生与健康促进法》规定，伪造、变造、买卖、出租、出借医疗机构执业许可证的，由县级以上人民政府卫生健康主管部门责令改正，没收违法所得，并处违法所得五倍以上十五倍以下的罚款，违法所得不足一万元的，按一万元计算；情节严重的，吊销医疗机构执业许可证。

### 三、医疗卫生机构违反规定的法律责任

违反《基本医疗卫生与健康促进法》规定，有下列行为之一的，由县级以上人民政府卫生健康主管部门责令改正，没收违法所得，并处违法所得二倍以上十倍以下的罚款，违法所得不足一万元的，按一万元计算；对直接负责的主管人员和其他直接责任人员依法给予处分：

（1）政府举办的医疗卫生机构与其他组织投资设立非独立法人资格的医疗卫生机构；

（2）医疗卫生机构对外出租、承包医疗科室；

（3）非营利性医疗卫生机构向出资人、举办者分配或者变相分配收益。

### 四、医疗信息泄露、医疗管理制度、安全措施不健全的法律责任

违反《基本医疗卫生与健康促进法》规定，医疗卫生机构等的医疗信息安全制度、保障措施不健全，导致医疗信息泄露，或者医疗质量管理和医疗技术管理制度、安全措施不健全的，由县级以上人民政府卫生健康等主管部门责令改正，给予警告，并处一万元以上五万元以下的罚款；情节严重的，可以责令停止相应执业活动，对直接负责的主管人员和其他直接责任人员依法追究法律责任。

### 五、医疗卫生人员违反规定的法律责任

违反《基本医疗卫生与健康促进法》规定，医疗卫生人员有下列行为之一的，由县级以上人民政府卫生健康主管部门依照有关执业医师、护士管理和医疗纠纷预防处理等法律、行政法规的规定给予行政处罚：

（1）利用职务之便索要、非法收受财物或者牟取其他不正当利益；

（2）泄露公民个人健康信息；

（3）在开展医学研究或提供医疗卫生服务过程中未按照规定履行告知义务或者违反医学伦理规范。

前述规定的人员属于政府举办的医疗卫生机构中的人员的，依法给予处分。

### 六、参加药品采购投标的投标人违反规定的法律责任

违反《基本医疗卫生与健康促进法》规定，参加药品采购投标的投标人以低于成本的报价竞标，或者以欺诈、串通投标、滥用市场支配地位等方式竞标的，由县级以上人民政府医疗保障主管部门责令改正，没收违法所得；中标的，中标无效，处中标项目金额千分之五以上千分之十以下的罚款，对法定代表人、主要负责人、直接负责的主管人员和其他责任人员处对单位罚款数额百分之五以上百分之十以下的罚款；情节严重的，取消其二年至五年内参加药品采购投标的资格并予以公告。

### 七、骗取基本医疗保险的法律责任

违反《基本医疗卫生与健康促进法》规定，以欺诈、伪造证明材料或者其他手段骗取基本医疗保险待遇，或者基本医疗保险经办机构以及医疗机构、药品经营单位等以欺诈、伪造证明材料或者其他手段骗取基本医疗保险基金支出的，由县级以上人民政府医疗保障主管部门依照有关社会保险的法律、行政法规规定给予行政处罚。

### 八、违反规定构成违法犯罪的法律责任

违反《基本医疗卫生与健康促进法》规定，扰乱医疗卫生机构执业场所秩序，威胁、危害医疗卫生人员人身安全，侵犯医疗卫生人员人格尊严，非法收集、使用、加工、传输公民个人健康信息，非法买卖、提供或者公开公民个人健康信息等，构成违反治安管理行为的，依法给予治安管理处罚。

违反《基本医疗卫生与健康促进法》规定，构成犯罪的，依法追究刑事责任；造成人身、财产损害的，依法承担民事责任。

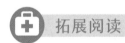 拓展阅读

《中华人民共和国基本医疗卫生与健康促进法》

思考与练习

**一、单项选择题**

1. 《中华人民共和国基本医疗卫生与健康促进法》的制定主体是（　　）。

    A. 卫生部门　　　　　　　　　　　　B. 国务院

    C. 全国人民代表大会　　　　　　　　D. 全国人民代表大会常务委员会

2. 我国卫生与健康方面的第一部基础性、综合性的法律是（　　）。

    A.《中华人民共和国执业医师法》

    B.《执业药师资格制度暂行规定》

    C.《中华人民共和国食品安全法》

    D.《中华人民共和国基本医疗卫生与健康促进法》

3. 《中华人民共和国基本医疗卫生与健康促进法》的特殊法源是（　　）。

    A. 法律　　　　　B. 行政法规　　　　C. 规章　　　　　D. 卫生标准

4. 下列不属于基础卫生服务特征的是（　　）。

    A. 基础性　　　　B. 服务性　　　　　C. 公益性　　　　D. 高效性

5. 提供传染病、慢性非传染性疾病、职业病、地方病等疾病预防控制和健康教育、妇幼保健、精神卫生、院前急救、采供血、食品安全风险监测评估、出生缺陷防治等公共卫生服务的医疗机构是（　　）。

    A. 基层医疗机构　　　　　　　　　　B. 专业公共卫生机构

    C. 公立医院　　　　　　　　　　　　D. 私立医院

6. 国家基本药物制度不包括（　　）。

    A. 药品审批　　　　　　　　　　　　B. 药品储备

    C. 药品监督　　　　　　　　　　　　D. 药品经销

7. 国家完善公共场所卫生管理制度，（　　）卫生健康等主管部门应当加强对公共场所的卫生监督。

    A. 县级以上人民政府　　　　　　　　B. 市级以上人民政府

    C. 省级以上人民政府　　　　　　　　D. 国务院

8. 国家（　　）用人单位开展职工健康指导工作。国家（　　）用人单位为职工定期开展健康检查。

    A. 强制；倡导　　　　　　　　　　　B. 倡导；强制

    C. 鼓励；提倡　　　　　　　　　　　D. 提倡；鼓励

9. 国务院医疗保障主管部门应当对纳入支付范围的基本医疗保险药品目录、诊疗项目、医疗服务设施标准等组织开展循证医学和经济性评价，并应当听取国务院卫生健康主管部门、中医药主管部门、药品监督管理部门、财政部门等有关方面的意见。评价结果应当作为调整基本医疗保险基金支付范围的（　　）。

    A. 根据　　　　　B. 依据　　　　　　C. 参考　　　　　D. 参照

10. 基本医疗服务费用主要由基本医疗保险基金和（　　）支付。

    A. 国家　　　　　B. 医疗机构　　　　C. 用人单位　　　D. 个人

11. 重点人群健康服务对象不包括（　　　）。

  A. 未成年人  B. 妇女    C. 外国人    D. 残疾人

12. 我国医疗保障体系的主体是（　　　）。

  A. 商业健康保险      B. 医疗救助

  C. 职工互助医疗      D. 基本医疗保险

13. 地方人民政府未履行医疗卫生与健康促进工作相关职责的，（　　　）应当对其主要负责人进行约谈。

  A. 本级人民政府      B. 上级人民政府

  C. 本级人民代表大会    D. 上级人民代表大会

14. 以欺诈、伪造证明材料或者其他手段骗取基本医疗保险待遇，或者基本医疗保险经办机构以及医疗机构、药品经营单位等以欺诈、伪造证明材料或者其他手段骗取基本医疗保险基金支出的，由县级以上人民政府（　　　）依照有关社会保险的法律、行政法规规定给予行政处罚。

  A. 医疗保障主管部门    B. 卫生健康主管部门

  C. 医疗监督主管部门    D. 卫生预防主管部门

15. 扰乱医疗卫生机构执业场所秩序，威胁、危害医疗卫生人员人身安全，侵犯医疗卫生人员人格尊严，非法收集、使用、加工、传输公民个人健康信息，非法买卖、提供或者公开公民个人健康信息等，构成违反治安管理行为的，依法（　　　）。

  A. 刑事处罚       B. 行政处罚

  C. 治安管理处罚      D. 拘留

## 二、多项选择题

1. 以下各种行为属于危害健康行为中的不良生活习惯的是（　　　）。

  A. 吸烟酗酒      B. 高脂高糖饮食

  C. 偏食挑食      D. 吸毒

2. 在控制吸烟的健康促进活动中，以下方法属于社会干预方法的有（　　　）。

  A. 宣传吸烟对健康的危害知识  B. 公共场所禁止吸烟

  C. 学会拒绝第一支烟的技巧   D. 出台学校惩罚抽烟的规定

3. 中老年人定期进行健康体检不属于促进健康行为中的（　　　）。

  A. 基本健康行为      B. 预警行为

  C. 保健行为      D. 避开环境危险行为

4. 积极康复不属于（　　　）。

  A. 日常健康行为      B. 病人角色行为

  C. 避免有害环境行为    D. 遵医行为

5. 在控制吸烟的健康促进活动中，以下方法属于社会干预方法的有（　　　）。

  A. 宣传吸烟对健康的危害知识  B. 公共场所禁止吸烟

  C. 学会如何拒绝第一支烟的技巧  D. 出台学校惩罚抽烟的规定

6. 属于"健康信念模式"内容的因素是（　　　）。

    A. 对行为效果的期望　　　　　　　B. 对疾病易感性与严重性的认知

    C. 社会人口学因素　　　　　　　　D. 自我效能

7. 主要依靠遗传和本能的力量驱使来发展行为，这不是行为的（　　　）。

    A. 被动发展阶段　　　　　　　　　B. 主动发展阶段

    C. 自主发展阶段　　　　　　　　　D. 巩固发展阶段

8. 行为强度有理性控制，无明显冲动表现，这不是促进健康行为的（　　　）。

    A. 可控性　　　　　B. 规律性　　　　　C. 一致性　　　　　D. 适宜性

9. "积极应对"不属于（　　　）。

    A. 保健行为　　　　　　　　　　　B. 基本健康行为

    C. 避免有害环境行为　　　　　　　D. 遵医行为

10. 预防接种不属于促进健康行为中的（　　　）。

    A. 保健行为　　　　　　　　　　　B. 日常健康行为

    C. 遵医行为　　　　　　　　　　　D. 就医行为

11. 属于高血压患者健康教育强化因素的是（　　　）。

    A. 领导的支持　　　　　　　　　　B. 家庭成员

    C. 医务人员　　　　　　　　　　　D. 高血压知识培训

12. 学校有安全清洁的水源供师生饮用，不属于学校健康社会环境中的（　　　）。

    A. 物质环境　　　　　　　　　　　B. 社会环境

    C. 自然环境　　　　　　　　　　　D. 事物环境

13. 学校安全措施不属于学校健康环境中的（　　　）。

    A. 事物环境　　　　　　　　　　　B. 物质环境

    C. 人际环境　　　　　　　　　　　D. 周围环境

14. 家长参与学校食品政策的制定，不属于学校健康促进内容的（　　　）。

    A. 学校健康政策　　　　　　　　　B. 人际环境

    C. 社区关系　　　　　　　　　　　D. 健康服务

15. 学校禁止教师吸烟，没有体现学校健康促进策略中的（　　　）。

    A. 学校健康政策　　　　　　　　　B. 学校社会环境

    C. 社区关系　　　　　　　　　　　D. 健康服务

### 三、案例分析题

#### 卫校毕业学生替医院护士上班，输液致人死亡

事故经过：一卫生院值班护士由于家中有事，就让一位刚刚卫校毕业的学生顶替自己上夜班。晚上卫生院收治了一名患大叶性肺炎的病人，遂给予输液治疗。夜里，当第一瓶液体滴完后，病人家属找护士续下一瓶液体。该学生睡眼蒙眬，在昏暗的房间中信手拿起一个"葡萄糖"液体瓶，以为是那瓶已事先加入抗生素准备继续给病人

用的液体，换上液体后，继续给病人滴注。大约 10 分钟后，病人突然大声惊叫，继之抽搐，迅速死亡。后仔细检查输入药物，发现是将装在葡萄糖瓶中的煤油误输给病人了。受害人家属事后来到医院围攻医生和护士，严重影响医院的诊疗活动。

1. 本案是否是医疗事故？请判断并简要说明理由。

2. 本案中刚毕业的卫校学生为病人输液的行为是否是属于基本医疗卫生服务的范围？请简要说明理由。

3. 受害人家属围攻医生和护士，严重影响医院正常的诊疗活动。请谈谈你对此的认识。

四、讨论题

请结合本章所学，谈谈对我国基本医疗卫生与健康促进事业的体会。

# 第五章

# 医疗机构管理法律制度

 学习目标

掌握医疗机构设置的原则、医疗机构命名的原则与医疗机构职业规范。

熟悉医疗机构分类与医疗机构法律责任。

了解医疗机构设置的条件。

 课程思政元素

通过对医疗机构管理法律制度的学习，培养学生爱国主义、社会主义、集体主义和人道主义精神，增进学生的政治认同感和时代责任感，增强学生的法律素养和爱国热情，进一步加强对学生的职业素质教育。

**案例 5-1**

案情简介：2020 年 5 月 15 日，某市卫生局执法人员，在对持证诊所日常巡视时，发现某中医诊所内设有手术室，内有无影灯、手术床、手术器械等，诊桌上放有两份病历，分别为谢某右股骨头置换术和李某全子宫切除术。通过现场检查《医疗机构执业许可证》，该诊所许可的诊疗科目为：中医内科。执法人员当场制作了《现场检查笔录》和《询问笔录》，并对病历、处方、手术知情同意书、麻醉知情同意书等证据先行登记保存。

处理情况：该中医诊所违反《医疗机构管理条例》第二十六条"医疗机构必须按照核准登记或者备案的诊疗科目开展诊疗活动"之规定，应当依据《医疗机构管理条例》第四十六条"违反本条例第二十六条规定，诊疗活动超出登记或者备案范围的，由县级以上人民政府卫生行政部门予以警告、责令其改正，没收违法所得，并可以根据情节处 1 万元以上 10 万元以下的罚款；情节严重的，吊销其《医疗机构执业许可证》或者责令其停止执业活动"之规定处理。

## 第一节  医疗机构管理概述

### 一、医疗机构的概念

所谓医疗机构，是指以救死扶伤、防病治病、为公民健康服务为宗旨，依据《医疗机构管理条例》的规定，经登记取得《医疗机构执业许可证》，从事疾病诊断、治疗、教学活动的医院、卫生院、疗养院、门诊部、诊所、卫生所（室）以及急救站等医疗单位。从概念上看，医疗机构不包括计划生育技术服务机构。

### 二、医疗机构的特征

#### （一）医疗机构的宗旨

医疗机构的宗旨是救死扶伤、防病治病、为公民健康服务。这是医疗机构的最基本特征，其他所有机构都不具备以救死扶伤、防病治病、为公民健康服务为宗旨这一特征。医疗机构的宗旨是救死扶伤、防病治病、为公民健康服务，这也就是说，医疗机构也负有救死扶伤、防病治病、为公民健康服务的职责（义务）。如果其没有很好地履行自己的义务，将受到社会的谴责、管理机构的行政处罚甚至法律的制裁。

#### （二）医疗机构的主要活动

医疗机构的主要活动是疾病诊断、治疗、教学和紧急救护的活动。这是医疗机构的又一个明显特征。在我国，医疗机构承担的是救死扶伤、防病治病、为公民健康服务的职责（义务），其主要活动当然是疾病诊断、治疗、紧急救护。但是，还有相当一部分的医疗机构，在其履行救死扶伤、防病治病、为公民健康服务的职责（义务）的同时，也承担着临床教学、培养教育卫生专业技术人才的任务，且该任务是一项十分艰巨的任务。

### （三）医疗机构的主要表现

在我国，现有医疗机构主要表现为医院、卫生院、疗养院、门诊部、诊所、卫生所（室）、卫生保健院、民族医门诊部、临床检验中心，以及急救站等医疗单位。

### （四）医疗机构的主要职责

在我国，医疗机构也是维护国家卫生安全、社会公共卫生安全、应对突发公共卫生事件的机构。也就是说，医疗卫生机构，不是单纯地救死扶伤、防病治病、为公民健康服务，还担负着维护国家卫生安全、社会公共卫生安全、应对突发公共卫生事件的使命。如果没有这些机构，国家和人民的卫生安全、身体健康就得不到保障，疾病就得不到救治，经济发展和社会进步也就无从谈起。

## 三、医疗机构管理政策的演变

### （一）1978 年至 2000 年

我国改革开放前的医疗服务体系是伴随着计划经济体制的建立和发展而形成的。医疗机构的主体为公有制，其中县及县以上医院为国家举办，属于全民所有制，城乡基层医疗机构为乡镇或街道集体举办，为集体所有制。国家对公有制医疗机构实行统收统支的计划经济管理方式，而医疗机构则属于承担一定福利政策的公益事业。

随着党的十一届三中全会提出将全党工作重点转移到社会主义现代化建设上来，卫生部门也以此为契机，根据党的建设路线开始加强对卫生事业的管理。1979 年 11 月，卫生部等三部委联合发出了《关于加强医院经济管理试点工作的通知》。接着又开展了"五定一奖"和对医院"定额补助、经济核算、考核奖惩"的办法，并展开了试点。传统医院管理的弊端在这一阶段逐步显露出来，随后加强医院管理的政策相继出台。1981 年 3 月，卫生部下发了《医院经济管理暂行办法》和《关于加强卫生机构经济管理的意见》，开始扭转卫生机构不善于经营核算的局面。在此基础上，1982 年卫生部颁布《全国医院工作条例》，以行政法规形式明确了对医院相关工作要求。[①]

这一阶段另外一个重要事件就是个人被允许开业行医。事实上从 1963 年开始，卫生部的《关于开业医生暂行管理办法》就明确允许"极少数适合开业的医生个体开业"。而在 1980 年 9 月，国务院批准了卫生部的《关于允许个体开业行医问题的请示报告》，该报告认为"发展卫生事业，光靠国家办、国家包，是包不下来的，还要靠集体办，并且要允许医生个体开业，以补充国家和集体力量的不足"[②]，并明确了允许个人行医的三种情况，还包括对退休医生从业的放开，这为打破国有、集体医疗机构的垄断，

---

① 邹东涛主编：《发展和改革蓝皮书（No.1）——中国改革开放 30 年（1978～2008）》，社会科学文献出版社 2008 版。
② 邹东涛主编：《发展和改革蓝皮书（No.1）——中国改革开放 30 年（1978～2008）》，社会科学文献出版社 2008 版。

形成多种所有制形式并存的医疗服务体系奠定了基础。

1993 年 9 月卫生部发出了《关于加强医疗质量管理的通知》，要求医务人员提高医疗质量意识。1994 年 2 月国务院发布《医疗机构管理条例》（国务院 179 号令），对医疗机构的规划布局和设置审批、登记、执业、监督管理以及相关法律责任进行了规定。1996 年 12 月 9 日，中共中央、国务院召开了新中国成立以来第一次全国卫生工作会议，并于 1997 年 1 月 15 日颁布了《中共中央、国务院关于卫生改革与发展的决定》，明确了我国卫生事业是实行一定福利政策的社会公益事业。该决定还重申政府对发展卫生事业负有重要责任，确定了"以农村为重点，预防为主，中西医并重，依靠科学与教育，动员全社会参与，为人民健康服务，为社会主义现代化建设服务"的新时期卫生工作方针，推动了形式多样、内容丰富的医疗卫生服务体系改革探索。

### （二）2000 年至 2010 年

2000 年 2 月国务院办公厅转发国务院体改办、卫生部等 8 部委《关于城镇医药卫生体制改革的指导意见》，之后陆续出台了《关于城镇医疗机构分类管理的实施意见》《关于卫生事业补助政策的意见》《医院药品收支两条线管理暂行办法》等 13 个配套政策。这些政策在区域卫生规划、医疗机构分类管理、发展中外合资合作医疗机构、改革医疗服务定价机制等方面进行了一系列探索和改革，这也促进了这一阶段私营医院的飞速发展。

2000 年 12 月卫生部印发《城市社区卫生服务机构设置原则》《城市社区卫生服务中心设置指导标准》《城市社区卫生服务设置指导标准》。2001 年 11 月卫生部印发《城市社区卫生服务基本工作内容（试行）》，同年 12 月印发《关于 2005 年城市社区卫生服务发展目标的意见》。2006 年年初，国务院又发布了《关于发展城市社区卫生服务的指导意见》，之后又出台了一系列配套政策，连续密集出台的这些文件为社区卫生组织发展提供了政策支持。

2008 年 9 月 10 日，温家宝总理主持召开国务院常务会议审议并原则通过了《关于深化医药卫生体制改革的意见（征求意见稿）》，并决定公开向社会征求意见。2009 年 1 月 21 日，国务院常务会议再次审议并原则通过了《关于深化医药卫生体制改革的意见》和《2009—2011 年深化医药卫生体制改革实施方案》。

### （三）2010 年至今

2010 年 2 月 11 日，卫生部、中央编办、国家发展改革委、财政部和人力资源社会保障部联合发布了《关于公立医院改革试点的指导意见》，该意见提出"坚持公立医院的公益性质，实行政事分开、管办分开、医药分开、营利性和非营利性分开，推进体制机制创新，调动医务人员积极性，提高公立医院运行效率"，并确定了由国家联系的 16 个试点城市和各省市自行确定的 31 个试点城市。2010 年 12 月 3 日，国务院办公厅转发了国家发展改革、卫生部等部门《关于进一步鼓励和引导社会资本举办医疗机构意见的通知》。该通知称，将放宽对社会资本办医的准入，符合条件的民营医院将纳入医保定点范围，享受和公立医疗机构一样的税收和价格政策。另外，对具备条件的境外资本在我国境内设立独资医疗机构进行试点，逐步开放。2011 年 2 月 17 日，国务院公布了《医药卫生体制五项重点改革 2011 年度主要工作安排》，对于"加快推进基本医疗保障制度建设""初步建立国家基本药物制度""健全基层医疗卫生服务体系""促进基本公共卫生服务逐步均等化""积极稳妥地推进公立医院改革"这五项重点任务细化分解，确立十七个"主攻方向"，并确定了负责相关部委。

## 第二节　医疗机构管理法律制度

### 一、医疗机构管理法律制度的基本原则

#### （一）依法设置原则

所谓依法设置医疗机构原则，是指设置医疗机构必须依法设置，依法审批、登记，非依法设立的医疗机构不受国家法律保护并应受到国家法律的制裁。我国 2016 年修改后的《医疗机构管理条例》第九条规定"单位或者个人设置医疗机构，必须经县级以上地方人民政府卫生行政部门审查批准，并取得设置医疗机构批准书，即医疗机构执业，必须进行登记，领取《医疗机构执业许可证》。上述可见，单位或者个人设置医疗机构，第一步就是要经审查批准并取得批准书、进行登记，才可执业。否则，就没有资格办理其他手续或者执业，即体现了依法设置医疗机构原则。

#### （二）依法执业原则

所谓依法执业原则，是指已经依法设立的医疗机构，必须按照核准登记的诊疗科目开展诊疗业务、管理药品、施行手术等；必须严格依照《医疗机构管理条例》的规定和职业道德、社会公德的要求执业，否则将受到法律的追究。

#### （三）有关部门认真监督原则

有关部门认真监督原则，是指负有对医疗机构监督管理职责的卫生行政部门，应当对经批准设立的医疗机构进行检查指导、评估、综合评价，对达不到标准的医疗机构提出处理意见的原则。

### 二、医疗机构的分类

根据《医疗机构管理条例实施细则》，医疗机构可分为以下几类：
（1）综合医院、中医医院、中西医结合医院、民族医医院、专科医院、康复医院；
（2）妇幼保健院、妇幼保健计划生育服务中心；
（3）社区卫生服务中心、社区卫生服务站；
（4）中心卫生院、乡（镇）卫生院、街道卫生院；
（5）疗养院；
（6）综合门诊部、专科门诊部、中医门诊部、中西医结合门诊部、民族医门诊部；

（7）诊所、中医诊所、民族医诊所、卫生所、医务室、卫生保健所、卫生站；

（8）村卫生室（所）；

（9）急救中心、急救站；

（10）临床检验中心；

（11）专科疾病防治院、专科疾病防治所、专科疾病防治站；

（12）护理院、护理站。

（13）医学检验实验室、病理诊断中心、医学影像诊断中心、血液透析中心、安宁疗护中心。

（14）其他诊疗机构。

此外，按所有制形式的不同，医疗机构可分为公立医疗机构、私立（民办）医疗机构、股份制医疗机构和股份合作制医疗机构，以及中外合资、合作医疗机构。

按医疗机构的性质、社会功能及其投资主体分类，医疗机构可分为非营利性医疗机构和营利性医疗机构。非营利性医疗机构是指为社会公众利益服务而设立和运营的医疗机构，不以营利为目的，实际运营中的收支结余只能用于自身的发展。营利性医疗机构是指医疗服务所得收益可用于投资者经济回报的医疗机构。在我国，非营利性医疗机构在医疗服务体系中占主导地位。

### 三、医疗机构的设置

#### （一）医疗机构的设置规划

医疗机构的设置审批是执业的前提条件，应当依照医疗机构设置规划来进行。各省、自治区、直辖市应当按照当地医疗机构设置规划合理配置和合理利用医疗资源。医疗机构设置规划由县级以上地方卫生行政部门依据《医疗机构设置规划指导原则》制定，经上一级卫生行政部门审核，报同级人民政府批准，在本行政区域内发布实施。

医疗机构设置规划是区域卫生规划的重要组成部分，是卫生行政部门审批医疗机构设置的依据。医疗机构的设置不分类别、所有制形式、隶属关系、服务对象，必须符合当地医疗机构设置规划。

县级以上地方卫生行政部门按照《医疗机构设置规划指导原则》规定的权限和程序组织实施本行政区域医疗机构设置规划，定期评价实施情况，并将评价结果按年度向上一级卫生行政部门和同级人民政府报告。

#### （二）医疗机构的设置原则

医疗机构设置应当遵循以下原则：

##### 1. 公平可及原则

医疗机构服务半径适宜，交通便利，形成全覆盖医疗服务网络，布局合理。从实际医疗服务需求出发，面向城乡居民，注重科学性与协调性、公平与效率的统一，保障全体居民公平、可及地享有基本医疗卫生服务。

2. 统筹规划原则

各级各类医疗机构必须符合属地医疗机构设置规划和卫生资源配置标准，局部服从全局，提高医疗卫生资源整体效益。

3. 科学布局原则

明确和落实各级、各类医疗机构功能和任务，实行"中心控制、周边发展"，即严格控制医疗资源丰富的中心城区的公立医院数量，新增医疗机构鼓励在中心城区周边居民集中居住区，以及交通不便利、诊疗需求比较突出的地区设置。

4. 协调发展原则

根据医疗服务需求，坚持公立医院为主体，明确政府办医范围和数量，合理控制公立医院数量和规模。公立医院实行"综合控制、专科发展"，控制公立综合医院不合理增长，鼓励新增公立医院以儿童、妇产、肿瘤、精神、传染、口腔等专科医院为主，并促进康复、护理等服务业快速增长。

5. 中西医并重原则

遵循卫生工作基本方针，中西医并重，保障中医、中西医结合、民族医医疗机构的合理布局和资源配置，充分发挥中医在慢性病诊疗和康复领域的作用。

## （三）医疗机构设置的条件

医疗机构设置申请人是需要设置医疗机构的地方各级人民政府、法人或者其他组织。设置医疗机构应当符合医疗机构设置规划和医疗机构基本标准。

1. 医疗机构设置基本条件

申请设置医疗机构的基本条件主要包括以下几个方面：

（1）符合当地医疗机构设置规划；

（2）有与执业范围相适应的医、药、护、技人员，人员配备符合国家规定，有一定的组织机构；

（3）有与执业范围相适应的医疗业务用房，选址合理，布局合理，并且符合卫生要求；

（4）有与执业范围相适应的床位数、仪器、设备配备；

（5）有必要的通信、供电、上下水道、消防设施等基本设施，并符合卫生要求；

（6）有符合法定要求的资金；

（7）有相应的规章制度；

（8）能独立承担民事责任；

（9）法律规定的其他条件。

2. 个人诊所设置条件

在城市设置诊所的个人，必须同时具备下列条件：

（1）经医师执业技术考核合格，取得医师执业证书；

（2）取得医师执业证书或者医师职称后，从事5年以上同一专业临床工作；

（3）省、自治区、直辖市卫生行政部门规定的其他条件。

在乡镇和村设置诊所的个人的条件，由省、自治区、直辖市卫生行政部门规定。

**3. 中外合资、合作医疗机构设置条件**

根据《中外合资、合作医疗机构管理暂行办法》规定，设置中外合资、合作医疗机构，经申请获国家卫生健康委员会许可后，按照有关规定向商务部提出申请。予以批准的，发给《外商投资企业批准证书》，凭此证书到国家市场监督管理部门办理注册登记手续，并向规定的卫生行政部门申请领取《医疗机构执业许可证》。中外合资、合作医疗机构不得设置分支机构。设立中外合资、合作医疗机构，必须符合以下条件：

（1）必须是独立的法人；

（2）投资总额不得低于 2 000 万人民币（但另有规定的除外）；

（3）合资、合作中方在中外合资、合作医疗机构中所占的股权比例或权益不得低于 30%（但另有规定的除外）；

（4）合资、合作期限不超过 20 年；

（5）省级以上卫生行政部门规定的其他条件。

**4. 不得申请设置医疗机构的情形**

有下列情形之一的，不得申请设置医疗机构：

（1）不能独立承担民事责任的单位；

（2）正在服刑或者不具有完全民事行为能力的个人；

（3）医疗机构在职、因病退职或者停薪留职的医务人员；

（4）发生二级以上医疗事故未满 5 年的医务人员；

（5）因违反有关法律、法规和规章，已被吊销执业证书的医务人员；

（6）被吊销《医疗机构执业许可证》的医疗机构法定代表人或者主要负责人；

（7）省、自治区、直辖市政府卫生行政部门规定的其他情形。

有上述第（2）（3）（4）（5）（6）项所列情形之一者，不得充任医疗机构的法定代表人或者主要负责人。

**（四）医疗机构设置的审批**

医疗机构设置审批属于卫生行政许可，除《医疗机构管理条例》的特殊规定外，应当适用《中华人民共和国行政许可法》的一般规定。

**1. 医疗机构设置的申请**

地方各级人民政府设置医疗机构，由政府指定或者任命的拟设医疗机构的筹建负责人申请；法人或者其他组织设置医疗机构，由其代表人申请；个人设置医疗机构，由设置人申请；两人以上合伙设置医疗机构，由合伙人共同申请。卫生防疫、国境卫生检疫、医学科研和教学等机构在本机构业务范围之外开展诊疗活动，或者美容服务机构开展医学美容业务的，必须依据有关规定申请设置相应类别的医疗机构。

2. 医疗机构设置申请的受理

床位在 100 张以上的综合医院、中医医院、中西医结合医院、民族医医院，以及专科医院、疗养院、康复医院、妇幼保健院、急救中心、临床检验中心和专科疾病防治机构的设置审批权限的划分，由省、自治区、直辖市卫生行政部门规定；其他医疗机构的设置，由县级卫生行政部门负责审批。医学检验实验室、病理诊断中心、医学影像诊断中心、血液透析中心、安宁疗护中心的设置审批权限另行规定。

3. 申请设置医疗机构需要提交的文件

申请设置医疗机构需要提交的文件有：

（1）设置申请书；

（2）设置可行性研究报告；

（3）选址报告和建筑设计平面图。

4. 设置医疗机构批准书

县级以上地方卫生行政部门依据当地《医疗机构设置规划》及《医疗机构管理条例实施细则》审查和批准医疗机构的设置，应当自受理设置申请之日起 30 日内，做出批准或者不批准的书面答复。批准设置的，发给《设置医疗机构批准书》，卫生行政部门应当在核发《设置医疗机构批准书》的同时，向上一级卫生行政部门备案。对不予批准的要以书面形式告知理由。根据《关于优化医疗机构和医护人员准入服务的通知》（国卫办医发〔2018〕29号），自 2018 年 11 月 10 日起，营利性医疗机构设置审批（含港澳台资，不含外商独资）时限由 30 日压缩至 20 日。

5. 不予批准设置医疗机构的情况

申请设置医疗机构不予批准的情况申请设置医疗机构有下列情形之一的，不予批准：

（1）不符合当地《医疗机构设置规划》；

（2）设置人不符合规定的条件；

（3）不能提供满足投资总额的资信证明；

（4）投资总额不能满足各项预算开支；

（5）医疗机构选址不合理；

（6）污水、污物、粪便处理方案不合理；

（7）省、自治区、直辖市卫生行政部门规定的其他情形。

6. 医疗机构设置的撤销与变更

上级卫生行政部门有权在接到备案报告之日起 30 日内纠正或者撤销下级卫生行政部门做出的不符合当地《医疗机构设置规划》的设置审批。

变更《设置医疗机构批准书》中核准的医疗机构的类别、规模、选址和诊疗科目，必须按照《医疗机构管理条例》和《医疗机构管理条例实施细则》的规定，重新申请办理设置审批手续。

## 四、医疗机构的执业登记与校验

医疗机构执业必须进行登记，领取医疗机构执业许可证。而校验是指卫生行政部门依法对医疗机构的基本条件和执业状况进行检查、评估、审核，并依法做出相应结论的过程。

### （一）医疗机构的执业登记

申请医疗机构执业登记，应当具备下列条件：

（1）有《设置医疗机构批准书》；

（2）符合医疗机构的基本标准；

（3）有适合的名称、组织机构和场所；

（4）有与其开展的业务相适应的经费、设施、设备和专业卫生技术人员；

（5）有相应的规章制度；

（6）能够独立承担民事责任。

### （二）医疗机构执业登记的受理

登记机关在受理医疗机构执业登记申请后，应当自申请人提供规定的所有材料起45日内，根据《医疗机构管理条例》和《医疗机构基本标准（试行）》进行审查和实地考察、核实，并对有关执业人员进行消毒、隔离和无菌操作等基本知识和技能的现场抽查考核。经审核合格的，发给医疗机构执业许可证；审核不合格的，将审核结果和不予批准的理由以书面形式通知申请人。根据《关于优化医疗机构和医护人员准入服务的通知》，自2018年11月10日起，医疗机构执业登记时限由45日压缩至30日。

申请医疗机构执业登记有下列情形之一的，不予登记：

（1）不符合《设置医疗机构批准书》核准的事项；

（2）不符合《医疗机构基本标准（试行）》；

（3）投资不到位；

（4）医疗机构用房不能满足诊疗服务功能；

（5）通信、供电、上下水道等公共设施不能满足医疗机构正常运转；

（6）医疗机构规章制度不符合要求；

（7）消毒、隔离和无菌操作等基本知识和技能的现场抽查考核不合格；

（8）省、自治区、直辖市卫生行政部门规定的其他情形。

### （三）医疗机构登记的变更与注销

（1）医疗机构改变名称、场所、主要负责人、诊疗科目、床位，必须向原登记机关办理变更登记。

（2）医疗机构非因改建、扩建、迁建原因停业超过1年的，视为歇业。医疗机构歇业，必须向原登记机关办理注销登记，经登记机关核准后，收缴医疗机构执业许可证。

（四）医疗机构执业登记的校验

床位在 100 张以上的医疗机构，其医疗机构执业许可证校验期为 3 年；其他医疗机构的校验期为 1 年。校验由原登记机关办理。

医疗机构应当于校验期满前 3 个月向登记机关申请办理校验手续，卫生行政部门应当在受理校验申请后的 30 日内完成校验。

医疗机构有下列情形之一的，登记机关可以根据情况，给予 1~6 个月的暂缓校验期：

（1）不符合《医疗机构基本标准（试行）》；

（2）限期改正期间；

（3）省、自治区、直辖市卫生行政部门规定的其他情形。

不设床位的医疗机构在暂缓校验期内不得执业。暂缓校验期满仍不能通过校验的，由登记机关注销其医疗机构执业许可证。

## 五、医疗机构的名称

### （一）医疗机构名称的组成

医疗机构的名称由识别名称和通用名称依次组成。医疗机构可以下列名称作为识别名称：地名、单位名称、个人姓名、医学学科名称、医学专业和专科名称、诊疗科目名称和核准机关批准使用的名称。

医疗机构的通用名称为：医疗、中心卫生院、卫生院、疗养院、妇幼保健院、门诊部、诊所、卫生所、卫生站、卫生室、医务室、卫生保健所、急救中心、急救站、临床检验中心、防治院、防治所、防治站、护理院、护理站、中心，以及国家卫生行政主管部门规定或者认可的其他名称。

### （二）医疗机构的命名原则

（1）医疗机构的通用名称以前面所列的名称为限。

（2）前条所列的医疗机构的识别名称可以合并使用。

（3）名称必须名副其实。

（4）名称必须与医疗机构类别或者诊疗科目相适应。

（5）各级地方人民政府设置的医疗机构的识别名称中应当含有省、市、县、区、街道、乡、镇、村等行政区划名称，其他医疗机构的识别名称中不得含有行政区划名称。

（6）国家机关、企业和事业单位、社会团体或者个人设置的医疗机构的名称中应当含有设置单位名称或者个人姓名。

### （三）医疗机构不得使用的名称

（1）有损国家、社会或者公共利益的名称。

（2）侵犯他人利益的名称。

（3）以外文字母、汉语拼音组成的名称。

（4）以医疗仪器、药品、医用产品命名的名称。

（5）含有"疑难病""专治""专家""名医"或者同类含义文字的名称，以及其他宣传或者暗示诊疗效果的名称。

（6）超出登记的诊疗科目范围的名称。

（7）省级以上卫生行政部门规定不得使用的名称。

### （四）医疗机构名称需要审核的情况

以下医疗机构名称由国家卫生行政主管部门核准；属于中医、中西医结合和民族医医疗机构的，由国家中医药管理局核准：

（1）含有外国国家（地区）名称及其简称、国际组织名称的。

（2）含有"中国""全国""中华""国家"等字样，以及跨地域名称的。

（3）各级地方人民政府设置的医疗机构的识别名称中不含行政区划名称的。

以"中心"作为医疗机构通用名称的医疗机构名称，由省级以上卫生行政部门核准。

在识别名称中含有"中心"字样的医疗机构名称的核准，由省、自治区、直辖市卫生行政部门规定。含有"中心"字样的医疗机构名称必须同时含有行政区划名称或者地名。除专科疾病防治机构以外，医疗机构不得以具体疾病名称作为识别名称，确有需要的由省、自治区、直辖市卫生行政部门核准。

### （五）医疗机构名称的使用

医疗机构名称经核准登记，于领取医疗机构执业许可证后方可使用，在核准机关管辖范围内享有专用权。医疗机构只准使用一个名称。确有需要，经核准机关核准可以使用两个或者两个以上名称，但必须确定一个第一名称。

卫生行政部门有权纠正已经核准登记的不适宜的医疗机构名称，上级卫生行政部门有权纠正下级卫生行政部门已经核准登记的不适宜的医疗机构名称。

医疗机构名称不得买卖、出借。未经核准机关许可，医疗机构名称不得转让。

## 六、医疗机构的执业管理

任何单位或者个人未取得医疗机构执业许可证，不得开展诊疗活动。医疗机构被吊销或者注销执业许可证后，不得继续开展诊断和治疗活动。医疗机构在执业过程中，必须遵守相应的规则：

### 1. 遵守有关的法律、法规和医疗技术规范

医疗机构必须按照核准登记的诊疗科目开展诊疗活动，不得使用非卫生技术人员从事医疗卫生技术工作，必须将医疗机构执业许可证、诊疗科目、诊疗时间和收费标准悬挂于明显位置。医疗机构的印章、银行账户、牌匾，以及医疗文件中使用的名称应当与核准登记的医疗机构名称相同；使用两个以上名称的，应当与第一名称相同。

### 2. 加强医德教育

医疗机构应当加强对医务人员的医德教育，组织医务人员学习医德规范和有关教材，督促医务人员遵守职业道德。

### 3. 加强医务人员管理

医疗机构应当按照卫生行政部门的有关规定、标准加强医疗质量管理，实施医疗质量保证方案，确保医疗安全和服务质量，不断提高服务水平；定期检查、考核各项规章制度和各级各类人员岗位责任制的执行和落实情况；经常对医务人员进行"基础理论、基本知识、基本技能"的训练与考核，把"严格要求、严密组织、严谨态度"落实到各项工作中。

医疗机构工作人员上岗工作，必须佩戴载有本人姓名、职务或者职称的标牌。

未经医师（士）亲自诊查患者，医疗机构不得出具疾病诊断书、健康证明书或者死亡证明书等证明文件；未经医师（士）、助产人员亲自接产，医疗机构不得出具出生证明书或者死产报告书。

### 4. 加强医疗质量管理

医疗机构应当按照卫生行政部门的有关规定、标准加强医疗质量管理，实施医疗质量保证方案，确保医疗安全和服务质量，不断提高服务水平，为人们提供优质的医疗服务。

医疗机构必须按照有关药品管理的法律、法规，加强药品管理，不得使用假劣药品、过期和失效药品、违禁药品。

医疗机构对危重患者应当立即抢救；对限于设备或者技术条件不能诊治的患者，应当及时转诊。

### 5. 加强门诊和住院病历的管理

医疗机构的门诊病历的保存期不得少于 15 年，住院病历的保存期不得少于 30 年。病历资料的保管医疗机构应当设置专门的部门或者配备专（兼）职人员，具体负责本机构病历和病案的保存和管理工作。对病案资料要严格管理，严禁任何人涂改、伪造、隐匿、销毁、抢夺、窃取病历。病案的使用除涉及对患者实施医疗活动的医务人员和医疗服务质量监控人员外，其他任何机构和个人不得使用病历。

### 6. 尊重患者诊治活动中的权利

医疗机构应当尊重患者对自己的病情、诊断、治疗的知情权利。医疗机构施行手术、特殊检查或者特殊治疗时，必须征得患者同意，并应当取得其家属或者关系人同意并签字；无法取得患者意见时，应当取得其家属或者关系人同意并签字；无法取得患者意见又无家属或者关系人在场，或者遇到其他特殊情况时，经治医师应当提出医疗处置方案，在取得医疗机构负责人或者被授权负责人员的批准后实施。

### 7. 按规处理医疗事故

医疗机构发生医疗事故，按照国家有关规定处理。

### 8. 特殊疾病的诊治与处理

医疗机构对传染病、精神病、职业病等患者的特殊诊治和处理，应当按照国家有关法律、法规的规定办理。

9. 合理收费

医疗机构必须按照人民政府或者物价部门的有关规定收取医疗费用，详列细项，并出具收据。

10. 承担预防保健、指导基层卫生工作等任务

医疗机构必须承担相应的预防保健工作，承担县级以上人民政府卫生行政部门委托的支援农村、指导基层医疗卫生工作等任务。发生重大灾害、事故、疾病流行或者其他意外情况时，医疗机构及其卫生技术人员必须服从县级以上人民政府卫生行政部门的调遣。

## 七、医疗机构的监督管理

### （一）监督管理机构

各级卫生行政部门负责所辖区域内医疗机构的监督管理工作：国务院卫生行政部门负责全国医疗机构的监督管理工作；县级以上地方人民政府卫生行政部门负责本行政区域内医疗机构的监督管理工作；中国人民解放军卫生主管部门依照《医疗机构管理条例》和国家有关规定，对军队的医疗机构实施监督管理。

县级以上卫生行政部门设立医疗机构监督管理办公室。此外，在监督管理工作中也要充分发挥医院管理学会、卫生工作者协会等学术性和行业性社会团体的作用。

### （二）监督管理机构的职责

1. 县级以上人民政府卫生行政部门的监督管理职责

县级以上人民政府卫生行政部门行使下列监督管理职权：

（1）负责医疗机构的设置审批、执业登记和校验。

（2）对医疗机构的执业活动进行检查指导。

（3）负责组织对医疗机构的评审。

（4）对违反医疗机构管理条例的行为给予处罚。

2. 各级卫生行政部门的检查、指导职责

各级卫生行政部门对医疗机构的执业活动检查、指导主要包括以下方面：

（1）执行国家有关法律、法规、规章和标准情况。

（2）执行医疗机构内部各项规章制度和各级各类人员岗位责任制情况。

（3）医德医风情况。

（4）服务质量和服务水平情况。

（5）执行医疗收费标准情况。

（6）组织管理情况。

（7）人员任用情况。

（8）省、自治区、直辖市卫生行政部门规定的其他检查、指导项目。

## 八、医疗机构评审制度

国家实行医疗机构评审制度，由专家组成的评审委员会按照医疗机构评审办法和评审标准，对医疗机构的执业活动、医疗服务质量等进行综合评价。医疗机构评审办法和评审标准由国务院卫生行政部门制定。

县级以上地方人民政府卫生行政部门负责组织本行政区域医疗机构评审委员会。医疗机构评审委员会由医院管理、医学教育、医疗、医技、护理和财务等有关专家组成。评审委员会成员由县级以上地方人民政府卫生行政部门聘任。县级以上中医（药）行政管理部门成立医疗机构评审委员会，负责中医、中西医结合和民族医疗机构的评审。

医疗机构评审包括周期性评审、不定期重点检查。医疗机构评审委员会在对医疗机构进行评审时，发现有违反《医疗机构管理条例》和《医疗机构管理条例实施细则》的情节，应当及时报告卫生行政部门；医疗机构评审委员会委员为医疗机构监督员的，可以直接行使监督权。

县级以上地方人民政府卫生行政部门根据评审委员会的评审意见，对达到评审标准的医疗机构，发给评审合格证书；对未达到评审标准的医疗机构，提出处理意见。

## 九、与医疗机构管理有关的法律责任

### （一）对未取得医疗机构执业许可证擅自执业的处罚

对未取得医疗机构执业许可证擅自执业的，责令其停止执业活动，没收非法所得的药品、器械，并处以 3 000 元以下的罚款。有下列情形之一的，责令其停止执业活动，没收非法所得和药品、器械，处以 3 000 元以上 10 000 元以下的罚款：

（1）因擅自执业曾受过卫生行政部门处罚。

（2）擅自执业的人员为非卫生技术专业人员。

（3）擅自执业时间在 3 个月以上。

（4）给患者造成伤害。

（5）使用假药、劣药蒙骗患者。

（6）以行医为名骗取患者钱物。

（7）省、自治区、直辖市卫生行政部门规定的其他情形。

### （二）对不按期办理校验医疗机构执业许可证又不停止诊疗活动的处罚

对不按期办理校验医疗机构执业许可证又不停止诊疗活动，责令其限期补办校验手续；在限期内仍不办理校验手续的，吊销其医疗机构执业许可证。

### （三）对转让、出借医疗机构执业许可证的处罚

转让、出借医疗机构执业许可证的，没收其非法所得，并处以 3 000 元以下的罚款。有下列情形之一的，没收其非法所得，处以 3 000 元以上 5 000 元以下的罚款，并吊销医疗机构执业许可证：

（1）出卖医疗机构执业许可证。

（2）转让或者出借医疗机构执业许可证是以营利为目的。

（3）受让方或者承借方给患者造成伤害。

（4）转让、出借医疗机构执业许可证给非卫生技术专业人员。

（5）省、自治区、直辖市卫生行政部门规定的其他情形。

### （四）对超出登记诊疗行为的处罚

除急诊和急救外，医疗机构诊疗活动超出登记的诊疗科目范围，按下列规定处理：

（1）情节轻微的，处以警告。

（2）有下列情形之一的，责令其限期改正，并可处以 3 000 元以下罚款：

① 超出登记的诊疗科目范围的诊疗活动累计收入在 3 000 元以下。

② 给患者造成伤害。

（3）有下列情形之一的，处以 3 000 元罚款，并吊销医疗机构执业许可证：

① 超出登记的诊疗科目范围的诊疗活动累计收入在 3 000 元以上。

② 给患者造成伤害。

③ 省、自治区、直辖市卫生行政部门规定的其他情形。

### （五）对任用非卫生技术人员从事医疗卫生技术工作的处罚

任用非卫生技术人员从事医疗卫生技术工作的，责令其立即改正，并可处以 3 000 元以下的罚款。有下列情形之一的，处以 3 000 元以上 5 000 元以下罚款，并可以吊销其医疗机构执业许可证：

（1）任用两名以上非卫生技术人员从事诊疗活动；

（2）任用的非卫生技术人员给患者造成伤害。

医疗机构使用卫生技术人员从事本专业以外的诊疗活动的，按使用非卫生技术人员处理。

### （六）出具虚假证明文件的处罚

出具虚假证明文件的，情节轻微的，给予警告，并可处以 500 元以下的罚款。有下列情形之一的，处以 500 元以上 1 000 元以下的罚款，对直接责任人员由所在单位或者上级机关给予行政处分：

（1）出具虚假证明文件造成延误诊治的。

（2）出具虚假证明文件给患者精神造成伤害的。

（3）造成其他危害后果的。

### （七）责令限期改正的情形

医疗机构有下列情形之一的，登记机关可以责令其限期改正：

（1）发生重大医疗事故。

（2）连续发生同类医疗事故，不采取有效防范措施。

（3）连续发生原因不明的同类患者死亡事件，同时存在管理不善因素。

（4）管理混乱，有严重事故隐患，可能直接影响医疗安全。

（5）省、自治区、直辖市卫生行政部门规定的其他情形。

### （八）对没收财物和罚款的处理

根据被再次修订并于 2022 年 5 月 1 日起施行的《医疗机构管理条例》第四十九规定，没收的财物和罚款全部上交国库。

### （九）申请复议或者行政诉讼

当事人对行政处罚决定不服的，可以在接到"行政处罚决定通知书"之日起 15 日内向做出行政处罚决定的上一级卫生行政部门申请复议。上级卫生行政部门应当在接到申请书之日起 30 日内做出书面答复。

当事人对行政处罚决定不服的，也可以在接到"行政处罚决定通知书"之日起 15 日内直接向人民法院提起行政诉讼。逾期不申请复议、不起诉又不履行行政处罚决定的，由做出行政处罚决定的卫生行政部门填写行政处罚强制执行申请书，向人民法院申请强制执行。

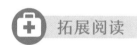 拓展阅读

《医疗机构管理条例实施细则》

## 思考与练习

（1）简述医疗机构的特征。

（2）简述医疗机构的设置原则。

（3）申请医疗机构执业登记应当具备哪些条件？

（4）简述对医疗机构超出登记诊疗行为的处罚内容。

# 第六章

# 医疗技术人员管理政策及法律制度

## 学习目标

掌握医师、执业药师、护士的考试和注册制度，以及医疗技术人员的执业规则。

熟悉医疗技术人员的考核培训制度和法律责任。

了解相关政策和法律的适用范围。

## 课程思政元素

通过对医疗技术人员管理政策及法律制度的学习，使学生坚持以习近平新时代中国特色社会主义思想为指导，全面贯彻党的十九大和十九届历次全会精神，深入宣传贯彻落实习近平法治思想；围绕"十四五"卫生健康发展目标任务，通过对医疗技术人员的政策和法律制度的学习，加强对学生的医德医风教育，培养其"敬佑生命、救死扶伤、甘于奉献、大爱无疆"的精神。

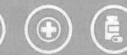

**案例 6-1**

案情简介：安徽省安庆市潜山县卫生局 2013 年 9 月接到群众举报，反映该县"徐××风湿专科"非法行医。经查，徐××未取得《医疗机构执业许可证》和《医师执业证书》，曾多次因非法行医受到卫生行政部门处罚，并于 2012 年 11 月以非法行医罪被判处有期徒刑十个月。潜山县卫生局将案件移送潜山县公安局，在案件侦办过程中，县公安局发现徐××之妻叶×也参与了非法行医。县卫生局再次进行调查，发现叶×擅自开展诊疗活动，且不能提供任何行医资质资格证明。

处理情况：潜山县卫生局依据《中华人民共和国执业医师法》的规定责令叶×立即停止违法活动，并给予叶×没收非法行医药品和器械、罚款人民币 1 万元的行政处罚；潜山县检察院以徐××非法行医罪提起公诉，潜山县人民法院判处徐××有期徒刑两年，并处罚金人民币 1 万元。[①]

# 第一节　概　述

## 一、概　念

医疗技术人员是指受过高等和中等医药卫生教育或培训，掌握医药卫生知识，经卫生行政部门考试或考核并进行执业登记注册，取得执业权利，从事医疗、预防、药剂、护理或其他专业的技术人员。医疗技术人员包括医师、药师、护士及其他卫生技术人员。

## 二、管理立法

20 世纪 20 年代开始，我国出现了对医师执业管理的单行法律。例如：1929 年颁布的《医师暂行条例》，1931 年颁布的《高等考试西医师考试条例》，1934 年颁布的《医师法》。新中国成立后，我国政府和有关部门也颁布了一些法律和法规。例如：1951 年经当时的政务院批准，卫生部相继颁布了《医师暂行条例》《中医师暂行条例》等。党的十一届三中全会以后，卫生部制定发布了一系列规范性文件，使医师执业管理法律法规逐步完善，如《卫生技术人员职称及晋升条例（试行）》（1979），《医院工作人员职责》（1982），《医师、中医师个体开业暂行管理办法》（1988），《外国医师来华短期行医管理办法》（1993）等。1998 年 6 月 26 日，第九届全国人大常委会第三次会议通过了《中华人民共和国执业医师法》（以下简称《执业医师法》）。自 1999 年 5 月 1 日起施行，为了贯彻实施执业医师法。1999 年卫生部成立了国家医师资格考试委员会，发布了《医师资格考试暂行办法》《医师执业注册暂行办法》《关于医师执业注册中执业范围的暂行规定》等配套规章，标志着我国的执业医师管理走上了法治化、规范化

---

①《进一步整顿医疗秩序打击非法行医专项行动典型案例》，http://www.nhc.gov.cn/zhjcj/s3578/201412/040e08471cd14931a6dd149e08978aa6.shtml，2020 年 11 月 20 日访问。

的轨道，2021年8月20日，十三届全国人大常委会第三十次会议表决通过《中华人民共和国医师法》(下文简称《医师法》)，共计7章67条，于2022年3月1日起施行。该法为保障医师合法权益，规范医师执业行为，加强医师队伍建设，保护人民健康，实施健康中国战略提供有效的法律保障，同时也对医师的准入门槛、医师执业注册、医师多机构执业、医师考核以及医师终生禁业等方面做了明确的规定。

1994年3月15日，人事部、国家医药管理局联合颁发《执业药师资格制度暂行规定》，确定在药品生产和流通领域实行执业药师执业准入制度，以确保药品质量、保障人民用药安全有效。1994年11月18日，国家医药管理局发布了《执业药师注册登记管理办法》《执业药师岗位设置和职责规范》。《执业药师注册登记管理办法》规定执业药师资格实行注册登记制度。未经登记注册，任何人不得使用"执业药师"名称；注册超过有效期，执业药师资格证书失效。《执业药师岗位设置和职责规范》规定各药品生产、经营企业必须在关键岗位配备执业药师，并对执业药师的职责、素质、业务能力等提出了要求。1999年4月1日，人事部、国家药品监督管理局修订并颁发《执业药师资格制度暂行规定》和《执业药师资格考试实施办法》，规定执业药师资格制度实行全国统一大纲、统一考试、统一注册、统一管理、分类执业。从事药品生产、经营、使用的单位均应配备相应的执业药师，并以此作为开办药品生产、经营、使用单位的必备条件之一。2000年4月14日，国家药品监督管理局修订并颁发《执业药师注册管理暂行办法》，该办法规定执业药师按照执业类别、执业范围、执业地区注册。2001年1月1日，实行《执业药师继续教育管理暂行办法》。2001年7月13日，人事部、卫生部、国家药品监督管理局颁布了《执业药师资格（药品使用单位）认定办法》。2001年8月，实行《国家执业药师资格制度2001年—2005年工作规划》，该规划明确规定了药品生产、经营、使用领域执业药师配备目标，加速了执业药师队伍的壮大。2002年8月，国务院颁布的《中华人民共和国药品管理法实施条例》，规定经营处方药、甲类非处方药的药品零售企业，应当配备执业药师或者其他依法经资格认定的药学技术人员。2003年11月，国家食品药品监督管理局修订并颁发了《执业药师继续教育管理暂行办法》，该办法规定执业药师继续教育对象是针对已取得《中华人民共和国执业药师资格证书》的人员。

1993年3月26日，卫生部发布了《中华人民共和国护士管理办法》，并于1994年1月1日起施行。该办法明确规定国家发展护理事业，促进护理学科的发展，护士的劳动受全社会的尊重，护士的执业权利受法律保护。为了进一步促进护理工作的规范化、维护护士的各项合法权益，2008年1月23日，国务院第206次常务会议通过了《护士条例》，自2008年5月12日起实行。2008年5月6日，卫生部颁布《护士执业注册管理办法》；2010年5月10日，卫生部、人力资源社会保障部联合发布《护士执业资格考试办法》；分别于2008年5月12日、2010年7月1日正式施行。《护士条例》的制定、颁布和实施，对维护护士的合法权益、进一步规范护理行为、促进护患关系和谐发展、保障医疗安全和人体健康具有重大的意义。

## 第二节　执业医师管理法律规定

### 一、医师法的概念

医师法是指在保障医师合法权益，规范医师执业行为，加强医师队伍建设，保护人民健康，推进健康中国建设活动中产生的各种社会关系的法律规范的总称。

医师是指依法取得医师资格，经注册在医疗卫生机构中执业的专业医务人员，包括执业医师和执业助理医师。

医师应当坚持人民至上、生命至上，发扬人道主义精神，弘扬敬佑生命、救死扶伤、甘于奉献、大爱无疆的崇高职业精神，恪守职业道德，遵守执业规范，提高执业水平，履行防病治病、保护人民健康的神圣职责。

医师依法执业，受法律保护。医师的人格尊严、人身安全不受侵犯。

每年 8 月 19 日为中国医师节。

### 二、医师法的适用范围

《医师法》中的医师是指依法取得医师资格，经注册在医疗卫生机构中执业的专业医务人员，包括执业医师和执业助理医师。医师法规定医师的执业资格制度，是社会主义市场经济体制改革的一项重要措施，是国家对重要岗位专业技术人员执业的准入控制，对提高医师队伍素质、加强医师岗位管理、规范医师执业活动有着重要的作用。

《医师法》规定，国务院卫生健康主管部门负责全国的医师管理工作。国务院教育、人力资源社会保障、中医药等有关部门在各自职责范围内负责有关的医师管理工作。

县级以上地方人民政府卫生健康主管部门负责本行政区域内的医师管理工作。县级以上地方人民政府教育、人力资源社会保障、中医药等有关部门在各自职责范围内负责有关的医师管理工作。

### 三、医师资格考试

#### （一）医师资格考试的种类

《医师法》规定，国家实行医师资格考试制度。医师资格考试是评价申请医师资格者是否具备执业所必需的专业知识与技能的考试，是医师执业的准入考试。医师资格考试分为执业医师资格考试和执业助理医师资格考试。医师资格考试由省级以上人民政府卫生健康主管部门组织实施。

医师资格考试的类别和具体办法，由国务院卫生健康主管部门制定。

#### （二）医师资格考试的条件

根据《医师法》规定，报名条件如下：

1. 参加执业医师资格考试的条件

具有下列条件之一的，可以参加执业医师资格考试：① 具有高等学校相关医学专业本科以上学历，在执业医师指导下，在医疗卫生机构中参加医学专业工作实践满一年；② 具有高等学校相关医学专业专科学历，取得执业助理医师执业证书后，在医疗卫生机构中执业满二年。

2. 执业助理医师考试报名条件

具有高等学校相关医学专业专科以上学历，在执业医师指导下，在医疗卫生机构中参加医学专业工作实践满一年的，可以参加执业助理医师资格考试。

3. 其他参加医师资格考试的条件

以师承方式学习中医满三年，或者经多年实践医术确有专长的，经县级以上人民政府卫生健康主管部门委托的中医药专业组织或者医疗卫生机构考核合格并推荐，可以参加中医医师资格考试。

以师承方式学习中医或者经多年实践，医术确有专长的，由至少二名中医医师推荐，经省级人民政府中医药主管部门组织实践技能和效果考核合格后，即可取得中医医师资格及相应的资格证书。

（三）医师资格证书的取得

医师资格是指国家确认的、准予从事医师职业的资格，是公民从事医师职业必须具备的条件和身份。医师资格证书是证明某人具有医师资格的法律文件，必须依法取得。医师资格考试成绩合格，取得执业医师资格或者执业助理医师资格，发给医师资格证书。

四、医师执业注册制度

《医师法》规定，国家实行医师执业注册制度。

取得医师资格的，可以向所在地县级以上地方人民政府卫生健康主管部门申请注册。医疗卫生机构可以为本机构中的申请人集体办理注册手续。

除有法律规定不予注册的情形外，卫生健康主管部门应当自受理申请之日起二十个工作日内准予注册，将注册信息录入国家信息平台，并发给医师执业证书。

未注册取得医师执业证书，不得从事医师执业活动。

医师经注册后，可以在医疗卫生机构中按照注册的执业地点、执业类别、执业范围执业，从事相应的医疗卫生服务。中医、中西医结合医师可以在医疗机构中的中医科、中西医结合科或者其他临床科室按照注册的执业类别、执业范围执业。

医师经相关专业培训和考核合格，可以增加执业范围。经考试取得医师资格的中医医师按照国家有关规定，经培训和考核合格，在执业活动中可以采用与其专业相关的西医药技术方法。西医医师按照国家有关规定，经培训和考核合格，在执业活动中可以采用与其专业相关的中医药技术方法。

医师在二个以上医疗卫生机构定期执业的，应当以一个医疗卫生机构为主，并按照国家有关规定办理相关手续。国家鼓励医师定期定点到县级以下医疗卫生机构，包括乡镇卫生院、村卫生室、社区卫生服务中心等，提供医疗卫生服务，主执业机构应当支持并提供便利。

有下列情形之一的，不予注册：

（1）无民事行为能力或者限制民事行为能力；

（2）受刑事处罚，刑罚执行完毕不满二年或者被依法禁止从事医师职业的期限未满；

（3）被吊销医师执业证书不满二年；

（4）因医师定期考核不合格被注销注册不满一年；

（5）法律、行政法规规定不得从事医疗卫生服务的其他情形。

受理申请的卫生健康主管部门对不予注册的，应当自受理申请之日起二十个工作日内书面通知申请人和其所在医疗卫生机构，并说明理由。

有注销注册的规定情形的，医师所在医疗卫生机构应当在三十日内报告准予注册的卫生健康主管部门；卫生健康主管部门依职权发现医师有注销注册规定情形的，应当及时通报准予注册的卫生健康主管部门。准予注册的卫生健康主管部门应当及时注销注册，废止医师执业证书。

医师变更执业地点、执业类别、执业范围等注册事项的，应当依照《医师法》规定到准予注册的卫生健康主管部门办理变更注册手续。

## 五、医师执业规则

### （一）医师在执业活动中享有的权利

医师权利指取得医师资格、依法注册的医师在执业活动中依法所享有的权利。是医师能够做出或不做出一定行为，以及要求他人相应做出或不做出一定行为的许可和保障，并为法律所确认、设定和保护。

根据《医师法》第二十二条的规定，医师在执业活动中享有下列权利：

（1）在注册的执业范围内，按照有关规范进行医学诊查、疾病调查、医学处置、出具相应的医学证明文件，选择合理的医疗、预防、保健方案；

（2）获取劳动报酬，享受国家规定的福利待遇，按照规定参加社会保险并享受相应待遇；

（3）获得符合国家规定标准的执业基本条件和职业防护装备；

（4）从事医学教育、研究、学术交流；

（5）参加专业培训，接受继续医学教育；

（6）对所在医疗卫生机构和卫生健康主管部门的工作提出意见和建议，依法参与所在机构的民主管理；

（7）法律、法规规定的其他权利。

### （二）医师在执业活动中应履行的义务

医师执业义务是指医师在执业过程中必须履行和遵守的责任。医师的义务与医师的权利相对应，和医师的执业活动密切相关。

根据《医师法》第二十三条的规定，医师在执业活动中履行下列义务：

（1）树立敬业精神，恪守职业道德，履行医师职责，尽职尽责救治患者，执行疫情防控等公共卫生措施；

（2）遵循临床诊疗指南，遵守临床技术操作规范和医学伦理规范等；

（3）尊重、关心、爱护患者，依法保护患者隐私和个人信息；

（4）努力钻研业务，更新知识，提高医学专业技术能力和水平，提升医疗卫生服务质量；

（5）宣传推广与岗位相适应的健康科普知识，对患者及公众进行健康教育和健康指导；

（6）法律、法规规定的其他义务。

### （三）医师的执业规则

根据《医师法》的规定，医师在执业活动中应遵守的执业规则主要是：

（1）医师实施医疗、预防、保健措施，签署有关医学证明文件，必须亲自诊查、调查，并按照规定及时填写病历等医学文书，不得隐匿、伪造、篡改或者擅自销毁病历等医学文书及有关资料。医师不得出具虚假医学证明文件以及与自己执业范围无关或者与执业类别不相符的医学证明文件。

（2）医师在诊疗活动中应当向患者说明病情、医疗措施和其他需要告知的事项。需要实施手术、特殊检查、特殊治疗的，医师应当及时向患者具体说明医疗风险、替代医疗方案等情况，并取得其明确同意；不能或者不宜向患者说明的，应当向患者的近亲属说明，并取得其明确同意。

（3）医师开展药物、医疗器械临床试验和其他医学临床研究应当符合国家有关规定，遵守医学伦理规范，依法通过伦理审查，取得书面知情同意。

（4）对需要紧急救治的患者，医师应当采取紧急措施进行诊治，不得拒绝急救处置。因抢救生命垂危的患者等紧急情况，不能取得患者或者其近亲属意见的，经医疗机构负责人或者授权的负责人批准，可以立即实施相应的医疗措施。国家鼓励医师积极参与公共交通工具等公共场所急救服务；医师因自愿实施急救造成受助人损害的，不承担民事责任。

（5）医师应当使用经依法批准或者备案的药品、消毒药剂、医疗器械，采用合法、合规、科学的诊疗方法。除按照规范用于诊断治疗外，不得使用麻醉药品、医疗用毒性药品、精神药品、放射性药品等。

（6）医师应当坚持安全有效、经济合理的用药原则，遵循药品临床应用指导原则、临床诊疗指南和药品说明书等合理用药。

（7）在尚无有效或者更好治疗手段等特殊情况下，医师取得患者明确知情同意后，可以采用药品说明书中未明确但具有循证医学证据的药品用法实施治疗。医疗机构应当建立管理制度，对医师处方、用药医嘱的适宜性进行审核，严格规范医师用药行为。

（8）执业医师按照国家有关规定，经所在医疗卫生机构同意，可以通过互联网等信息技术提供部分常见病、慢性病复诊等适宜的医疗卫生服务。国家支持医疗卫生机构之间利用互联网等信息技术开展远程医疗合作。

（9）医师不得利用职务之便，索要、非法收受财物或者牟取其他不正当利益；不得对患者实施不必要的检查、治疗。

（10）遇有自然灾害、事故灾难、公共卫生事件和社会安全事件等严重威胁人民生命健康的突发事件时，县级以上人民政府卫生健康主管部门根据需要组织医师参与卫生应急处置和医疗救治，医师应当服从调遣。

（11）在执业活动中有下列情形之一的，医师应当按照有关规定及时向所在医疗卫生机构或者有关部门、机构报告：① 发现传染病、突发不明原因疾病或者异常健康事件；② 发生或者发现医疗事故；③ 发现可能与药品、医疗器械有关的不良反应或者不良事件；④ 发现假药或者劣药；⑤ 发现患者涉嫌伤害事件或者非正常死亡；⑥ 法律、法规规定的其他情形。

## 六、医师的培训和考核

### （一）医师的培养规划

医师的培训是指以提高医师的业务水平和素质为目的的各种教育和训练活动。它是一种以学习新理论、新技术、新方法为主的继续医学教育。

国家制定医师培养规划，建立适应行业特点和社会需求的医师培养和供需平衡机制，统筹各类医学人才需求，加强全科、儿科、精神科、老年医学等紧缺专业人才培养。国家采取措施，加强医教协同，完善医学院校教育、毕业后教育和继续教育体系。

国家通过多种途径，加强以全科医生为重点的基层医疗卫生人才培养和配备。国家采取措施，完善中医西医相互学习的教育制度，培养高层次中西医结合人才和能够提供中西医结合服务的全科医生。

国家建立健全住院医师规范化培训制度，健全临床带教激励机制，保障住院医师培训期间待遇，严格培训过程管理和结业考核。国家建立健全专科医师规范化培训制度，不断提高临床医师专科诊疗水平。

县级以上人民政府卫生健康主管部门和其他有关部门应当制定医师培训计划，采取多种形式对医师进行分级分类培训，为医师接受继续医学教育提供条件。县级以上人民政府应当采取有力措施，优先保障基层、欠发达地区和民族地区的医疗卫生人员接受继续医学教育。

医疗卫生机构应当合理调配人力资源，按照规定和计划保证本机构医师接受继续医学教育。

县级以上人民政府卫生健康主管部门应当有计划地组织协调县级以上医疗卫生机构对乡镇卫生院、村卫生室、社区卫生服务中心等基层医疗卫生机构中的医疗卫生人员开展培训，提高其医学专业技术能力和水平。

有关行业组织应当为医师接受继续医学教育提供服务和创造条件，加强继续医学教育的组织、管理。

国家在每年的医学专业招生计划和教育培训计划中,核定一定比例用于定向培养、委托培训,加强基层和艰苦边远地区医师队伍建设。

有关部门、医疗卫生机构与接受定向培养、委托培训的人员签订协议,约定相关待遇、服务年限、违约责任等事项,有关人员应当履行协议约定的义务。县级以上人民政府有关部门应当采取措施,加强履约管理。协议各方违反约定的,应当承担违约责任。

### (二) 医师的考核

考核通常是指一定的组织按照事先确定的原则、内容、方法和程序,对所属的工作人员进行的考察和评价活动。医师考核是指医疗机构或者有关组织对医师的考核,它是对医师进行管理最重要的一环。考核的结果将作为卫生主管部门和医疗机构对医师进行奖惩、职称评定、职务晋升、培训等项管理的依据。

国家实行医师定期考核制度。

县级以上人民政府卫生健康主管部门或者其委托的医疗卫生机构、行业组织应当按照医师执业标准,对医师的业务水平、工作业绩和职业道德状况进行考核,考核周期为三年。对具有较长年限执业经历、无不良行为记录的医师,可以简化考核程序。

受委托的机构或者组织应当将医师考核结果报准予注册的卫生健康主管部门备案。

对考核不合格的医师,县级以上人民政府卫生健康主管部门应当责令其暂停执业活动三个月至六个月,并接受相关专业培训。暂停执业活动期满,再次进行考核,对考核合格的,允许其继续执业。

省级以上人民政府卫生健康主管部门负责指导、检查和监督医师考核工作。

### 七、保障措施

国家建立健全体现医师职业特点和技术劳动价值的人事、薪酬、职称、奖励制度。对从事传染病防治、放射医学和精神卫生工作以及其他特殊岗位工作的医师,应当按照国家有关规定给予适当的津贴。津贴标准应当定期调整。在基层和艰苦边远地区工作的医师,按照国家有关规定享受津贴、补贴政策,并在职称评定、职业发展、教育培训和表彰奖励等方面享受优惠待遇。

国家加强疾病预防控制人才队伍建设,建立适应现代化疾病预防控制体系的医师培养和使用机制。疾病预防控制机构、二级以上医疗机构以及乡镇卫生院、社区卫生服务中心等基层医疗卫生机构应当配备一定数量的公共卫生医师,从事人群疾病及危害因素监测、风险评估研判、监测预警、流行病学调查、免疫规划管理、职业健康管理等公共卫生工作。医疗机构应当建立健全管理制度,严格执行院内感染防控措施。

国家建立公共卫生与临床医学相结合的人才培养机制,通过多种途径对临床医师进行疾病预防控制、突发公共卫生事件应对等方面业务培训,对公共卫生医师进行临床医学业务培训,完善医防结合和中西医协同防治的体制机制。

国家采取措施,统筹城乡资源,加强基层医疗卫生队伍和服务能力建设,对乡村医疗卫生人员建立县乡村上下贯通的职业发展机制，通过县管乡用、乡聘村用等方式，将乡村医疗卫生人员纳入县域医疗卫生人员管理。

执业医师晋升为副高级技术职称的，应当有累计一年以上在县级以下或者对口支援的医疗卫生机构提供医疗卫生服务的经历；晋升副高级技术职称后，在县级以下或者对口支援的医疗卫生机构提供医疗卫生服务，累计一年以上的，同等条件下优先晋升正高级技术职称。

医师有下列情形之一的，按照国家有关规定给予表彰、奖励：

（1）在执业活动中，医德高尚，事迹突出；

（2）在医学研究、教育中开拓创新，对医学专业技术有重大突破，做出显著贡献；

（3）遇有突发事件时，在预防预警、救死扶伤等工作中表现突出；

（4）长期在艰苦边远地区的县级以下医疗卫生机构努力工作；

（5）在疾病预防控制、健康促进工作中做出突出贡献；

（6）法律、法规规定的其他情形。

县级以上人民政府及其有关部门应当将医疗纠纷预防和处理工作纳入社会治安综合治理体系，加强医疗卫生机构及周边治安综合治理，维护医疗卫生机构良好的执业环境，有效防范和依法打击涉医违法犯罪行为，保护医患双方合法权益。

医疗卫生机构应当完善安全保卫措施，维护良好的医疗秩序，及时主动化解医疗纠纷，保障医师执业安全。

禁止任何组织或者个人阻碍医师依法执业，干扰医师正常工作、生活；禁止通过侮辱、诽谤、威胁、殴打等方式，侵犯医师的人格尊严、人身安全。

医疗卫生机构应当为医师提供职业安全和卫生防护用品，并采取有效的卫生防护和医疗保健措施。

医师受到事故伤害或者在职业活动中因接触有毒、有害因素而引起疾病、死亡的，依照有关法律、行政法规的规定享受工伤保险待遇。

医疗卫生机构应当为医师合理安排工作时间，落实带薪休假制度，定期开展健康检查。

国家建立完善医疗风险分担机制。医疗机构应当参加医疗责任保险或者建立、参加医疗风险基金。鼓励患者参加医疗意外保险。

闻媒体应当开展医疗卫生法律、法规和医疗卫生知识的公益宣传，弘扬医师先进事迹，引导公众尊重医师、理性对待医疗卫生风险。

## 八、法律责任

### （一）行政责任

在医师资格考试中有违反考试纪律等行为，情节严重的，一年至三年内禁止参加医师资格考试。

以不正当手段取得医师资格证书或者医师执业证书的，由发给证书的卫生健康主管部门予以撤销，三年内不受理其相应申请。

伪造、变造、买卖、出租、出借医师执业证书的，由县级以上人民政府卫生健康主管部门责令改正，没收违法所得，并处违法所得二倍以上五倍以下的罚款，违法所得不足一万元的，按一万元计算；情节严重的，吊销医师执业证书。

医师在执业活动中有下列行为之一的，由县级以上人民政府卫生健康主管部门责令改正，给予警告；情节严重的，责令暂停六个月以上一年以下执业活动直至吊销医师执业证书：

（1）在提供医疗卫生服务或者开展医学临床研究中，未按照规定履行告知义务或者取得知情同意；

（2）对需要紧急救治的患者，拒绝急救处置，或者由于不负责任延误诊治；

（3）遇有自然灾害、事故灾难、公共卫生事件和社会安全事件等严重威胁人民生命健康的突发事件时，不服从卫生健康主管部门调遣；

（4）未按照规定报告有关情形；

（5）违反法律、法规、规章或者执业规范，造成医疗事故或者其他严重后果。

医师在执业活动中有下列行为之一的，由县级以上人民政府卫生健康主管部门责令改正，给予警告，没收违法所得，并处一万元以上三万元以下的罚款；情节严重的，责令暂停六个月以上一年以下执业活动直至吊销医师执业证书：

（1）泄露患者隐私或者个人信息；

（2）出具虚假医学证明文件，或者未经亲自诊查、调查，签署诊断、治疗、流行病学等证明文件或者有关出生、死亡等证明文件；

（3）隐匿、伪造、篡改或者擅自销毁病历等医学文书及有关资料；

（4）未按照规定使用麻醉药品、医疗用毒性药品、精神药品、放射性药品等；

（5）利用职务之便，索要、非法收受财物或者牟取其他不正当利益，或者违反诊疗规范，对患者实施不必要的检查、治疗造成不良后果；

（6）开展禁止类医疗技术临床应用。

医师未按照注册的执业地点、执业类别、执业范围执业的，由县级以上人民政府卫生健康主管部门或者中医药主管部门责令改正，给予警告，没收违法所得，并处一万元以上三万元以下的罚款；情节严重的，责令暂停六个月以上一年以下执业活动直至吊销医师执业证书。

严重违反医师职业道德、医学伦理规范，造成恶劣社会影响的，由省级以上人民政府卫生健康主管部门吊销医师执业证书或者责令停止非法执业活动，五年直至终身禁止从事医疗卫生服务或者医学临床研究。

（二）民事责任

《医师法》规定，造成人身、财产损害的，依法承担民事责任。《医疗纠纷预防和处理条例》规定，医患双方在医疗纠纷处理中，造成人身、财产或者其他损害的，依法承担民事责任。

## （三）刑事责任

对诸种违法行为依照《中华人民共和国刑法》（下文简称《刑法》）构成犯罪时，应依法追究刑事责任。

（1）由于不负责延误患者的抢救和诊治，造成严重后果构成犯罪的，依法追究刑事责任。《刑法》第三百三十五条规定：医务人员由于严重不负责任，造成就诊人死亡或严重损害就诊人身体健康的，处三年以下有期徒刑或者拘役。"就诊人"是指到医疗机构治疗疾患、进行身体健康检查或者为计划生育而进行医疗的人。"严重不负责任"是指医务人员在对就诊人进行医疗护理或身体健康检查的过程中，在履行职责的范围内，对于应当可以防止出现的危害结果，由于其不负责而出现严重损害就诊人身体健康的后果。其表现为：对就诊人的生命和健康采取漠不关心的态度，不及时救治、严重违反明确的操作规程；经别人指出，仍不改正对就诊人的错误处置；等等。不是因严重不负责任，而是由于其他原因造成医疗事故的不构成犯罪。

（2）利用职务之便，索取、非法收受患者财物或者牟取其他不正当利益的，构成犯罪的，依法追究刑事责任。《刑法》规定：国家工作人员利用职务上的便利，索取他人财物的或者非法收受他人财物、为他人牟取利益的是受贿罪。这里的"利用职务上的便利"是指受贿人利用职权为行贿人办事，至于为他人牟取的利益是否正当，为他人牟取的利益是否实现，不影响本罪的成立。

（3）医务人员因弄虚作假、玩忽职守、滥用职权、徇私舞弊，构成犯罪的追究刑事责任。《刑法》第三百三十六条规定：未取得医师执业资格的人非法行医，情节严重的，处三年以下有期徒刑、拘役或者管制，并处或者单处罚金；严重损害就诊人身体健康的，处三年以上十年以下有期徒刑，并处罚金；造成就诊人死亡的，处十年以上有期徒刑，并处罚金。未取得医师执业资格的人擅自为他人进行节育复通手术、假节育手术、终止妊娠手术或者摘取宫内节育器，情节严重的，处三年以下有期徒刑、拘役或者管制，并处或者单处罚金；严重损害就诊人身体健康的，处三年以上十年以下有期徒刑，并处罚金；造成就诊人死亡的，处十年以上有期徒刑，并处罚金。

## 第三节　执业药师管理法律规定

执业药师是指经全国统一考试合格，取得《中华人民共和国执业药师资格证书》（下文简称《执业药师资格证书》），并经注册登记，在药品生产、经营、使用单位中执业的药学技术人员。

### 一、执业药师资格考试和注册

为了加强对药学技术人员的职业准入控制、确保药品质量、保障人民用药的安全有效，国家实行执业药师资格制度。人事部和国家药品监督管理局共同负责全国执业药师资格制度的政策制定、组织协调、资格考试、注册登记和监督管理工作。国家药品监督管理局负责组织拟定考试科目和考试大纲、编写培训教材、建立试题库及考试命题工作。按照培训与考试分开的原则，统一规划并组织考前培训。人事部负责组织审定考试科目、考试大纲和试题。国家药品监督管理局对考试工作进行监督、指导并确定合格标准。

（一）执业药师资格考试

凡中华人民共和国公民和获准在我国境内就业的其他国籍的人员具备以下条件之一者，均可申请参加执业药师资格考试。

（1）取得药学、中药学或相关专业中专学历，从事药学或中药学专业工作满七年。

（2）取得药学、中药学或相关专业大专学历，从事药学或中药学专业工作满五年。

（3）取得药学、中药学或相关专业大学本科学历，从事药学或中药学专业工作满三年。

（4）取得药学、中药学或相关专业第二学士学位、研究生班结业或取得硕士学位，从事药学或中药学专业工作满一年。

（5）取得药学、中药学或相关专业博士学位。

凡报名参加考试者，由本人提出申请，经所在单位审核同意，并携带有关证明材料到当地考试管理机构办理报名手续。考试管理机构按照规定程序和报名条件审查合格后，发予准考证，应考人员凭准考证在指定的时间、地点参加考试。党中央、国务院各部门、部队及其直属单位的人员，按属地原则报名参加考试。

执业药师资格实行全国统一大纲、统一命题、统一组织的考试制度。一般每年举行一次。考试以两年为一个周期，参加全部科目考试的人员须在连续两个考试年度内通过全部科目的考试。参加免试部分科目的人员须在一个考试年度内通过应试科目。

执业药师资格考试合格者，由各省、自治区、直辖市人事（职改）部门颁发人事部统一印制的、人事部与国家药品监督管理局用印的中华人民共和国《执业药师资格证书》。该证书在全国范围内有效。

（二）执业药师注册制度

执业药师资格实行注册制度。国家药品监督管理局为全国执业药师资格注册管理机构，各省、自治区、直辖市药品监督管理局为注册机构。人事部及各省、自治区、直辖市人事（职改）部门对执业药师注册工作有监督、检查的责任。

取得《执业药师资格证书》者，须按规定向所在省（自治区、直辖市）药品监督管理局申请注册。经注册后，方可按照注册的执业类别、执业范围从事相应的执业活动。未经注册者，不得以执业药师身份执业。申请注册者，必须同时具备下列条件：① 取得《执业药师资格证书》；② 遵纪守法，遵守药师职业道德；③ 身体健康，能坚持在执业药师岗位工作；④ 经所在单位考核同意。

不予注册的情形包括：① 不具有完全民事行为能力的；② 因受刑事处罚，自刑罚执行完毕之日到申请注册之日不满 2 年的；③ 受过取消执业药师执业资格处分不满

2 年的；④ 国家规定不宜从事执业药师业务的其他情形的。

首次申请注册的人员，须填写"执业药师首次注册申请表"，并提交以下材料：《执业药师资格证书》；身份证明复印件；近期 1 寸免冠正面半身照片 5 张；县级（含）以上医院出具的本人 6 个月内的健康体检表；执业单位证明；执业单位合法开业的证明复印件。执业药师注册机构须在收到申请之日起 30 个工作日内，对符合条件者予以注册；对不符合条件者不予注册，同时书面通知申请人并说明理由。执业药师注册机构根据申请注册者的《执业药师资格证书》中注明的专业类别进行注册。执业药师注册机构办理注册时，在《执业药师资格证书》中的注册情况栏内加盖注册专用印章，并发给国家药品监督管理局统一印制的《执业药师注册证》。

执业药师注册有效期为 3 年，有效期满前 3 个月，持证者须到注册机构办理再次注册手续。否则，其《执业药师注册证》失效，不能再以执业药师身份执业。

执业药师有下列情形之一的，由所在单位向注册机构办理注销注册手续：① 死亡或被宣告失踪的；② 受刑事处罚的；③ 受取消执业资格处分的；④ 因健康或其他原因不能或不宜从事执业药师业务的。

注销注册手续由执业药师所在单位，在 30 个工作日内向注册机构申请办理，并填写"执业药师注销注册登记表"。执业药师注册机构经核实后办理注销注册，收回《执业药师注册证》。凡注销注册的，由所在省（区、市）的注册机构向国家药品监督管理局备案，并由国家药品监督管理局定期公告。

## 二、药师执业规则

### （一）执业药师的职业道德准则

**1. 救死扶伤，不辱使命**

执业药师应当以救死扶伤，实行人道主义为己任，时刻为患者着想，竭尽全力为患者解除病痛。在患者和公众生命安全存在危险的紧急情况下，应当提供必要的药学服务和救助措施。

**2. 尊重患者，平等相待**

执业药师应当按规定着装，佩戴全国统一的执业药师徽记和标明其姓名和执业药师称谓等内容的胸卡，同时，《执业药师注册证》应当悬挂在所执业的药店或药房中醒目、易见的地方。执业药师应当言语、举止文明礼貌、热心、耐心、平等对待患者，不得有任何歧视性或其他不道德的行为。执业药师应当尊重患者隐私，对在执业过程中知晓的患者隐私，不得无故泄漏。

**3. 依法执业，质量第一**

执业药师应当依法独立执业，认真履行职责，科学指导用药，确保药品质量和药学服务质量；保证公众用药安全、有效、经济、适当。执业药师应当在合法的药品零售企业、医疗机构从事合法的药学技术业务活动，不得在执业场所以外从事经营性药品零售业务。执业药师应当拒绝任何明显危害患者生命安全或身体健康、违反法律或社会伦理道德的购药要求。执业药师应当关注药品不良反应并注意收集药品不良反应信息，自觉严格执行药品不良反应报告制度。

**4. 进德修业，珍视声誉**

执业药师应当积极参加执业药师自律组织举办的有益于职业发展的活动，珍视和维护职业声誉，模范遵守社会公德，提高职业道德水准。执业药师应当积极参加社会公益活动，深入社区和乡村为城乡居民提供广泛的药品和药学服务，大力宣传和普及安全用药知识和保健知识。执业药师不得以牟取自身利益或所在执业单位及其他单位的利益为目的，利用自己的职业声誉和影响以任何形式向公众进行误导性或欺骗性的药品及药学、医疗服务宣传和推荐。

**5. 尊重同仁，密切协作**

执业药师应当尊重同行，同业互助，公平竞争，共同提高执业水平，不应诋毁、损害其他执业药师的威信和声誉。执业药师应当加强与医护人员、患者之间的联系，保持良好的沟通、交流与合作，积极参与用药方案的制订、修订过程，提供专业、负责的药学支持。

### （二）执业药师的职责

（1）执业药师必须忠于职守，以对药品质量负责、保证人民用药安全有效为基本准则。

（2）执业药师必须严格执行《中华人民共和国药品管理法》（下文简称《药品管理法》）及国家有关药品研究、生产、经营、使用的各项法规及政策。执业药师对违反《药品管理法》及有关法规的行为或决定，有责任提出劝告、制止、拒绝执行并向上级报告。

（3）执业药师在执业范围内负责对药品质量的监督和管理，参与制定、实施药品全面质量管理及对本单位违反规定的处理。

（4）执业药师负责处方的审核及监督调配，提供用药咨询与信息，指导合理用药，开展治疗药物的监测及药品疗效的评价等临床药学工作。

（5）执业药师需努力钻研业务，不断更新知识，掌握最新医药信息，保持较高专业水平。

### 三、执业药师的继续教育

根据《国家药品监督管理局关于改革和加强执业药师继续教育管理工作的意见》（国药监人〔2003〕97号）要求，2003年，国家食品药品监督管理局修订原《执业药师继续教育管理暂行办法》，重新颁布《执业药师继续教育管理暂行办法》，2003年12月20日起施行。该办法促使执业药师不断提高业务水平及执业能力，不断提高依法执业能力和业务水平，认真履行职责，维护广大人民群众身体健康，保障公众用药安全、有效、经济、合理。

（一）继续教育的对象

执业药师继续教育对象是针对已取得《执业药师资格证书》的人员。上述人员每年须自觉参加继续教育，并完成规定的学分。执业药师可以根据工作需要自主选择继续教育内容、形式和地点。各有关部门应积极支持、鼓励执业药师参加继续教育。执业单位应为执业药师提供学习经费、时间和其他必要条件。执业药师参加继续教育所需经费应从本人工作单位职工教育经费中报销。执业药师参加继续教育期间的工资、福利待遇等按国家有关规定执行。

（二）继续教育的内容

继续教育的内容主要包括有关法律法规、职业道德和药学、中药学及相关专业知识与技能，并分为必修、选修和自修三类。

执业药师继续教育必修内容是按照《全国执业药师继续教育指导大纲》的要求，执业药师必须进行更新、补充的继续教育内容。继续教育必修内容由中国执业药师协会负责遴选、确认和公布。

选修内容是按照《全国执业药师继续教育指导大纲》的要求，执业药师可以根据需要有选择地进行更新、补充的继续教育内容。继续教育选修内容由各施教机构自行申请，由中国执业药师协会组织专家进行遴选、确认和公布，并在全国范围内有效。

自修内容是按照《全国执业药师继续教育指导大纲》的要求，执业药师根据需要在必修、选修内容之外自行选定的与执业活动相关的继续教育内容。

（三）继续教育的形式

执业药师继续教育的形式和手段可根据实际灵活多样，可采取网络教育、远程教育、短期培训、学术会议、函授、刊授、广播、视像媒体技术、业余学习等多种形式。自修的形式可以灵活多样，如参加研讨会、学术会、阅读专业期刊、培训、学历教育、讲学、自学、研究性工作计划、报告或总结、调研或考察报告等。

四、法律责任

（一）行政责任

执业药师以涂改、伪造或以虚假和不正当手段获取《执业药师资格证书》或《执业药师注册证》的，一经发现，发证机构应收回证书，取消其执业药师资格，并予以注销注册。

执业药师注册机构的工作人员，在注册工作中玩忽职守、滥用职权、徇私舞弊，由其所在单位依据有关规定给予行政处分。

对执业药师违反《执业药师资格制度暂行办法》的有关条款的，所在单位须如实上报，由药品监督管理部门根据情况给予处分。注册机构对执业药师所受处分，应及时记录在其《执业药师资格证书》中的备注《执业情况记录》栏内。

**（二）刑事责任**

执业药师在执业期间违反《药品管理法》及其他法律法规构成犯罪的，由司法机关依法追究其刑事责任。

执业药师注册机构的工作人员，在注册工作中玩忽职守、滥用职权、徇私舞弊，由其所在单位依据有关规定给予行政处分；构成犯罪的，依法追究刑事责任。

## 第四节　执业护士管理法律规定

### 一、执业护士管理法律制度概述

护士，是指经执业注册取得护士执业证书，依照《护士条例》从事护理活动，履行保护生命、减轻痛苦、增进健康职责的卫生技术人员。

护理工作是医疗卫生工作的重要组成部分，护士在医疗、预防、保健和康复工作中起着重要作用。为了加强护士管理，提高护理质量，保障医疗和护理安全，保障护士的合法权益，1993 年 3 月 26 日，卫生部发布了《中华人民共和国护士管理办法》，并于 1994 年 1 月 1 日起施行。该办法明确规定国家发展护理事业，促进护理学科的发展，护士的劳动受全社会的尊重，护士的执业权利受法律保护。为了进一步促进护理工作的规范化、维护护士的各项合法权益，2008 年 1 月 23 日，国务院第二百零六次常务会议通过了《护士条例》，自 2008 年 5 月 12 日起实行，后根据 2020 年 3 月 27 日《国务院关于修改和废止部分行政法规的决定》修订，自 2020 年 3 月 27 日施行。2008 年 5 月 6 日，卫生部颁布《护士执业注册管理办法》于 2008 年 5 月 12 日正式施行；2010 年 5 月 10 日，卫生部、人力资源社会保障部联合发布《护士执业资格考试办法》，于 2010 年 7 月 1 日正式施行。上述法律法规的制定、颁布和实施，对维护护士的合法权益、进一步规范护理行为、促进护患关系和谐发展、保障医疗安全和人体健康具有重大的意义。

### 二、护士执业考试和注册制度

#### （一）护士执业资格考试制度

国家实行护士执业资格考试制度，通过考试对申请者是否具备护士执业所必需的专业知识和技能进行评价，从而实现护士行业的执业准入控制，从源头上保证护士队伍的整体素质。

护士执业必须通过国务院卫生主管部门组织的护士执业资格考试；护士执业资格考试办法由国务院卫生主管部门会同国务院人事部门制定。

《护士执业资格考试办法》规定，中等职业学校、高等学校完成国务院教育主管部门和国务院卫生主管部门规定的普通全日制 3 年以上的护理、助产专业课程学习，包括在教学、综合医院完成 8 个月以上护理临床实习，并取得相应学历证书的，可以申请参加护士执业资格考试。

护士执业资格考试实行国家统一考试制度、统一考试大纲、统一命题、统一合格标准。护士执业资格考试原则上每年举行一次，具体考试日期在举行考试 3 个月前向社会公布。

国家卫生健康委负责组织实施全国护士执业资格考试。卫健委和人力资源社会保障部成立全国护士执业资格考试委员会，考试委员会下设办公室，办公室设在卫健委，负责具体工作。考试考务管理实行承办考试机构、考区、考点三级责任制。各省、自治区、直辖市及新疆生产建设兵团设立考区，省、自治区、直辖市人民政府卫生行政部门及新疆生产建设兵团卫生局负责本辖区的考试工作。

申请参加护士执业资格考试的人员，应当在公告规定的期限内，到人事档案所在地的考点报名，并提交以下材料：① 护士执业资格考试报名申请表；② 本人身份证明；③ 近 6 个月二寸免冠正面半身照片 3 张；④ 本人毕业证书；⑤ 报考所需的其他材料。

申请人为在校应届毕业生的，应当持有所在学校出具的应届毕业生毕业证明，到学校所在地的考点报名。学校可以为本校应届毕业生办理集体报名手续。

护士执业资格考试包括专业实务和实践能力两个科目，一次考试通过两个科目为考试成绩合格。

考试成绩合格者，取得考试成绩合格证明，作为申请护士执业注册的有效证明。

### （二）护士执业注册制度

国家实行护士执业注册管理制度。护士经执业注册取得《护士执业证书》后，方可在注册的执业地点从事护理工作。

卫健委根据《护士条例》制定《护士执业注册管理办法》，对护士执业注册管理作出具体规定。

卫健委负责全国护士执业注册监督管理工作，省级人民政府卫生健康主管部门是护士执业注册的主管部门，负责本行政区域的护士执业注册管理工作，结合本行政区域的实际情况，制定护士执业注册工作的具体办法，并报卫健委备案。县级以上地方人民政府卫生健康主管部门应当建立本行政区域的护士执业良好记录和不良记录，并将该记录记入护士执业信息系统。

护士执业良好记录包括护士受到的表彰、奖励以及完成政府指令性任务的情况等内容；护士执业不良记录包括护士因违反《护士条例》以及其他卫生管理法律、法规、规章或者诊疗技术规范的受到行政处罚、处分的情况等内容。

申请护士执业注册，应当具备以下条件：① 具有完全民事行为能力；② 在中等职业学校、高等学校完成教育部和卫健委规定的普通全日制 3 年以上的护理、助产专业课程学习，包括在教学、综合医院完成 8 个月以上护理临床实习，并取得相应学历证书；③ 通过卫健委组织的护士执业资格考试；④ 符合国家卫生健康委规定的健康标准。

护士被吊销执业证书的，自执业证书被吊销之日起 2 年内不得申请执业注册。

护士首次申请执业注册，应当由本人通过护士执业资格考试之日起 3 年内向拟执业地省级人民政府卫生健康主管部门提出申请，并提交以下材料：① 护士执业注册申请审核表；② 申请人身份证明；③ 申请人学历证书及专业学习中的临床实习证明；④ 护士执业资格考试成绩合格证明；⑤ 省级人民政府卫生健康主管部门指定的医疗机构出具的申请人 6 个月内健康体检证明；⑥ 医疗卫生机构拟聘用的相关材料。

逾期提出申请的，还应当提交在省级人民政府卫生健康主管部门规定的教学、综合医院接受 3 个月临床护理培训并考核合格的证明。

卫生健康主管部门应当自受理申请之日起 20 个工作日内，对申请人提交的材料进行审核。审核合格的，准予注册，发给《护士执业证书》；对不符合规定条件的，不予注册，并书面说明理由。

护士执业注册有效期为 5 年，期满需要继续执业的，应当在有效期届满前 30 日，向原注册部门申请延续注册。

申请延续注册，应当提交下列材料：① 护士延续注册申请审核表；② 申请人的《护士执业证书》；③ 省级人民政府卫生健康主管部门指定的医疗机构出具的申请人 6 个月内健康体检证明。

注册部门自受理延续注册申请之日起 20 日内进行审核。审核合格的，予以延续注册，延续执业注册有效期为 5 年；对不符合规定条件的，不予延续，并书面说明理由。

护士在其执业注册有效期内变更执业地点的，应当向拟执业地省级人民政府卫生健康主管部门报告，并提交护士变更注册申请审核表和申请人的《护士执业证书》。

卫生健康主管部门应当自收到报告之日起 7 个工作日内，为其办理变更手续。护士跨省、自治区、直辖市变更执业地点的，卫生健康主管部门还应当向其原执业地省级人民政府卫生健康主管部门通报。

承担卫生健康主管部门交办或者批准的任务以及履行医疗卫生机构职责的护理活动，包括经医疗卫生机构批准的进修、学术交流等活动不在变更注册之列。

护士执业注册后有下列情形之一的，原注册部门应该注销其执业注册：① 注册有效期届满未延续注册；② 受吊销《护士执业证书》处罚；③ 护士死亡或者丧失民事行为能力。

（三）护士执业规则及职责

《护士条例》对护士在执业活动中的权利和义务做出了明确的规定。

1. 护士执业权利

（1）护士执业，有按照国家有关规定获取工资报酬、享受福利待遇、参加社会保险的权利。任何单位或者个人不得克扣护士工资，降低或者取消护士福利等待遇。

（2）护士执业，有获得与其所从事的护理工作相适应的卫生防护、医疗保健服务的权利。从事直接接触有毒有害物质、有感染传染病危险工作的护士，有依照有关法律、行政法规的规定接受职业健康监护的权利；患职业病的，有依照有关法律、行政法规的规定获得赔偿的权利。

（3）护士有按照国家有关规定获得与本人业务能力和学术水平相应的专业技术职务、职称的权利；有参加专业培训、从事学术研究和交流、参加行业协会和专业学术团体的权利。

（4）护士有获得疾病诊疗、护理相关信息的权利和其他与履行护理职责相关的权利，可以对医疗卫生机构和卫生主管部门的工作提出意见和建议。

2. 护士执业义务

（1）护士执业，应当遵守法律、法规、规章和诊疗技术规范的规定。

（2）护士在执业活动中，发现患者病情危急，应当立即通知医师；在紧急情况下为抢救垂危患者生命，应当先行实施必要的紧急救护。

（3）护士发现医嘱违反法律、法规、规章或者诊疗技术规范规定的，应当及时向开具医嘱的医师提出；必要时，应当向该医师所在科室的负责人或者医疗卫生机构负责医疗服务管理的人员报告。

（4）护士应当尊重、关心、爱护患者，保护患者的隐私。

（5）护士有义务参与公共卫生和疾病预防控制工作。发生自然灾害、公共卫生事件等严重威胁公众生命健康的突发事件时，护士应当服从县级及以上人民政府卫生健康主管部门或者所在医疗卫生机构的安排，参加医疗救护。

3. 护士职责

《护士条例》规定，医疗卫生机构应当建立护士岗位责任制并进行监督检查。在医疗预防保健机构中，不同岗位的护士有不同的、具体的职责要求。原卫生部1982年颁布的《医院工作人员职责》中明确规定了各级各类护士的岗位职责。

门诊部护士职责主要包括：① 在门诊部护士长领导下进行工作；② 负责器械的消毒和开诊前的准备工作；③ 协助医师进行检诊，按医嘱对病员进行处置；④ 经常观察候诊病员的病情变化，对较重的病员应提前诊治或送急诊室处理；⑤ 负责诊疗室的整洁、安静，维持就诊秩序，做好卫生防病，计划生育宣传工作；⑥ 做好隔离消毒工作，防止交叉感染；⑦ 认真执行各项规章制度和技术操作常规，严格查对制度，做好交接班，严防差错事故；⑧ 按照分工，负责领取、保管药品器材和其他物品。

急诊室护士职责主要包括：① 在急诊室护士长领导下进行工作；② 做好急诊病员的检诊工作，按病情决定优先就诊，有困难时请求医师决定；③ 急症病员来诊，应立即通知值班医师，在医师未到之前，遇特殊危急病员，可行必要的急救处置，随即向医师报告；④ 准备各项急救所需用品、器材、敷料，在急救过程中，应迅速而准确地协助医师进行抢救工作；⑤ 经常巡视观察室病员，了解病员病情、思想和饮食情况，及时完成治疗及护理工作，严密观察与记录留观病员的情况变化，发现异常及时报告；⑥ 认真执行各项规章制度和技术操作常规，做好查对和交接班工作，努力学习业务技术，不断提高分诊业务能力和抢救工作质量，严防差错事故；⑦ 准备各项急救所需药品、器材、敷料；⑧ 护送危重病员及手术病员到病房或手术室。

病房护士职责主要包括：① 在护士长领导和护师指导下进行工作；② 认真执行各项护理制度和技术操作规程，正确执行医嘱，准确及时地完成各项护理工作，严格执行查对及交接班制度，防止差错、事故的发生；③ 做好基础护理和精神护理工作，经常巡视病房，密切观察病情变化，发现异常及时报告；④ 认真做好危重病人的抢救工作；⑤ 协助医师进行各种诊疗工作，负责采集各种检验标本；⑥ 参加护理教学和科研，指导护生和护理员、卫生员的工作；⑦ 定期组织病人学习，宣传卫生知识和住院规则，经常征求病人意见，改进护理工作，在出院前做好卫生保健宣传工作；⑧ 办理入、出院、转科、转院手续及有关登记工作；⑨ 在护士长领导下，做好病房管理、消毒隔离、物资药品材料请领、保管等工作。

手术室护士职责主要包括：① 在护士长领导下担任器械或巡回护士等工作，并负责手术前的准备和手术后的整理工作；② 认真执行各项规章制度和技术操作规程，督促检查参加手术人员的无菌操作，注意病人安全，严防差错事故；③ 参加卫生清洁，保持手术室整洁、肃静，调节空气和保持室内适宜的温度；④ 负责手术后病员的包扎、保暖、护送和手术标本的保管和送检；⑤ 按分工做好器械、敷料的打包消毒和药品的保管，做好登记统计工作；⑥ 指导进修、 实习护士和卫生员的工作。

供应室护士职责主要包括：① 在护士长的领导下进行工作，负责医疗器械、敷料的清洗、包装、消毒、保管、登记和分发、回收工作，实行下收下送；② 经常检查医疗器械质量，如有损坏及时修补、登记，并向护士长报告；③ 协助护士长请领各种医疗器械、敷料和药品，经常与临床科室联系，征求意见，改进工作；④ 认真执行各项规章制度和技术操作规程，积极开展技术革新，不断提高消毒供应工作质量，严防差错事故；⑤ 指导护理员（消毒员）、卫生员进行医疗器材、敷料的制备、消毒工作。

## 三、法律责任

### （一）护士违反执业规则的法律责任

护士在执业活动中有下列情形之一的，由县级以上地方人民政府卫生健康主管部门依据职责分工责令改正，给予警告；情节严重的，暂停其6个月以上1年以下执业活动，直至由原发证部门吊销其护士执业证书：① 发现患者病情危急未立即通知医师的；② 发现医嘱违反法律、法规、规章或者诊疗技术规范的规定，未依照《护士条例》的规定提出或者报告的；③ 泄露患者隐私的；④ 发生自然灾害、公共卫生事件等严重威胁公众生命健康的突发事件，不服从安排参加医疗救护的。

护士在执业活动中造成医疗事故的，依照医疗事故处理的有关规定承担法律责任。

### （二）医疗卫生机构违反职责的法律责任

（1）低于国务院卫生健康主管部门规定的护士配备标准、允许或使用不符合规定人员从事护士工作，由县级以上地方人民政府卫生健康主管部门依据职责分工责令限期改正，给予警告；逾期不改正的，根据国务院卫生健康主管部门规定的护士配备标准和在医疗卫生机构合法执业的护士数量核减其诊疗科目，或者暂停其 6 个月以上 1 年以下执业活动。

（2）未依法保证护士权利的，依照有关法律、行政法规的规定给予处罚。

（3）未制定、实施在职培训计划或者未保证护士接受培训的，未履行护士管理职责的，县级以上地方人民政府卫生健康主管部门依据职责分工责令限期改正，给予警告。

### （三）其他人员的法律责任

（1）卫生健康主管部门或国家举办的医疗卫生机构的工作人员未依照《护士条例》规定履行职责，在护士监督管理工作中滥用职权、徇私舞弊，或者有其他失职、渎职行为的，依法给予处分；构成犯罪的，依法追究刑事责任。

（2）扰乱医疗秩序，阻碍护士依法开展执业活动，侮辱、威胁、殴打护士，或者有其他侵犯护士合法权益行为的，由公安机关依照《治安管理处罚法》的规定给予处罚；构成犯罪的，依法追究刑事责任。

 **拓展阅读**

《中华人民共和国医师法》

## 思考与练习

（1）简述医师的权利和义务。

（2）医师不予注册的情形包括哪些？

（3）简述执业药师的职责。

（4）简述护士违反执业规则产生的法律责任。

# 第七章

# 医疗纠纷管理政策及法律制度

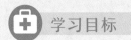 学习目标

掌握医疗纠纷的预防和处理制度。

熟悉医疗损害的类型和免责事由。

了解医疗事故技术鉴定的相关规定，以及医疗纠纷的法律责任。

课程思政元素

通过对医疗纠纷管理政策及法律制度的学习，进一步加强学生对健全医疗纠纷处理体系、持续推进医疗纠纷预防处理"三调解一保险"制度体系建设的了解，使学生充分认识到预防和妥善处理医疗纠纷、保护医患双方合法权益、维护医疗秩序、保障医疗安全、构建和谐医患关系的重要性。

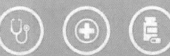

**案例 7-1**

赵某因生产至某医院就诊，后剖腹产出一男婴，男婴出生后重度窒息。后赵某及其家属与该医院院长共同对赵某住院期间的病历等资料进行封存。在本案审理中，赵某要求按以双方封存的病历作为鉴定依据，后因院方提供的病历等并非封存的病历，且病历资料不全，该市医学会认为不宜鉴定被退回。

法院认为：医院在为病人诊治过程中应当按照规定填写并妥善保管住院志、医嘱单、检验报告、手术及麻醉记录、病理资料、护理记录、医疗费用等病历资料。本案患者要求提供封存的住院病历时，医院并未能够提供封存前形成的医嘱单、检验报告等完整的病历资料，致使鉴定不能。该市医学会鉴定不能的原因与医院行为有关，依法医院应当对患者的合理损失承担全部赔偿责任。[①]

## 第一节　概　述

1987 年国务院颁布了《医疗事故处理办法》，这是我国第一个处理医疗事故的法律法规。该办法将医疗事故分为责任事故和技术事故。责任事故是指医务人员因违反规章制度、诊疗护理常规等失职行为所导致的事故；技术事故是指医务人员因技术过失所致的事故。根据给患者直接造成的损害程度，医疗事故被分为三级。县级以上地方政府按行政区划分，成立医疗事故鉴定委员会，负责对医疗事故争议的技术鉴定。其中对于确定为医疗事故的，可根据事故等级、情节和病员情况给予一次性经济补偿。补偿标准由各省、自治区、直辖市人民政府规定。由于该办法是在"实行公费医疗的福利化政策"的历史背景下的产物，基于此历史背景，该制度的设计更侧重于对医疗机构的保护。

2002 年 4 月 4 日国务院发布了《医疗事故处理条例》，《医疗事故处理办法》同期作废。该条例于 2002 年 9 月 1 日施行。与《医疗事故处理办法》相比，该条例取消了医疗事故的分类，扩大了医疗事故的范围，将医疗事故由三级增加到四级；废除了一次性限额补偿制度，并将补偿改为赔偿，同时提高了赔偿标准；完善了医疗事故鉴定制度，将医疗事故技术鉴定由政府组织调整改为由医学会组织。此外，该条例首次系统地规定了患者权利，并对患者及其家属实质性参与医疗事故争议的处理作了制度性和机制性安排。随后，卫生部相继又发布了《医疗事故技术鉴定暂行办法》《医疗事故分级标准》《医疗机构病例管理规定》《医疗事故争议中尸检机构及专业技术人员资格认定暂行办法》《医疗重大过失行为和医疗事故报告制度的规定》《病例书写基本规范》等配套规章。

2003 年 1 月 6 日最高人民法院出台的《关于参照〈医疗事故处理条例〉审理医疗纠纷民事案件的通知》规定，《医疗事故处理条例》实施后发生的医疗事故引起的医疗赔偿纠纷，诉讼到法院的，参照条例的有关规定办理；因医疗事故以外的原因引起的

---

[①] 刘君健：《市中院发布医疗纠纷十大经典案例》，http://www.ycnews.cn/p/398669.html，2021 年 3 月 15 日访问。

其他医疗赔偿纠纷，适用《中华人民共和国民法通则》的有关规定。该通知的出台与实施，扩大了赔偿范围，突出了医疗事故赔偿之外的一般医疗损害赔偿，这有利于保护患者的权益，但也产生了医疗损害责任范围的二元化结构。2003 年 12 月 26 日，最高人民法院还出台了《关于审理人身损害赔偿案件适用法律若干问题的解释》，详细规定了人身损害的赔偿项目和计算方法，与《医疗事故处理条例》规定的医疗事故的赔偿项目和计算标准也不一致。因此，也产生了赔偿标准的二元化结构。

2009 年 12 月 26 日，第十一届全国人大常委会第十二次会议通过了《中华人民共和国侵权责任法》（以下简称《侵权责任法》），该法于 2010 年 7 月 1 日起实施，该法专设了"医疗损害责任"一章，共 11 条。"医疗损害责任"一章在继承和发展《医疗事故处理条例》民事赔偿的基础上，确定了医疗损害的基本构成、归责原则、过错责任及过错推定，对医疗服务中涉及患者权益受到侵犯的事项，如患者隐私、过度检查等，都作了明确规定。

2013 年以来，全国医疗纠纷总量累计下降 20.1%；涉医案件累计下降 41.1%。2018 年 1 月至 8 月份仍保持持续下降的趋势。我国医疗纠纷多元化解机制已经形成。超过 85% 的二级以上医院设立投诉专门管理部门。医疗纠纷人民调解成为主要渠道，每年超过 60% 的医疗纠纷通过人民调解方式化解，调解成功率达到 85% 以上。[①]医疗风险分担机制基本确立。为了平衡医患双方的权利和义务，维护双方的合法权益；加强医疗质量安全管理，畅通医患沟通渠道，从源头预防和减少纠纷；充分发挥人民调解在解决医疗纠纷中的主渠道作用，倡导以柔性方式化解医疗纠纷，促进医患和谐关系，国务院于 2018 年 6 月 20 日第 13 次常务会议通过了《医疗纠纷预防和处理条例》，自 2018 年 10 月 1 日起施行。

2020 年 5 月 28 日，十三届全国人大三次会议表决通过了《中华人民共和国民法典》（下文简称《民法典》），自 2021 年 1 月 1 日起施行。《民法典》的第七编第六章医疗损害责任部分共 11 条，在《侵权责任法》的基础上进行了一定程度的修改，衔接新出台的法律法规。

## 第二节　医疗事故管理法律规定

### 一、医疗事故的概念

医疗事故，是指医疗机构及其医务人员在医疗活动中，违反医疗卫生管理法律、行政法规、部门规章和诊疗护理规范、常规，过失造成患者人身损害的事故。

处理医疗事故，应当遵循公开、公平、公正、及时、便民的原则，坚持实事求是的科学态度，做到事实清楚、定性准确、责任明确、处理恰当。根据对患者人身造成

---

① 《国家卫生健康委员会 2018 年 9 月 7 日例行新闻发布会文字实录》，http://www.nhc.gov.cn/wjw/xwdt/201809/fbe20bbdd4d64458a16d1f7afdf69a67.shtml，2021 年 3 月 20 日访问。

的损害程度，医疗事故分为四级。一级医疗事故：造成患者死亡、重度残疾的；二级医疗事故：造成患者中度残疾、器官组织损伤导致严重功能障碍的；三级医疗事故：造成患者轻度残疾、器官组织损伤导致一般功能障碍的；四级医疗事故：造成患者明显人身损害的其他后果的。

### 二、医疗事故的预防与处置

医疗机构及其医务人员在医疗活动中，必须严格遵守医疗卫生管理法律、行政法规、部门规章和诊疗护理规范、常规，恪守医疗服务职业道德。医疗机构应当对其医务人员进行医疗卫生管理法律、行政法规、部门规章和诊疗护理规范、常规的培训和医疗服务职业道德教育。医疗机构应当设置医疗服务质量监控部门或者配备专（兼）职人员，具体负责监督本医疗机构的医务人员的医疗服务工作，检查医务人员执业情况，接受患者对医疗服务的投诉，向其提供咨询服务。医疗机构应当按照国务院卫生行政部门规定的要求，书写并妥善保管病历资料。因抢救急危患者，未能及时书写病历的，有关医务人员应当在抢救结束后 6 小时内据实补记，并加以注明。严禁涂改、伪造、隐匿、销毁或者抢夺病历资料。

患者有权复印或者复制其门诊病历、住院志、体温单、医嘱单、化验单（检验报告）、医学影像检查资料、特殊检查同意书、手术同意书、手术及麻醉记录单、病理资料、护理记录以及国务院卫生健康主管部门规定的其他病历资料。

在医疗活动中，医疗机构及其医务人员应当将患者的病情、医疗措施、医疗风险等如实告知患者，及时解答其咨询；但是，应当避免对患者产生不利后果。医疗机构应当制定防范、处理医疗事故的预案，预防医疗事故的发生，减轻医疗事故的损害。医务人员在医疗活动中发生或者发现医疗事故、可能引起医疗事故的医疗过失行为或者发生医疗事故争议的，应当立即向所在科室负责人报告，科室负责人应当及时向本医疗机构负责医疗服务质量监控的部门或者专（兼）职人员报告；负责医疗服务质量监控的部门或者专（兼）职人员接到报告后，应当立即进行调查、核实，将有关情况如实向本医疗机构的负责人报告，并向患者通报、解释。发生医疗事故的，医疗机构应当按照规定向所在地卫生健康主管部门报告。

发生或者发现医疗过失行为，医疗机构及其医务人员应当立即采取有效措施，避免或者减轻对患者身体健康的损害，防止损害扩大。

发生医疗事故争议时，死亡病例讨论记录、疑难病例讨论记录、上级医师查房记录、会诊意见、病程记录应当在医患双方在场的情况下封存和启封。封存的病历资料可以是复印件，由医疗机构保管。疑似输液、输血、注射、药物等引起不良后果的，医患双方应当共同对现场实物进行封存和启封，封存的现场实物由医疗机构保管；需要检验的，应当由双方共同指定的、依法具有检验资格的检验机构进行检验；双方无法共同指定时，由卫生健康主管部门指定。疑似输血引起不良后果，需要对血液进行封存保留的，医疗机构应当通知提供该血液的采供血机构派员到场。患者死亡，医患双方当事人不能确定死因或者对死因有异议的，应当在患者死亡后 48 小时内进行尸检。

### 三、医疗事故技术鉴定

卫生健康主管部门接到医疗机构关于重大医疗过失行为的报告或者医疗事故争议当事人要求处理医疗事故争议的申请后，对需要进行医疗事故技术鉴定的，应当交由负责医疗事故技术鉴定工作的医学会组织鉴定；医患双方协商解决医疗事故争议，需要进行医疗事故技术鉴定的，由双方当事人共同委托负责医疗事故技术鉴定工作的医学会组织鉴定。

设区的市级地方医学会和省、自治区、直辖市直接管辖的县（市）地方医学会负责组织首次医疗事故技术鉴定工作。省、自治区、直辖市地方医学会负责组织再次鉴定工作。必要时，中华医学会可以组织疑难、复杂并在全国有重大影响的医疗事故争议的技术鉴定工作。

医疗事故技术鉴定，由负责组织医疗事故技术鉴定工作的医学会组织专家鉴定组进行。参加医疗事故技术鉴定的相关专业的专家，由医患双方在医学会主持下从专家库中随机抽取。在特殊情况下，医学会根据医疗事故技术鉴定工作的需要，可以组织医患双方在其他医学会建立的专家库中随机抽取相关专业的专家参加鉴定或者函件咨询。

专家鉴定组成员有下列情形之一的，应当回避：① 是医疗事故争议当事人或者当事人的近亲属的；② 与医疗事故争议有利害关系的；③ 与医疗事故争议当事人有其他关系，可能影响公正鉴定的。

专家鉴定组依照医疗卫生管理法律、行政法规、部门规章和诊疗护理规范、常规，运用医学科学原理和专业知识，独立进行医疗事故技术鉴定，对医疗事故进行鉴别和判定，为处理医疗事故争议提供医学依据。医疗事故技术鉴定书应当包括下列主要内容：① 双方当事人的基本情况及要求；② 当事人提交的材料和负责组织医疗事故技术鉴定工作的医学会的调查材料；③ 对鉴定过程的说明；④ 医疗行为是否违反医疗卫生管理法律、行政法规、部门规章和诊疗护理规范、常规；⑤ 医疗过失行为与人身损害后果之间是否存在因果关系；⑥ 医疗过失行为在医疗事故损害后果中的责任程度；⑦ 医疗事故等级；⑧ 对医疗事故患者的医疗护理医学建议。

有下列情形之一的，不属于医疗事故：① 在紧急情况下为抢救垂危患者生命而采取紧急医学措施造成不良后果的；② 在医疗活动中由于患者病情异常或者患者体质特殊而发生医疗意外的；③ 在现有医学科学技术条件下，发生无法预料或者不能防范的不良后果的；④ 无过错输血感染造成不良后果的；⑤ 因患方原因延误诊疗导致不良后果的；⑥ 因不可抗力造成不良后果的。

### 四、医疗事故的赔偿

发生医疗事故的赔偿等民事责任争议，医患双方可以协商解决；不愿意协商或者协商不成的，当事人可以向卫生健康主管部门提出调解申请，也可以直接向人民法院提起民事诉讼。

医疗事故赔偿，应当考虑下列因素，确定具体赔偿数额：① 医疗事故等级；② 医疗过失行为在医疗事故损害后果中的责任程度;③ 医疗事故损害后果与患者原有疾病状况之间的关系。

不属于医疗事故的,医疗机构不承担赔偿责任。

医疗事故赔偿,按照下列项目和标准计算:① 医疗费:按照医疗事故对患者造成的人身损害进行治疗所发生的医疗费用计算,凭据支付,但不包括原发病医疗费用。结案后确实需要继续治疗的,按照基本医疗费用支付。② 误工费:患者有固定收入的,按照本人因误工减少的固定收入计算,对收入高于医疗事故发生地上一年度职工年平均工资3倍以上的,按照3倍计算;无固定收入的,按照医疗事故发生地上一年度职工年平均工资计算。③ 住院伙食补助费:按照医疗事故发生地国家机关一般工作人员的出差伙食补助标准计算。④ 陪护费:患者住院期间需要专人陪护的,按照医疗事故发生地上一年度职工年平均工资计算。⑤ 残疾生活补助费:根据伤残等级,按照医疗事故发生地居民年平均生活费计算,自定残之月起最长赔偿30年;但是,60周岁以上的,不超过15年;70周岁以上的,不超过5年。⑥ 残疾用具费:因残疾需要配置补偿功能器具的,凭医疗机构证明,按照普及型器具的费用计算。⑦ 丧葬费:按照医疗事故发生地规定的丧葬费补助标准计算。⑧ 被扶养人生活费:以死者生前或者残疾者丧失劳动能力前实际扶养且没有劳动能力的人为限,按照其户籍所在地或者居所地居民最低生活保障标准计算。对不满16周岁的,扶养到16周岁。对年满16周岁但无劳动能力的,扶养20年;但是,60周岁以上的,不超过15年;70周岁以上的,不超过5年。⑨ 交通费:按照患者实际必需的交通费用计算,凭据支付。⑩ 住宿费:按照医疗事故发生地国家机关一般工作人员的出差住宿补助标准计算,凭据支付。⑪ 精神损害抚慰金:按照医疗事故发生地居民年平均生活费计算。造成患者死亡的,赔偿年限最长不超过6年;造成患者残疾的,赔偿年限最长不超过3年。

医疗事故赔偿费用,实行一次性结算,由承担医疗事故责任的医疗机构支付。

## 五、法律责任

卫生健康主管部门的工作人员在处理医疗事故过程中利用职务上的便利收受他人财物或者其他利益,滥用职权,玩忽职守,或者发现违法行为不予查处,造成严重后果的,依照刑法关于受贿罪、滥用职权罪、玩忽职守罪或者其他有关罪的规定,依法追究刑事责任;尚不够刑事处罚的,依法给予降级或者撤职的行政处分。

卫生健康主管部门有下列情形之一的,由上级卫生健康主管部门给予警告并责令限期改正;情节严重的,对负有责任的主管人员和其他直接责任人员依法给予行政处分:① 接到医疗机构关于重大医疗过失行为的报告后,未及时组织调查的;② 接到医疗事故争议处理申请后,未在规定时间内审查或者移送上一级人民政府卫生健康主管部门处理的;③ 未将应当进行医疗事故技术鉴定的重大医疗过失行为或者医疗事故争议移交医学会组织鉴定的;④ 未按照规定逐级将当地发生的医疗事故以及依法对发生医疗事故的医疗机构和医务人员的行政处理情况上报的;⑤ 未依照本条例规定审核医疗事故技术鉴定书的。

医疗机构发生医疗事故的,由卫生行政部门根据医疗事故等级和情节,给予警告;

情节严重的，责令限期停业整顿直至由原发证部门吊销执业许可证，对负有责任的医务人员依照刑法关于医疗事故罪的规定，依法追究刑事责任；尚不够刑事处罚的，依法给予行政处分或者纪律处分。对发生医疗事故的有关医务人员，卫生健康主管部门还可以责令暂停6个月以上1年以下执业活动；情节严重的，吊销其执业证书。

医疗机构有下列情形之一的，由卫生健康主管部门责令改正；情节严重的，对负有责任的主管人员和其他直接责任人员依法给予行政处分或者纪律处分：① 未如实告知患者病情、医疗措施和医疗风险的；② 没有正当理由，拒绝为患者提供复印或者复制病历资料服务的；③ 未按照国务院卫生健康主管部门规定的要求书写和妥善保管病历资料的；④ 未在规定时间内补记抢救工作病历内容的；⑤ 未按照本条例的规定封存、保管和启封病历资料和实物的；⑥ 未设置医疗服务质量监控部门或者配备专（兼）职人员的；⑦ 未制定有关医疗事故防范和处理预案的；⑧ 未在规定时间内向卫生健康主管部门报告重大医疗过失行为的；⑨ 未按照本条例的规定向卫生健康主管部门报告医疗事故的；⑩ 未按照规定进行尸检和保存、处理尸体的。

医疗机构或者其他有关机构有下列情形之一的，由卫生健康主管部门责令改正，给予警告；对负有责任的主管人员和其他直接责任人员依法给予行政处分或者纪律处分；情节严重的，由原发证部门吊销其执业证书或者资格证书：① 承担尸检任务的机构没有正当理由，拒绝进行尸检的；② 涂改、伪造、隐匿、销毁病历资料的。

以医疗事故为由，寻衅滋事、抢夺病历资料，扰乱医疗机构正常医疗秩序和医疗事故技术鉴定工作，依照《刑法》关于扰乱社会秩序罪的规定，依法追究刑事责任；尚不够刑事处罚的，依法给予治安管理处罚。

## 第三节　医疗纠纷管理法律规定

### 一、医疗纠纷的预防和处理概述

医疗纠纷，是指医患双方因诊疗活动引发的争议。为了预防和妥善处理医疗纠纷，保护医患双方的合法权益，维护医疗秩序，保障医疗安全，2018年6月20日国务院第13次常务会议通过《医疗纠纷预防和处理条例》，自2018年10月1日起施行。

国家建立医疗质量安全管理体系，深化医药卫生体制改革，规范诊疗活动，改善医疗服务，提高医疗质量，预防、减少医疗纠纷。在诊疗活动中，医患双方应当互相尊重，维护自身权益应当遵守有关法律、法规的规定。处理医疗纠纷，应当遵循公平、公正、及时的原则，实事求是，依法处理。

县级以上人民政府应当加强对医疗纠纷预防和处理工作的领导、协调，将其纳入社会治安综合治理体系，建立部门分工协作机制，督促部门依法履行职责。卫生健康主管部门负责指导、监督医疗机构做好医疗纠纷的预防和处理工作，引导医患双方依法解决医疗纠纷。司法行政部门负责指导医疗纠纷人民调解工作。公安机关依法维护医疗机构治安秩序，查处、打击侵害患者和医务人员合法权益以及扰乱医疗秩序等违法犯罪行为。财政、民政、保险监督管理等部门和机构按照各自职责做好医疗纠纷预防和处理的有关工作。

国家建立完善医疗风险分担机制，发挥保险机制在医疗纠纷处理中的第三方赔付和医疗风险社会化分担的作用，鼓励医疗机构参加医疗责任保险，鼓励患者参加医疗意外保险。新闻媒体应当加强医疗卫生法律、法规和医疗卫生常识的宣传，引导公众理性对待医疗风险；报道医疗纠纷，应当遵守有关法律、法规的规定，恪守职业道德，做到真实、客观、公正。

二、医疗纠纷预防

医疗机构及其医务人员在诊疗活动中应当以患者为中心，加强人文关怀，严格遵守医疗卫生法律、法规、规章和诊疗相关规范、常规，恪守职业道德。医疗机构应当对其医务人员进行医疗卫生法律、法规、规章和诊疗相关规范、常规的培训，并加强职业道德教育。

医疗机构应当制定并实施医疗质量安全管理制度，设置医疗服务质量监控部门或者配备专（兼）职人员，加强对诊断、治疗、护理、药事、检查等工作的规范化管理，优化服务流程，提高服务水平。医疗机构应当加强医疗风险管理，完善医疗风险的识别、评估和防控措施，定期检查措施落实情况，及时消除隐患。医疗机构应当按照国务院卫生健康主管部门制定的医疗技术临床应用管理规定，开展与其技术能力相适应的医疗技术服务，保障临床应用安全，降低医疗风险；采用医疗新技术的，应当开展技术评估和伦理审查，确保安全有效、符合伦理。医疗机构应当依照有关法律、法规的规定，严格执行药品、医疗器械、消毒药剂、血液等的进货查验、保管等制度。禁止使用无合格证明文件、过期等不合格的药品、医疗器械、消毒药剂、血液等。

医务人员在诊疗活动中应当向患者说明病情和医疗措施。需要实施手术，或者开展临床试验等存在一定危险性、可能产生不良后果的特殊检查、特殊治疗的，医务人员应当及时向患者说明医疗风险、替代医疗方案等情况，并取得其书面同意；在患者处于昏迷等无法自主做出决定的状态或者病情不宜向患者说明等情形下，应当向患者的近亲属说明，并取得其书面同意。

紧急情况下不能取得患者或者其近亲属意见的，经医疗机构负责人或者授权的负责人批准，可以立即实施相应的医疗措施。

医疗机构及其医务人员应当按照国务院卫生健康主管部门的规定，填写并妥善保管病历资料。因紧急抢救未能及时填写病历的，医务人员应当在抢救结束后 6 小时内据实补记，并加以注明。任何单位和个人不得篡改、伪造、隐匿、毁灭或者抢夺病历资料。

患者有权查阅、复制其门诊病历、住院志、体温单、医嘱单、化验单（检验报告）、医学影像检查资料、特殊检查同意书、手术同意书、手术及麻醉记录、病理资料、护理记录、医疗费用以及国务院卫生健康主管部门规定的其他属于病历的全部资料。患者要求复制病历资料的，医疗机构应当提供复制服务，并在复制的病历资料上加盖证明印记。复制病历资料时，应当有患者或者其近亲属在场。医疗机构应患者的要求为其复制病历资料，可以收取工本费，收费标准应当公开。患者死亡的，其近亲属可以依照本条例的规定，查阅、复制病历资料。

医疗机构应当建立健全医患沟通机制，对患者在诊疗过程中提出的咨询、意见和建议，应当耐心解释、说明，并按照规定进行处理；对患者就诊疗行为提出的疑问，应当及时予以核实、自查，并指定有关人员与患者或者其近亲属沟通，如实说明情况。

医疗机构应当建立健全投诉接待制度，设置统一的投诉管理部门或者配备专（兼）职人员，在医疗机构显著位置公布医疗纠纷解决途径、程序和联系方式等，方便患者投诉或者咨询。

### 三、医疗纠纷处理

发生医疗纠纷，医患双方可以通过下列途径解决：① 双方自愿协商；② 申请人民调解；③ 申请行政调解；④ 向人民法院提起诉讼；⑤ 法律、法规规定的其他途径。

发生医疗纠纷，医疗机构应当告知患者或者其近亲属下列事项：① 解决医疗纠纷的合法途径；② 有关病历资料、现场实物封存和启封的规定；③ 有关病历资料查阅、复制的规定。患者死亡的，还应当告知其近亲属有关尸检的规定。

发生医疗纠纷需要封存、启封病历资料的，应当在医患双方在场的情况下进行。封存的病历资料可以是原件，也可以是复制件，由医疗机构保管。病历尚未完成需要封存的，对已完成病历先行封存；病历按照规定完成后，再对后续完成部分进行封存。医疗机构应当对封存的病历开列封存清单，由医患双方签字或者盖章，各执一份。病历资料封存后医疗纠纷已经解决，或者患者在病历资料封存满3年未再提出解决医疗纠纷要求的，医疗机构可以自行启封。

疑似输液、输血、注射、用药等引起不良后果的，医患双方应当共同对现场实物进行封存、启封，封存的现场实物由医疗机构保管。需要检验的，应当由双方共同委托依法具有检验资格的检验机构进行检验；双方无法共同委托的，由医疗机构所在地县级人民政府卫生健康主管部门指定。疑似输血引起不良后果，需要对血液进行封存保留的，医疗机构应当通知提供该血液的血站派员到场。现场实物封存后医疗纠纷已经解决，或者患者在现场实物封存满3年未再提出解决医疗纠纷要求的，医疗机构可以自行启封。

患者死亡，医患双方对死因有异议的，应当在患者死亡后48小时内进行尸检；具备尸体冻存条件的，可以延长至7日。尸检应当经死者近亲属同意并签字，拒绝签字的，视为死者近亲属不同意进行尸检。不同意或者拖延尸检，超过规定时间，影响对死因判定的，由不同意或者拖延的一方承担责任。

发生重大医疗纠纷的，医疗机构应当按照规定向所在地县级以上地方人民政府卫生健康主管部门报告。卫生主管部门接到报告后，应当及时了解掌握情况，引导医患双方通过合法途径解决纠纷。

医患双方选择协商解决医疗纠纷的，应当在专门场所协商，不得影响正常医疗秩序。医患双方人数较多的，应当推举代表进行协商，每方代表人数不超过5人。协商解决医疗纠纷应当坚持自愿、合法、平等的原则，尊重当事人的权利，尊重客观事实。医患双方应当文明、理性表达意见和要求，不得有违法行为。协商确定赔付金额应当以事实为依据，防止畸高或者畸低。对分歧较大或者索赔数额较高的医疗纠纷，鼓励医患双方通过人民调解的途径解决。医患双方经协商达成一致的，应当签署书面和解协议书。

申请医疗纠纷人民调解的，由医患双方共同向医疗纠纷人民调解委员会提出申请；一方申请调解的，医疗纠纷人民调解委员会在征得另一方同意后进行调解。申请人可以以书面或者口头形式申请调解。书面申请的，申请书应当载明申请人的基本情况、申请调解的争议事项和理由等；口头申请的，医疗纠纷人民调解员应当当场记录申请人的基本情况、申请调解的争议事项和理由等，并经申请人签字确认。医疗纠纷人民调解委员会获悉医疗机构内发生重大医疗纠纷，可以主动开展工作，引导医患双方申请调解。当事人已经向人民法院提起诉讼并且已被受理，或者已经申请卫生健康主管部门调解并且已被受理的，医疗纠纷人民调解委员会不予受理；已经受理的，终止调解。

医疗纠纷人民调解委员会调解医疗纠纷，需要进行医疗损害鉴定以明确责任的，由医患双方共同委托医学会或者司法鉴定机构进行鉴定，也可以经医患双方同意，由医疗纠纷人民调解委员会委托鉴定。医学会或者司法鉴定机构接受委托从事医疗损害鉴定，应当由鉴定事项所涉专业的临床医学、法医学等专业人员进行鉴定；医学会或者司法鉴定机构没有相关专业人员的，应当从专家库中抽取相关专业专家进行鉴定。

医学会、司法鉴定机构作出的医疗损害鉴定意见应当载明并详细论述下列内容：① 是否存在医疗损害以及损害程度；② 是否存在医疗过错；③ 医疗过错与医疗损害是否存在因果关系；④ 医疗过错在医疗损害中的责任程度。

咨询专家、鉴定人员有下列情形之一的，应当回避，当事人也可以以口头或者书面形式申请其回避：① 是医疗纠纷当事人或者当事人的近亲属；② 与医疗纠纷当事人有利害关系；③ 与医疗纠纷当事人有其他关系，可能影响医疗纠纷公正处理。

医疗纠纷人民调解委员会应当自受理之日起 30 个工作日内完成调解。需要鉴定的，鉴定时间不计入调解期限。因特殊情况需要延长调解期限的，医疗纠纷人民调解委员会和医患双方可以约定延长调解期限。超过调解期限未达成调解协议的，视为调解不成。医患双方经人民调解达成一致的，医疗纠纷人民调解委员会应当制作调解协议书。调解协议书经医患双方签字或者盖章，人民调解员签字并加盖医疗纠纷人民调解委员会印章后生效。达成调解协议的，医疗纠纷人民调解委员会应当告知医患双方可以依法向人民法院申请司法确认。

医患双方申请医疗纠纷行政调解的，向医疗纠纷发生地县级人民政府卫生健康主管部门提出申请。卫生健康主管部门应当自收到申请之日起 5 个工作日内作出是否受理的决定。当事人已经向人民法院提起诉讼并且已被受理，或者已经申请医疗纠纷人民调解委员会调解并且已被受理的，卫生健康主管部门不予受理；已经受理的，终止调解。卫生健康主管部门应当自受理之日起 30 个工作日内完成调解。需要鉴定的，鉴定时间不计入调解期限。超过调解期限未达成调解协议的，视为调解不成。

医疗纠纷人民调解委员会及其人民调解员、卫生健康主管部门及其工作人员应当对医患双方的个人隐私等事项予以保密。未经医患双方同意，医疗纠纷人民调解委员会、卫生健康主管部门不得公开进行调解，也不得公开调解协议的内容。

发生医疗纠纷，当事人协商、调解不成的，可以依法向人民法院提起诉讼。当事人也可以直接向人民法院提起诉讼。

## 四、法律责任

医疗机构篡改、伪造、隐匿、毁灭病历资料的，对直接负责的主管人员和其他直接责任人员，由县级以上人民政府卫生健康主管部门给予或者责令给予降低岗位等级或者撤职的处分，对有关医务人员责令暂停 6 个月以上 1 年以下执业活动；造成严重后果的，对直接负责的主管人员和其他直接责任人员给予或者责令给予开除的处分，对有关医务人员由原发证部门吊销执业证书；构成犯罪的，依法追究刑事责任。

医疗机构将未通过技术评估和伦理审查的医疗新技术应用于临床的，由县级以上人民政府卫生健康主管部门没收违法所得，并处 5 万元以上 10 万元以下罚款，对直接负责的主管人员和其他直接责任人员给予或者责令给予降低岗位等级或者撤职的处分，对有关医务人员责令暂停 6 个月以上 1 年以下执业活动；情节严重的，对直接负责的主管人员和其他直接责任人员给予或者责令给予开除的处分，对有关医务人员由原发证部门吊销执业证书；构成犯罪的，依法追究刑事责任。

医疗机构及其医务人员有下列情形之一的，由县级以上人民政府卫生健康主管部门责令改正，给予警告，并处 1 万元以上 5 万元以下罚款；情节严重的，对直接负责的主管人员和其他直接责任人员给予或者责令给予降低岗位等级或者撤职的处分，对有关医务人员可以责令暂停 1 个月以上 6 个月以下执业活动；构成犯罪的，依法追究刑事责任：① 未按规定制定和实施医疗质量安全管理制度；② 未按规定告知患者病情、医疗措施、医疗风险、替代医疗方案等；③ 开展具有较高医疗风险的诊疗活动，未提前预备应对方案防范突发风险；④ 未按规定填写、保管病历资料，或者未按规定补记抢救病历；⑤ 拒绝为患者提供查阅、复制病历资料服务；⑥ 未建立投诉接待制度、设置统一投诉管理部门或者配备专（兼）职人员；⑦ 未按规定封存、保管、启封病历资料和现场实物；⑧ 未按规定向卫生健康主管部门报告重大医疗纠纷；⑨ 其他未履行规定义务的情形。

医学会、司法鉴定机构出具虚假医疗损害鉴定意见的，由县级以上人民政府卫生健康主管部门、司法行政部门依据职责没收违法所得，并处 5 万元以上 10 万元以下罚款，对该医学会、司法鉴定机构和有关鉴定人员责令暂停 3 个月以上 1 年以下医疗损害鉴定业务，对直接负责的主管人员和其他直接责任人员给予或者责令给予降低岗位等级或者撤职的处分；情节严重的，该医学会、司法鉴定机构和有关鉴定人员 5 年内不得从事医疗损害鉴定业务或者撤销登记，对直接负责的主管人员和其他直接责任人员给予或者责令给予开除的处分；构成犯罪的，依法追究刑事责任。

尸检机构出具虚假尸检报告的，由县级以上人民政府卫生健康主管部门、司法行政部门依据职责没收违法所得，并处 5 万元以上 10 万元以下罚款，对该尸检机构和有关尸检专业技术人员责令暂停 3 个月以上 1 年以下尸检业务，对直接负责的主管人员和其他直接责任人员给予或者责令给予降低岗位等级或者撤职的处分；情节严重的，撤销该尸检机构和有关尸检专业技术人员的尸检资格，对直接负责的主管人员和其他直接责任人员给予或者责令给予开除的处分；构成犯罪的，依法追究刑事责任。

医疗纠纷人民调解员有下列行为之一的，由医疗纠纷人民调解委员会给予批评教育、责令改正；情节严重的，依法予以解聘：① 偏袒一方当事人；② 侮辱当事人；③ 索取、收受财物或者牟取其他不正当利益；④ 泄露医患双方个人隐私等事项。

新闻媒体编造、散布虚假医疗纠纷信息的，由有关主管部门依法给予处罚；给公民、法人或者其他组织的合法权益造成损害的，依法承担消除影响、恢复名誉、赔偿损失、赔礼道歉等民事责任。

县级以上人民政府卫生健康主管部门和其他有关部门及其工作人员在医疗纠纷预防和处理工作中，不履行职责或者滥用职权、玩忽职守、徇私舞弊的，由上级人民政府卫生健康等有关部门或者监察机关责令改正；依法对直接负责的主管人员和其他直接责任人员给予处分；构成犯罪的，依法追究刑事责任。

医患双方在医疗纠纷处理中，造成人身、财产或者其他损害的，依法承担民事责任；构成违反治安管理行为的，由公安机关依法给予治安管理处罚；构成犯罪的，依法追究刑事责任。

## 第四节  《民法典》中关于医疗侵权管理法律规定

### 一、医疗损害责任的概念

患者在诊疗活动中受到损害，医疗机构或者其医务人员有过错的，由医疗机构承担赔偿责任。医疗损害既包括有过错的诊疗行为引起的患者损害，也包括有缺陷的产品和不合格的血液引起的患者损害。

医疗损害责任是发生在诊疗活动中的损害赔偿责任。如果过错不是发生在诊疗活动中，则不存在医疗损害责任。诊疗活动包括：身体检查，医疗器械的植入，对患者的观察、诊断、治疗、护理、康复，进行影像、病理、超声、心电图等诊疗活动，运用药物、手术、医疗器械以及其他具有创伤性或者侵入性的医学技术方法，对人的容貌和人体各部位形态进行的修复与再塑等活动。而该过错所导致的损害后果，可能发生在诊疗活动，也可能发生在诊疗活动结束后。

医疗损害责任的概念，应当着眼于全部的医疗损害责任，而不是指某一部分或者某一类型的医疗损害责任。这个概念是指侵权责任的一种类型，即涉及医疗或者发生在医疗领域中的侵权责任类型。因此，医疗损害责任是医疗机构及其医务人员在诊疗活动中因过错，或者是法律规定的情况下无论有无过错，造成患者人身损害、精神损害或者是财产损害，应当承担的以损害赔偿为主要方式的侵权责任类型。

综上所述，医疗损害是指在医疗活动中因有过错的诊疗行为或者有缺陷的产品以及不合格的血液造成的患者损害。

## 二、医疗损害责任类型

### （一）医疗伦理损害责任

医疗伦理损害责任，是指医疗机构及其医务人员从事医疗活动时，未对患者充分告知或者说明其病情，未提供患者及时有效的医疗建议，未保护患者与病情相关的隐私权，或者未取得患者知情同意即采取某种医疗措施或停止继续治疗措施等，以及其他违反了医疗职业良知或职业伦理上应遵守的过失行为，医疗机构应当承担的侵权赔偿责任。

医务人员在诊疗活动中应当向患者说明病情和医疗措施。需要实施手术、特殊检查、特殊治疗的，医务人员应当及时向患者具体说明医疗风险、替代医疗方案等情况，并取得其明确同意；不能或者不宜向患者说明的，应当向患者的近亲属说明，并取得其明确同意。医务人员未尽到告知义务，造成患者损害的，医疗机构应当承担赔偿责任。

因抢救生命垂危的患者等紧急情况，不能取得患者或者其近亲属意见的，经医疗机构负责人或者授权的负责人批准，可以立即实施相应的医疗措施。

医疗机构及其医务人员应当对患者的隐私和个人信息保密。泄露患者的隐私和个人信息，或者未经患者同意公开其病历资料的，应当承担侵权责任。

### （二）医疗技术损害责任

医疗技术损害责任，是指医疗机构及其医务人员在医疗活动中，违反医疗技术上的高度注意义务，具有违背当时医疗水平的技术过失，造成患者人身损害的医疗损害责任。

医务人员在诊疗活动中未尽到与当时的医疗水平相应的诊疗义务，造成患者损害的，医疗机构应当承担赔偿责任。

患者在诊疗活动中受到损害，有下列情形之一的，推定医疗机构有过错：① 违反法律、行政法规、规章以及其他有关诊疗规范的规定；② 隐匿或者拒绝提供与纠纷有关的病历资料；③ 遗失、伪造、篡改或者违法销毁病历资料。

### （三）医疗产品损害责任

因药品、消毒产品、医疗器械的缺陷，或者输入不合格的血液造成患者损害的，患者可以向药品上市许可持有人、生产者、血液提供机构请求赔偿，也可以向医疗机构请求赔偿。患者向医疗机构请求赔偿的，医疗机构赔偿后，有权向负有责任的药品上市许可持有人、生产者、血液提供机构追偿。

### 三、医疗机构的免责事由

患者在诊疗活动中受到损害，有下列情形之一的，医疗机构不承担赔偿责任：① 患者或者其近亲属不配合医疗机构进行符合诊疗规范的诊疗；② 医务人员在抢救生命垂危的患者等紧急情况下已经尽到合理诊疗义务；③ 限于当时的医疗水平难以诊疗。

 拓展阅读

《医疗纠纷预防和处理条例》

## 思考与练习

（1）简述医疗纠纷处理的方式。

（2）简述关于病历资料和现场实物封存、启封的规定。

（3）医疗损害鉴定意见内容包括哪些？

# 第八章

# 食品安全管理政策及法律制度

## 学习目标

了解我国食品安全领域的立法情况。

理解《中华人民共和国食品安全法》所确立的食品安全基本原则。

掌握食品安全治理中的基本制度体系。

## 课程思政元素

拥护党对食品安全的绝对领导，支持党和政府的食品立法、政策制定工作，了解党和政府在食品安全领域取得的成就。

认识食品安全管理的科学性和法治性的重要意义。

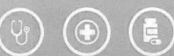

案例 8-1

## "养羊大县"添加瘦肉精 问题羊肉流向多地

2021 年 3 月 15 日晚，中央广播电视总台 2021 年"3·15"晚会上曝光了号称"养羊大县"的河北省青县养羊产业中喂养瘦肉精的问题。据了解，青县是河北省一个重要的养羊基地，每年大约出栏 70 万只羊。养殖户向记者透露，这里的羊在饲养过程中添加了瘦肉精。

5 月 8 日，市场监管总局通报了"央视 3·15 晚会曝光案件线索查处情况"。河北省市场监管部门已责令依法注销河北天一肉业有限公司食品经营许可证。河南省郑州市市场监管部门会同公安、农业农村等部门开展排查，重点检查牛羊肉经营者的检验检疫证明、索证索票等情况并抽样送检，检验暂未发现不合格产品。天津市市场监管部门组织对羊肉开展全面排查，静海区两家市场主体两批次羊肉检出"瘦肉精"，已被立案调查。经查，两家市场主体均从同一家批发商处购进，已将问题羊肉查封，并将该批发商移送公安机关。

案例 8-2

## 吉野家被曝用发臭肉末

2021 年 11 月 29 日，据视频博主@内幕纠察局 微博爆料，其最近暗访吉野家，吉野家宣称给予顾客最新鲜、最高品质的食品，售卖"最好的牛肉饭"。实际上，不仅新鲜难以保障，就连过期的白菜、菠菜也会继续使用。制作麻婆豆腐的肉末已经变臭发酸，油类没有检测标准，旧油添加新油继续使用，油质严重发黑，后厨卫生也令人担忧。

对此，11 月 29 日晚，吉野家官方微博发布情况说明称，吉野家在中国市场分属不同的运营公司，北京、天津、河北、河南、内蒙古、东北三省的吉野家由合兴餐饮集团运营。本次视频中的吉野家餐厅并不在我司运营范围内。

11 月 30 日晚间，吉野家（中国）投资有限公司官网发布致歉声明，称目前对吉野家（安徽）餐饮有限公司涉事门店已停业整顿，并且成立了紧急品质管理专项组进行调查，同时开展吉野家各家门店的品质检查。"吉野家已接受到市场监督主管部门的约谈指导，后续也将积极配合所有调查流程。"

案例 8-3

## 星巴克被曝私换配料标签使用过期食材

2021 年 12 月 13 日晚，无锡市市场监管局发布公告，表示已初步核实相关企业有更改食品原料内控期限标识、使用超过内控期限原料的行为，已责成 2 家涉事门店停业整改，并对星巴克（中国）华东北区进行了行政约谈。

随后，星巴克中国深夜发文，承认无锡两涉事门店"确实存在营运操作上的违规行为"。星巴克方面称，两家涉事门店已闭店进行调查与整改，中国内地所有星巴克门店立即启动食品安全标准执行情况的全面自查。

## 第一节　概　述

古人有云，人以和为贵，民以食为天。食品是人类生存和发展的最基本需要之一，也是人类文明的物质基础。所谓食品，不仅包括人们所食用的粮食，也包括所饮用的水及各种饮料，更广泛地说，食品包括一切供人食用或饮用的成品和原料，以及按照传统既是食品又是药品的物品。同时，食品既包括各种食物的初级原材料，也包括各种经过进一步加工的食品生产品。食品的范围极其广泛。

食品安全是一个国家食品管理的重中之重，也是保障国民生命健康的关键环节。没有了食品的安全，不仅仅会引起国民身体素质的下降，也会带来严重的社会稳定问题。何为食品安全？世界卫生组织的定义是"食品安全是指食品中有毒、有害物质对人体健康影响的公共卫生问题"。所谓"有毒、有害"，是指不造成食品生产者的任何急性、亚急性或慢性的疾病，或食品中虽然含有微量有毒有害物质，但是符合食品、食品添加剂、食品用产品的卫生标准和要求，在正常使用或者使用的情况下不会致害人体健康。这里所说"符合……卫生标准和要求"也包括符合应当有的营养要求，即食品应包括一定的营养成分，同时应具有相应的消化吸收率和维持人体正常生理功能的作用。

食品安全如此重要，在现代社会中，必须以适当的法律制度来予以治理。我们更要留意到现代国际食品贸易交往的大背景下，食品安全不仅仅是一个国家内部的管理问题，还是一个需要世界各国相互间积极合作，以国际合作治理来推动的关乎人类福祉的事业。

我国历来重视食品安全立法。除了在一般社会文化中对于食品安全意识的强调，历朝历代都比较关注对食品安全的法律规制。据统计，古代重要法律文本中，《唐律》《宋刑统》《元典章》《大明律》《大清律例》都对食品中的官粮、军粮和民粮的成色、运输、仓储、除虫防霉变等内容进行了规定。

无论在北京国民政府时期还是南京国民政府时期，执政者都曾经制定食品卫生领域的法例，有《贩卖烟酒特许牌照税条例》（1914）、《屠宰场规则》、《饮食物及其用品取缔条例》、《牛乳营业取缔规则》、《清凉饮料水营业者取缔规则》（1928），以及《取缔火酒规则》（1932）等。这说明我国近代的食品安全法律制度的建设已经起步。与此同时，苏区及解放战争时期的解放区也相继颁布了《暂行刑律》（1931）、《管理传染病规则》、《关于预防伤寒赤痢流行的指示》等规定。

新中国成立以后，我国的食品安全立法经历了 20 世纪 50—60 年代、70—80 年代及 90 年代以后三个阶段。在第一个阶段，全国性的食品安全立法工作处于起步阶段。为了贯彻"预防为主"的方针，这一阶段的主要工作是针对食物中毒问题，由卫生部和有关部门发布一些单项的规章制度和标准，并对食品卫生进行监督检查。重要的立法文件有《清凉饮食物管理暂行办法》（1953）等。这一时期还颁布了《食品合成染料管理办法》(1960)、《食品卫生管理试行条例》(1964)等规定。这些规定为新中国的食品安全管理奠定了初步的法律基础。20世纪70年代末至80年代是我国结束"文化大革命",进入改革开放新时期的新阶段。这一时期,我国关于食物卫生管理的立法工作逐步进入正轨。1979年,国务院正式颁布《中华人民共和国食品卫生管理条例》,该条例以防止一切食源性疾病作为预防性管理的重点,并涵盖了食品卫生标准、食品卫生要求、进出口食品卫生管理等方面。这一国务院法规,有力推动了1982年五届全国人大二十五次会议通过《中华人民共和国食品卫生法(试行)》(以下简称《食品卫生法(试行)》)。这部法律也是新中国成立以后第一部食品安全管理法。该法的内容广泛而全面,奠定了我国之后一段时间食品安全管理的基本模式。20世纪90年代以后,我国食品安全管理立法进入第三个阶段,这一阶段的成果首先在于全面梳理了此前的管理实践和立法成就,并于1995年第八届全国人大常委会第十六次会议上审议通过了《中华人民共和国食品卫生法》(以下简称《食品卫生法》)。该法一方面肯定了《食品卫生法(试行)》的成果,另一方面,也对食品安全问题提出了一些新的管理规范。随着我国食品安全行政管理领域新形势的不断变化,《食品卫生法》的历史使命也于2009年完成,取而代之的,是更为合理的《中华人民共和国食品安全法》(下文简称《食品安全法》)的颁布。2017年10月18日,中国共产党第十九次全国代表大会在北京开幕。习近平总书记在党的十九大报告中,指出"中国特色社会主义进入了新时代"。这一论断对于我国的新时期立法工作,包括食品安全管理的立法工作都是一个重要的指引。十九大报告明确新时代我国社会主要矛盾是人民日益增长的美好生活需要和不平衡不充分的发展之间的矛盾,并指出必须坚持以人民为中心的发展思想,不断促进人的全面发展、全体人民共同富裕。这些论断应当成为我们新时期食品安全工作的根本指导原则。

## 第二节　食品安全管理法律规定

### 一、我国食品安全法律法规

#### (一)《食品安全法》的制定与修改

如上所述,《食品卫生法》于1995年制定,是当时食品安全领域最重要的一部法律。1992年,邓小平同志在南方谈话中,提出要建立社会主义市场经济体制,1992年10月召开的中共"十四大"正式提出建立社会主义市场经济体制的目标。《食品卫生法》确立于我国社会主义市场经济体制确立的"十四大"期间,可以说是正逢其时。在随后的十几年中,该法一方面有力规范了我国社会主义市场经济体制下,食品安全的管理方向,另一方面,也见证了随着我国经济改革的逐渐深入,发生的许多食品安全事件,表明该法依然存在着许多的不足,亟待修订。2009年2月28日,十一届全国人大常委会七次会议审议通过了《食品安全法》,该法于同年6月1日起实施,同时

《食品卫生法》被废止。应该说，《食品安全法》体现了更高的法治性、科学性和前瞻性，对我国食品安全管理领域在随后十几年的发展有着重大意义。尽管如此，社会的发展，以及人民群众对更高安全标准的食品的要求，促使《食品安全法》在2015年进行了修订，并于2018年和2021年完成了两次修正。

### （二）食品安全管理的其他法律规范

2009年7月20日，国务院为执行《食品安全法》，配套颁布了《中华人民共和国食品安全法实施条例》（以下简称《食品安全法实施条例》）。该条例细化了《食品安全法》的规定，为执行该法提供了基础。此后，原卫生部也配发了一系列部门规章，其中有《餐饮服务许可管理办法》《餐饮服务食品安全监督管理办法》《食品添加剂新品种管理办法》《食品安全国家标准管理办法》等。原国家质检总局发布了《食品生产许可管理办法》《食品添加剂生产监督管理规定》等规章。原国家工商行政管理总局也制定了《食品流通许可证管理办法》《流通环节食品安全监督管理办法》《流通环节食品安全示范点规范指导意见》和《流通环节食品安全监管八项制度》等。目前，相关部委关于食品安全的法律文件有100多个，由此构成了以《食品安全法》为核心的食品安全管理法律体系。

### （三）关于2015—2021年《食品安全法》修改的评价

2009年颁布《食品安全法》经过近十年的实施，既有力推动了我国食品安全领域的管理现代化，也暴露了自身的一些缺陷和面临市场经济管理的新的需要。在此基础上，2015年在第十二届全国人民代表大会常务委员会第十四次会议上通过了对该法的修订。

该法的修订，其必要性一方面在于，我国食品企业违法生产经营现象依然存在，食品安全事件时有发生，监管体制、手段和制度等尚不能完全适应食品安全需要，法律责任偏轻、重典治乱威慑作用没有得到充分发挥，食品安全形势依然严峻。另一方面也在于，党的十八大以来，党中央、国务院进一步改革完善我国食品安全监管体制，着力建立最严格的食品安全监管制度，积极推进食品安全社会共治格局。为了以法律形式固定监管体制改革成果、完善监管制度机制，解决当前食品安全领域存在的突出问题，以法治方式维护食品安全，为最严格的食品安全监管提供体制制度保障，修改《食品安全法》十分必要。

该法修订案经过充分讨论，具体修改思路表现为围绕党的十八届三中全会决定关于建立最严格的食品安全监管制度这一总体要求，主要把握了以下几点：一是更加突出预防为主、风险防范。进一步完善食品安全风险监测、风险评估和食品安全标准等基础性制度，增设生产经营者自查、责任约谈、风险分级管理等重点制度，重在消除隐患和防患于未然。二是建立最严格的全过程监管制度。对食品生产、销售、餐饮服务等各个环节，以及食品生产经营过程中涉及的食品添加剂、食品相关产品等各有关事项，有针对性地补充、强化相关制度，提高标准、全程监管。三是建立最严格的各方法律责任制度。综合运用民事、行政、刑事等手段，对违法生产经营者实行最严厉的处罚，对失职渎职的地方政府和监管部门实行最严肃的问责，对违法作业的检验机构等实行最严格的追责。四是实行食品安全社会共治。充分发挥消费者、行业协会、新闻媒体等方面的监督作用，引导各方有序参与治理，形成食品安全社会共治格局。

修订的主要内容为：

（1）强化预防为主、风险防范的法律制度。就此，一是完善基础性制度；二是增设生产经营者自查制度；三是增设责任约谈制度；四是增设风险分级管理要求。

（2）设立最严格的全过程监管法律制度。就此，一是在食品生产环节，增设投料、半成品及成品检验等关键事项的控制要求，婴幼儿配方食品的配方备案和出厂逐批检验等义务，并明确规定不得以委托、贴牌、分装方式生产婴幼儿配方乳粉；二是在食品流通环节，增设批发企业的销售记录制度和网络食品交易相关主体的食品安全责任；三是在餐饮服务环节，增设餐饮服务提供者的原料控制义务以及学校等集中用餐单位的食品安全管理规范；四是完善食品追溯制度，细化生产经营者索证索票、进货查验记录等制度，增加规定食品和食用农产品全程追溯协作机制；五是补充规定保健食品的产品注册和备案制度以及广告审批制度，规范保健食品原料使用和功能声称，补充食品添加剂的经营规范和食品相关产品的生产管理制度；六是进一步明确进出口食品管理制度，重在把好进口食品的口岸管理关；七是完善食品安全监管体制，将现行分段监管体制修改为由食品药品监管部门统一负责食品生产、流通和餐饮服务监管的相对集中的体制。

（3）建立最严格的法律责任制度。就此，一是突出民事赔偿责任；二是加大行政处罚力度；三是细化并加重对失职的地方政府负责人和食品安全监管人员的处分；四是做好与刑事责任的衔接。分别规定生产经营者、监管人员、检验人员等主体有违法行为构成犯罪的，依法追究刑事责任。

（4）实行社会共治。就此，一是规定食品安全有奖举报制度；二是规范食品安全信息发布；三是增设食品安全责任保险制度。

2018年，基于中央行政机构改革所带来的食品卫生安全管理的变化，《食品安全法》得到第一次修正。这次修正涉及的条文数量较多。据修改说明，为回应完善市场监管和执法体制方面的要求，考虑到《国务院机构改革方案》将国家工商行政管理总局、国家质量监督检验检疫总局、国家食品药品监督管理总局等部门的职责整合到国家市场监督管理总局。为此，修改了《食品安全法》的68个条款。

2021年，《食品安全法》迎来了第二次修正，将第三十五条第一款修改为："国家对食品生产经营实行许可制度。从事食品生产、食品销售、餐饮服务，应当依法取得许可。但是，销售食用农产品和仅销售预包装食品的，不需要取得许可。仅销售预包装食品的，应当报所在地县级以上地方人民政府食品安全监督管理部门备案。"

## 二、《食品安全法》的适用范围

根据《食品安全法》第二条的规定，该法适用于在我国境内从事的下列活动：

（1）食品及其相关产品的生产和经营。

食品、食品添加剂以及用于食品的包装材料、容器、洗涤剂、消毒剂和用于食品生产经营的工具、设备的生产、经营，应当遵守《食品安全法》。其中食品生产和加工称为食品生产，食品销售和餐饮服务称为食品经营。

（2）相关产品的适用。

食品生产经营者使用食品添加剂、食品相关产品，适用该法。

（3）安全管理。

对食品、食品添加剂和食品相关产品的安全管理适用，应当遵守《食品安全法》。但供食用的源于农业的初级产品的质量安全管理，遵循农产品质量安全法的规定；转基因食品的安全管理，还应当遵守有关行政法规的规定。

（4）食用农产品的安全标准与信息公布。

制定有关食用农产品的质量安全标准、公布食用农产品安全有关信息，应当遵守该法的规定。

### 三、我国的食品安全监督管理体制

我国食品安全监督管理体制，在2003年以前实行的是分部门分环节治理的模式。这种模式将食品安全视为一个由不同环节构成的系统，并由卫生部、农业部、质检部等不同部门分头治理不同环节。2004年以后，我国食品安全管理模式发生了重大调整，成立了国家食品药品监督管理局，并由该局负责食品、保健品安全管理的综合监督、组织协调和依法组织开展对重大事故的查处三个方面的职责。这一思路下，又形成了以部门按照食品链环节进行分工为主、品种监管为辅的监管框架。此外也引进了商务部、国家发展和改革委员会、财政部、宣传部、公安部等部门的参与。2008年，国家食品药品监督管理局被并入卫生部，其职权也被并入卫生部。2009年，《食品安全法》实施后，整个食品安全管理体制做了重大调整，确立了分段监管与全程监管配合，并由国务院直属食品安全委员会为总协调的体制。2013年，国家食品安全管理机构再次调整，食品安全委员会与其他相关行政机构被整合为国家食品药品监督管理总局，但保留食品安全委员会，其职权则由国家食药总局承担。

2018年，依据《深化党和国家机构改革方案》的要求，食品安全管理体制再次发生变化。原国家食药总局与其他部门被整合进国家市场监督管理总局，其职权也归于国家市场监督管理总局，但食品安全委员会仍然保留。

基于此，为改革市场监管体系，实行统一的市场监管，是建立统一开放竞争有序的现代市场体系的关键环节。为完善市场监管体制，推动实施质量强国战略，营造诚实守信、公平竞争的市场环境，进一步推进市场监管综合执法、加强产品质量安全监管，让人民群众买得放心、用得放心、吃得放心。国家市场监督管理总局的职责为：负责市场综合监督管理，统一登记市场主体并建立信息公示和共享机制，组织市场监管综合执法工作，承担反垄断统一执法，规范和维护市场秩序，组织实施质量强国战略，负责工业产品质量安全、食品安全、特种设备安全监管，统一管理计量标准、检验检测、认证认可工作等。

同时，县级以上地方人民政府统一、负责、领导、组织协调本行政区域的食品安全监管工作，并依照《食品安全法》和国务院有关规定确定本级相关部门的食品安全监督管理职责。

## 四、我国基本的食品安全管理法律制度

### （一）食品安全风险监测和评估

#### 1. 食品安全风险监测制度

食品安全风险监测，是指通过系统和持续收集食源性疾病、食品污染以及食品中有害因素的监测数据及相关信息，并进行综合分析和及时通报的活动。食品安全检测的目的是在于全面掌握食品安全状况，有针对性地对食品安全进行监管，并将结果作为制定食品安全标准、确定检查对象和检查频率的科学依据。

根据《食品安全法》第三条、第五条等及相关规定，国务院食品安全委员会负责分析食品安全形势，研究部署、统筹指导食品安全工作，提出食品安全监督管理的重大政策措施，督促落实食品安全监督管理责任。县级以上地方人民政府食品安全委员会按照本级人民政府规定的职责开展工作。县级以上人民政府建立统一权威的食品安全监督管理体制，加强食品安全监督管理能力建设。县级以上人民政府食品安全监督管理部门和其他有关部门应当依法履行职责，加强协调配合，做好食品安全监督管理工作。乡镇人民政府和街道办事处应当支持、协助县级人民政府食品安全监督管理部门及其派出机构依法开展食品安全监督管理工作。

另外，根据《食品安全法》第六条，县级以上地方人民政府对本行政区域的食品安全监督管理工作负责，统一领导、组织、协调本行政区域的食品安全监督管理工作以及食品安全突发事件应对工作，建立健全食品安全全程监督管理工作机制和信息共享机制。县级以上地方人民政府依照本法和国务院的规定，确定本级食品安全监督管理、卫生行政部门和其他有关部门的职责。有关部门在各自职责范围内负责本行政区域的食品安全监督管理工作。县级人民政府食品安全监督管理部门可以在乡镇或者特定区域设立派出机构。食品安全风险监测的主要内容为食源性疾病、食品污染以及食品中的有害因素。

#### 2. 食品安全风险评估制度

根据《食品安全法》第十七条，国家建立食品安全风险评估制度。所谓食品安全风险评估，是指运用科学方法，根据食品安全风险监测信息、科学数据以及有关信息，对食品、食品添加剂、食品相关产品中生物性、化学性和物理性危害因素进行风险评估。

食品安全风险评估是由国务院卫生行政部门负责组织，成立由医学、农业、食品、营养、生物、环境等方面的专家组成的食品安全风险评估专家委员会进行食品安全风险评估。食品安全风险评估结果由国务院卫生行政部门公布。对农药、肥料、兽药、饲料和饲料添加剂等的安全性评估，应当有食品安全风险评估专家委员会的专家参加。

国务院食品安全监督管理、农业行政等部门在监督管理工作中发现需要进行食品安全风险评估的，应当向国务院卫生行政部门提出食品安全风险评估的建议，并提供

风险来源、相关检验数据和结论等信息、资料。属于《食品安全法》第十八条规定情形的，国务院卫生行政部门应当及时进行食品安全风险评估，并向国务院有关部门通报评估结果。省级以上人民政府卫生行政、农业行政部门应当及时相互通报食品、食用农产品安全风险监测信息。国务院卫生行政、农业行政部门应当及时相互通报食品、食用农产品安全风险评估结果等信息。评估的范围包括下列情形：（1）通过食品安全风险监测或者接到举报发现食品、食品添加剂、食品相关产品可能存在安全隐患的；（2）为制定或者修订食品安全国家标准提供科学依据需要进行风险评估的；（3）为确定监督管理的重点领域、重点品种需要进行风险评估的；（4）发现新的可能危害食品安全因素的；（5）需要判断某一因素是否构成食品安全隐患的；（6）国务院卫生行政部门认为需要进行风险评估的其他情形。

食品安全风险评估结果是制定、修订食品安全标准和实施食品安全监督管理的科学依据。经食品安全风险评估，得出食品、食品添加剂、食品相关产品不安全结论的，国务院食品安全监督管理等部门应当依据各自职责立即向社会公告，告知消费者停止食用或者使用，并采取相应措施，确保该食品、食品添加剂、食品相关产品停止生产经营；需要制定、修订相关食品安全国家标准的，国务院卫生行政部门应当会同国务院食品安全监督管理部门立即制定、修订。国务院食品安全监督管理部门应当会同国务院有关部门，根据食品安全风险评估结果、食品安全监督管理信息，对食品安全状况进行综合分析。对经综合分析表明可能具有较高程度安全风险的食品，国务院食品安全监督管理部门应当及时提出食品安全风险警示，并向社会公布。

县级以上人民政府食品安全监督管理部门和其他有关部门、食品安全风险评估专家委员会及其技术机构，应当按照科学、客观、及时、公开的原则，组织食品生产经营者、食品检验机构、认证机构、食品行业协会、消费者协会以及新闻媒体等，就食品安全风险评估信息和食品安全监督管理信息进行交流沟通。

食品安全评估实行免费原则。评估不得向生产经营者收取费用，采集样品应当按照市场价格支付费用。

### （二）食品安全风险标准及食品检查

食品安全标准是强制执行的标准。《食品安全法》规定，除食品安全标准外，不得制定其他食品强制性标准。

食品安全标准应当包括下列内容：（1）食品、食品添加剂、食品相关产品中的致病性微生物，农药残留、兽药残留、生物毒素、重金属等污染物质以及其他危害人体健康物质的限量规定；（2）食品添加剂的品种、使用范围、用量；（3）专供婴幼儿和其他特定人群的主辅食品的营养成分要求；（4）对与卫生、营养等食品安全要求有关的标签、标志、说明书的要求；（5）食品生产经营过程的卫生要求；（6）与食品安全有关的质量要求；（7）与食品安全有关的食品检验方法与规程；（8）其他需要制定为食品安全标准的内容。

食品安全国家标准由国务院卫生行政部门会同国务院食品安全监督管理部门制定、公布，国务院标准化行政部门提供国家标准编号。食品中农药残留、兽药残留的限量规定及其检验方法与规程由国务院卫生行政部门、国务院农业行政部门会同国务院食品安全监督管理部门制定。屠宰畜、禽的检验规程由国务院农业行政部门会同国务院卫生行政部门制定。

制定食品安全国家标准，应当依据食品安全风险评估结果并充分考虑食用农产品安全风险评估结果，参照相关的国际标准和国际食品安全风险评估结果，并将食品安全国家标准草案向社会公布，广泛听取食品生产经营者、消费者、有关部门等方面的意见。

食品安全国家标准应当经国务院卫生行政部门组织的食品安全国家标准审评委员会审查通过。食品安全国家标准审评委员会由医学、农业、食品、营养、生物、环境等方面的专家以及国务院有关部门、食品行业协会、消费者协会的代表组成，对食品安全国家标准草案的科学性和实用性等进行审查。

对地方特色食品，没有食品安全国家标准的，省、自治区、直辖市人民政府卫生行政部门可以制定并公布食品安全地方标准，报国务院卫生行政部门备案。食品安全国家标准制定后，该地方标准即行废止。

国家鼓励食品生产企业制定严于食品安全国家标准或者地方标准的企业标准，在本企业适用，并报省、自治区、直辖市人民政府卫生行政部门备案。

省级以上人民政府卫生行政部门应当在其网站上公布制定和备案的食品安全国家标准、地方标准和企业标准，供公众免费查阅、下载。对食品安全标准执行过程中的问题，县级以上人民政府卫生行政部门应当会同有关部门及时给予指导、解答。

省级以上人民政府卫生行政部门应当会同同级食品安全监督管理、农业行政等部门，分别对食品安全国家标准和地方标准的执行情况进行跟踪评价，并根据评价结果及时修订食品安全标准。省级以上人民政府食品安全监督管理、农业行政等部门应当对食品安全标准执行中存在的问题进行收集、汇总，并及时向同级卫生行政部门通报。食品生产经营者、食品行业协会发现食品安全标准在执行中存在问题的，应当立即向卫生行政部门报告。

(三) 食品生产经营

食品生产经营，是指一切食品的生产、采集、收购、加工、贮存、运输、供应、销售等活动。国家对食品生产经营实行许可制度。凡是从事食品生产、食品流通、餐饮服务，均应当依法取得食品生产许可，食品流通许可，餐饮服务许可。

1. 食品安全经营标准适用范围

根据《食品安全法》第三十三条的规定，食品生产经营应当符合食品安全标准，并符合下列要求：（1）具有与生产经营的食品品种、数量相适应的食品原料处理和食品加工、包装、贮存等场所，保持该场所环境整洁，并与有毒、有害场所以及其他污染源保持规定的距离；（2）具有与生产经营的食品品种、数量相适应的生产经营设备或者设施，有相应的消毒、更衣、盥洗、采光、照明、通风、防腐、防尘、防蝇、防鼠、防虫、洗涤以及处理废水、存放垃圾和废弃物的设备或者设施；（3）有专职或者兼职的食品安全专业技术人员、食品安全管理人员和保证食品安全的规章制度；（4）具有合理的设备布局和工艺流程，防止待加工食品与直接入口食品、原料与成品交叉污染，避免食品接触有毒物、不洁物；（5）餐具、饮具和盛放直接入口食品的容器，使用前应当洗净、消毒，炊具、用具用后应当洗净，保持清洁；（6）贮存、运输和装卸食品的容器、工具和设备应当安全、无害，保持清洁，防止食品污染，并符合保证食品安全所需的温度、湿度等特殊要求，不得将食品与有毒、有害物品一同贮存、运输；（7）直接入口的食品应当使用无毒、清洁的包装材料、餐具、饮具和容器；（8）食品生产经营人员应当保持个人卫生，生产经营食品时，应当将手洗净，穿戴清洁的工作衣、帽等；销售无包装的直接入口食品时，应当使用无毒、清洁的容器、售货工具和设备；（9）用水应当符合国家规定的生活饮用水卫生标准；（10）使用的洗涤剂、消毒剂应当对人体安全、无害；（11）法律、法规规定的其他要求。非食品生产经营者从事食品贮存、运输和装卸的，应当符合前款第六项的规定。

《食品安全法》第三十四条也提出了一个负面禁止生产清单，禁止生产经营下列食品、食品添加剂、食品相关产品：（1）用非食品原料生产的食品或者添加食品添加剂以外的化学物质和其他可能危害人体健康物质的食品，或者用回收食品作为原料生产的食品；（2）致病性微生物，农药残留、兽药残留、生物毒素、重金属等污染物质以及其他危害人体健康的物质含量超过食品安全标准限量的食品、食品添加剂、食品相关产品；（3）用超过保质期的食品原料、食品添加剂生产的食品、食品添加剂；（4）超范围、超限量使用食品添加剂的食品；（5）营养成分不符合食品安全标准的专供婴幼儿和其他特定人群的主辅食品；（6）腐败变质、油脂酸败、霉变生虫、污秽不洁、混有异物、掺假掺杂或者感官性状异常的食品、食品添加剂；（7）病死、毒死或者死因不明的禽、畜、兽、水产动物肉类及其制品；（8）未按规定进行检疫或者检疫不合格的肉类，或者未经检验或者检验不合格的肉类制品；（9）被包装材料、容器、运输工具等污染的食品、食品添加剂；（10）标注虚假生产日期、保质期或者超过保质期的食品、食品添加剂；（11）无标签的预包装食品、食品添加剂；（12）国家为防病等特殊需要明令禁止生产经营的食品；（13）其他不符合法律、法规或者食品安全标准的食品、食品添加剂、食品相关产品。

2. 食品安全经营许可制度

国家对食品生产经营实行许可制度。从事食品生产、食品销售、餐饮服务，应当依法取得许可。但是，销售食用农产品，不需要取得许可。

根据行政管辖的原则，县级以上地方人民政府食品安全监督管理部门负责审核和颁发许可证。申请人应当提交的材料包括：

（1）具有与生产经营的食品品种、数量相适应的食品原料处理和食品加工、包装、贮存等场所，保持该场所环境整洁，并与有毒、有害场所以及其他污染源保持规定的距离；

（2）具有与生产经营的食品品种、数量相适应的生产经营设备或者设施，有相应的消毒、更衣、盥洗、采光、照明、通风、防腐、防尘、防蝇、防鼠、防虫、洗涤以及处理废水、存放垃圾和废弃物的设备或者设施；

（3）有专职或者兼职的食品安全专业技术人员、食品安全管理人员和保证食品安全的规章制度；

（4）具有合理的设备布局和工艺流程，防止待加工食品与直接入口食品、原料与成品交叉污染，避免食品接触有毒物、不洁物；

必要时，县级以上地方人民政府可以对申请人的生产经营场所进行现场核查。对符合规定条件的，县级以上地方人民政府准予许可；对不符合规定条件的，不予许可并书面说明理由。

食品生产加工小作坊和食品摊贩等从事食品生产经营活动，也应当建立与该法规定相符的与其生产经营规模、条件相适应的食品安全要求，保证所生产经营的食品卫生、无毒、无害，食品安全监督管理部门应当对其加强监督管理。县级以上地方人民政府应当对食品生产加工小作坊、食品摊贩等进行综合治理，加强服务和统一规划，改善其生产经营环境，鼓励和支持其改进生产经营条件，进入集中交易市场、店铺等固定场所经营，或者在指定的临时经营区域、时段经营。食品生产加工小作坊和食品摊贩等的具体管理办法由省、自治区、直辖市制定。

利用新的食品原料生产食品，或者生产食品添加剂新品种、食品相关产品新品种，应当向国务院卫生行政部门提交相关产品的安全性评估材料。国务院卫生行政部门应当自收到申请之日起 60 日内组织审查；对符合食品安全要求的，准予许可并公布；对不符合食品安全要求的，不予许可并书面说明理由。

生产经营的食品中不得添加药品，但是可以添加按照传统既是食品又是中药材的物质。按照传统既是食品又是中药材的物质目录由国务院卫生行政部门会同国务院食品安全监督管理部门制定、公布。

国家对食品添加剂生产实行许可制度。从事食品添加剂生产，应当具有与所生产食品添加剂品种相适应的场所、生产设备或者设施、专业技术人员和管理制度，并依法定程序，取得食品添加剂生产许可。生产食品添加剂应当符合法律、法规和食品安全国家标准。

食品添加剂应当在技术上确有必要且经过风险评估证明安全可靠，方可列入允许使用的范围；有关食品安全国家标准应当根据技术必要性和食品安全风险评估结果及时修订。食品生产经营者应当按照食品安全国家标准使用食品添加剂。

对直接接触食品的包装材料等具有较高风险的食品相关产品，按照国家有关工业产品生产许可证管理的规定实施生产许可。食品安全监督管理部门应当加强对食品相关产品生产活动的监督管理。

3. 食品安全经营全程追溯制度

国家建立食品安全全程追溯制度。食品生产经营者应当依照本法的规定，建立食品安全追溯体系，保证食品可追溯。国家鼓励食品生产经营者采用信息化手段采集、留存生产经营信息，建立食品安全追溯体系。

国务院食品安全监督管理部门会同国务院农业行政等有关部门建立食品安全全程追溯协作机制。地方各级人民政府应当采取措施鼓励食品规模化生产和连锁经营、配送。国家鼓励食品生产经营企业参加食品安全责任保险。

**4. 食品安全经营过程控制**

食品生产经营企业应当建立健全食品安全管理制度,对职工进行食品安全知识培训,加强食品检验工作,依法从事生产经营活动。食品生产经营企业的主要负责人应当落实企业食品安全管理制度,对本企业的食品安全工作全面负责。

食品生产经营企业应当配备食品安全管理人员,加强对其培训和考核。经考核不具备食品安全管理能力的,不得上岗。食品安全监督管理部门应当对企业食品安全管理人员随机进行监督抽查考核并公布考核情况。监督抽查考核不得收取费用。

食品生产经营者应当建立并执行从业人员健康管理制度。患有国务院卫生行政部门规定的有碍食品安全疾病的人员,不得从事接触直接入口食品的工作。

从事接触直接入口食品工作的食品生产经营人员应当每年进行健康检查,取得健康证明后方可上岗工作。

食品生产企业应当就下列事项制定并实施控制要求,保证所生产的食品符合食品安全标准:(1)原料采购、原料验收、投料等原料控制;(2)生产工序、设备、贮存、包装等生产关键环节控制;(3)原料检验、半成品检验、成品出厂检验等检验控制;(4)运输和交付控制。

**5. 食品安全自查制度**

食品生产经营者应当建立食品安全自查制度,定期对食品安全状况进行检查评价。生产经营条件发生变化,不再符合食品安全要求的,食品生产经营者应当立即采取整改措施;有发生食品安全事故潜在风险的,应当立即停止食品生产经营活动,并向所在地县级人民政府食品安全监督管理部门报告。

国家鼓励食品生产经营企业符合良好生产规范要求,实施危害分析与关键控制点体系,提高食品安全管理水平。对通过良好生产规范、危害分析与关键控制点体系认证的食品生产经营企业,认证机构应当依法实施跟踪调查;对不再符合认证要求的企业,应当依法撤销认证,及时向县级以上人民政府食品安全监督管理部门通报,并向社会公布。认证机构实施跟踪调查不得收取费用。

食用农产品生产者应当按照食品安全标准和国家有关规定使用农药、肥料、兽药、饲料和饲料添加剂等农业投入品,严格执行农业投入品使用安全间隔期或者休药期的规定,不得使用国家明令禁止的农业投入品。禁止将剧毒、高毒农药用于蔬菜、瓜果、茶叶和中草药材等国家规定的农作物。食用农产品的生产企业和农民专业合作经济组织应当建立农业投入品使用记录制度。县级以上人民政府农业行政部门应当加强对农业投入品使用的监督管理和指导,建立健全农业投入品安全使用制度。

食品生产者采购食品原料、食品添加剂、食品相关产品,应当查验供货者的许可证和产品合格证明;对无法提供合格证明的食品原料,应当按照食品安全标准进行检验;不得采购或者使用不符合食品安全标准的食品原料、食品添加剂、食品相关产品。食品生产企业应当建立食品原料、食品添加剂、食品相关产品进货查验记录制度,如实记录食品原料、食品添加剂、食品相关产品的名称、规格、数量、生产日期或者生产批号、保质期、进货日期以及供货者名称、地址、联系方式等内容，并保存相关凭证。记录和凭证保存期限不得少于产品保质期满后六个月；没有明确保质期的，保存期限不得少于二年。

6. 食品出厂检验记录制度

食品生产企业应当建立食品出厂检验记录制度，查验出厂食品的检验合格证和安全状况，如实记录食品的名称、规格、数量、生产日期或者生产批号、保质期、检验合格证号、销售日期以及购货者名称、地址、联系方式等内容，并保存相关凭证。记录和凭证保存期限不得少于产品保质期满后六个月；没有明确保质期的，保存期限不得少于二年。

食品、食品添加剂、食品相关产品的生产者，应当按照食品安全标准对所生产的食品、食品添加剂、食品相关产品进行检验，检验合格后方可出厂或者销售。

食品经营者采购食品，应当查验供货者的许可证和食品出厂检验合格证或者其他合格证明（以下称合格证明文件）。食品经营企业应当建立食品进货查验记录制度，如实记录食品的名称、规格、数量、生产日期或者生产批号、保质期、进货日期以及供货者名称、地址、联系方式等内容，并保存相关凭证。记录和凭证保存期限不得少于产品保质期满后六个月；没有明确保质期的，保存期限不得少于二年。实行统一配送经营方式的食品经营企业，可以由企业总部统一查验供货者的许可证和食品合格证明文件，进行食品进货查验记录。从事食品批发业务的经营企业应当建立食品销售记录制度，如实记录批发食品的名称、规格、数量、生产日期或者生产批号、保质期、销售日期以及购货者名称、地址、联系方式等内容，并保存相关凭证。记录和凭证保存期限不得少于产品保质期满后六个月；没有明确保质期的，保存期限不得少于二年。

食品经营者应当按照保证食品安全的要求贮存食品，定期检查库存食品，及时清理变质或者超过保质期的食品。食品经营者贮存散装食品，应当在贮存位置标明食品的名称、生产日期或者生产批号、保质期、生产者名称及联系方式等内容。餐饮服务提供者应当制定并实施原料控制要求，不得采购不符合食品安全标准的食品原料。倡导餐饮服务提供者公开加工过程，公示食品原料及其来源等信息。

餐饮服务提供者在加工过程中应当检查待加工的食品及原料，有腐败变质、油脂酸败、霉变生虫、污秽不洁、混有异物、掺假掺杂或者感官性状异常的食品、食品添加剂之情形的，不得加工或者使用。餐饮服务提供者应当定期维护食品加工、贮存、陈列等设施、设备；定期清洗、校验保温设施及冷藏、冷冻设施。餐饮服务提供者应当按照要求对餐具、饮具进行清洗消毒，不得使用未经清洗消毒的餐具、饮具；餐饮服务提供者委托清洗消毒餐具、饮具的，应当委托符合《食品安全法》规定条件的餐具、饮具集中消毒服务单位。

学校、托幼机构、养老机构、建筑工地等集中用餐单位的食堂应当严格遵守法律、法规和食品安全标准；从供餐单位订餐的，应当从取得食品生产经营许可的企业订购，并按照要求对订购的食品进行查验。供餐单位应当严格遵守法律、法规和食品安全标准，当餐加工，确保食品安全。

学校、托幼机构、养老机构、建筑工地等集中用餐单位的主管部门应当加强对集中用餐单位的食品安全教育和日常管理，降低食品安全风险，及时消除食品安全隐患。

餐具、饮具集中消毒服务单位应当具备相应的作业场所、清洗消毒设备或者设施，用水和使用的洗涤剂、消毒剂应当符合相关食品安全国家标准和其他国家标准、卫生规范。餐具、饮具集中消毒服务单位应当对消毒餐具、饮具进行逐批检验，检验合格后方可出厂，并应当随附消毒合格证明。消毒后的餐具、饮具应当在独立包装上标注单位名称、地址、联系方式、消毒日期以及使用期限等内容。

食品添加剂生产者应当建立食品添加剂出厂检验记录制度，查验出厂产品的检验合格证和安全状况，如实记录食品添加剂的名称、规格、数量、生产日期或者生产批号、保质期、检验合格证号、销售日期以及购货者名称、地址、联系方式等相关内容，并保存相关凭证。记录和凭证保存期限不得少于产品保质期满后六个月；没有明确保质期的，保存期限不得少于二年。

食品添加剂经营者采购食品添加剂，应当依法查验供货者的许可证和产品合格证明文件，如实记录食品添加剂的名称、规格、数量、生产日期或者生产批号、保质期、进货日期以及供货者名称、地址、联系方式等内容，并保存相关凭证。记录和凭证保存期限不得少于产品保质期满后六个月；没有明确保质期的，保存期限不得少于二年。集中交易市场的开办者、柜台出租者和展销会举办者，应当依法审查入场食品经营者的许可证，明确其食品安全管理责任，定期对其经营环境和条件进行检查，发现其有违反本法规定行为的，应当及时制止并立即报告所在地县级人民政府食品安全监督管理部门。

网络食品交易第三方平台提供者应当对入网食品经营者进行实名登记，明确其食品安全管理责任；依法应当取得许可证的，还应当审查其许可证。网络食品交易第三方平台提供者发现入网食品经营者有违反本法规定行为的，应当及时制止并立即报告所在地县级人民政府食品安全监督管理部门；发现严重违法行为的，应当立即停止提供网络交易平台服务。

### 7. 食品召回制度

国家建立食品召回制度。食品生产者发现其生产的食品不符合食品安全标准或者有证据证明可能危害人体健康的，应当立即停止生产，召回已经上市销售的食品，通知相关生产经营者和消费者，并记录召回和通知情况。食品经营者发现其经营的食品有前款规定情形的，应当立即停止经营，通知相关生产经营者和消费者，并记录停止经营和通知情况。食品生产者认为应当召回的，应当立即召回。由于食品经营者的原因造成其经营的食品有前款规定情形的，食品经营者应当召回。食品生产经营者应当对召回的食品采取无害化处理、销毁等措施，防止其再次流入市场。但是，对因标签、标志或者说明书不符合食品安全标准而被召回的食品，食品生产者在采取补救措施且能保证食品安全的情况下可以继续销售；销售时应当向消费者明示补救措施。

食品生产经营者应当将食品召回和处理情况向所在地县级人民政府食品安全监督管理部门报告；需要对召回的食品进行无害化处理、销毁的，应当提前报告时间、地点。食品安全监督管理部门认为必要的，可以实施现场监督。食品生产经营者未依照本条规定召回或者停止经营的，县级以上人民政府食品安全监督管理部门可以责令其召回或者停止经营。

食用农产品批发市场应当配备检验设备和检验人员或者委托符合本法规定的食品检验机构，对进入该批发市场销售的食用农产品进行抽样检验；发现不符合食品安全标准的，应当要求销售者立即停止销售，并向食品安全监督管理部门报告。

食用农产品销售者应当建立食用农产品进货查验记录制度，如实记录食用农产品的名称、数量、进货日期以及供货者名称、地址、联系方式等内容，并保存相关凭证。记录和凭证保存期限不得少于六个月。

进入市场销售的食用农产品在包装、保鲜、贮存、运输中使用保鲜剂、防腐剂等食品添加剂和包装材料等食品相关产品，应当符合食品安全国家标准。

8. 食品包装标签

预包装食品的包装上应当有标签。标签应当标明下列事项：（1）名称、规格、净含量、生产日期；（2）成分或者配料表；（3）生产者的名称、地址、联系方式；（4）保质期；（5）产品标准代号；（6）贮存条件；（7）所使用的食品添加剂在国家标准中的通用名称；（8）生产许可证编号；（9）法律、法规或者食品安全标准规定应当标明的其他事项。专供婴幼儿和其他特定人群的主辅食品，其标签还应当标明主要营养成分及其含量。食品安全国家标准对标签标注事项另有规定的，从其规定。

食品经营者销售散装食品，应当在散装食品的容器、外包装上标明食品的名称、生产日期或者生产批号、保质期以及生产经营者名称、地址、联系方式等内容。

生产经营转基因食品应当按照规定显著标示。

食品添加剂应当有标签、说明书和包装。标签、说明书应当载明以下事项：名称、规格、净含量、生产日期；成分或者配料表；生产者的名称、地址、联系方式；保质期；产品标准代号；贮存条件；生产许可证编号；法律、法规或者食品安全标准规定应当标明的其他事项；以及食品添加剂的使用范围、用量、使用方法，并在标签上载明"食品添加剂"字样。

食品和食品添加剂的标签、说明书，不得含有虚假内容，不得涉及疾病预防、治疗功能。生产经营者对其提供的标签、说明书的内容负责。食品和食品添加剂的标签、说明书应当清楚、明显，生产日期、保质期等事项应当显著标注，容易辨识。食品和食品添加剂与其标签、说明书的内容不符的，不得上市销售。

食品经营者应当按照食品标签标示的警示标志、警示说明或者注意事项的要求销售食品。食品广告的内容应当真实合法，不得含有虚假内容，不得涉及疾病预防、治疗功能。食品生产经营者对食品广告内容的真实性、合法性负责。县级以上人民政府食品安全监督管理部门和其他有关部门以及食品检验机构、食品行业协会不得以广告或者其他形式向消费者推荐食品。消费者组织不得以收取费用或者其他牟取利益的方式向消费者推荐食品。

9. 特殊食品

国家对保健食品、特殊医学用途配方食品和婴幼儿食品等特殊食品实行严格监督管理。

保健食品声称保健功能，应当具有科学依据，不得对人体产生急性、亚急性或者慢性危害。保健食品原料目录和允许保健食品声称的保健功能目录，由国务院食品安全监督管理部门会同国务院卫生行政部门、国家中医药管理部门制定、调整并公布。保健食品原料目录应当包括原料名称、用量及其对应的功效；列入保健食品原料目录的原料只能用于保健食品生产，不得用于其他食品生产。使用保健食品原料目录以外原料的保健食品和首次进口的保健食品应当经国务院食品安全监督管理部门注册。但是，首次进口的保健食品中属于补充维生素、矿物质等营养物质的，应当报国务院食品安全监督管理部门备案。其他保健食品应当报省、自治区、直辖市人民政府食品安全监督管理部门备案。

进口的保健食品应当是出口国（地区）主管部门准许上市销售的产品。

依法应当注册的保健食品，注册时应当提交保健食品的研发报告、产品配方、生产工艺、安全性和保健功能评价、标签、说明书等材料及样品，并提供相关证明文件。国务院食品安全监督管理部门经组织技术审评，对符合安全和功能声称要求的，准予注册；对不符合要求的，不予注册并书面说明理由。对使用保健食品原料目录以外原料的保健食品做出准予注册决定的，应当及时将该原料纳入保健食品原料目录。

依法应当备案的保健食品，备案时应当提交产品配方、生产工艺、标签、说明书以及表明产品安全性和保健功能的材料。保健食品的标签、说明书不得涉及疾病预防、治疗功能，内容应当真实，与注册或者备案的内容相一致，载明适宜人群、不适宜人群、功效成分或者标志性成分及其含量等，并声明"本品不能代替药物"。保健食品的功能和成分应当与标签、说明书相一致。

保健食品广告除应当食品广告的内容应当真实合法，不得含有虚假内容，不得涉及疾病预防、治疗功能。食品生产经营者对食品广告内容的真实性、合法性负责，还应当声明"本品不能代替药物"；其内容应当经生产企业所在地省、自治区、直辖市人民政府食品安全监督管理部门审查批准，取得保健食品广告批准文件。

省、自治区、直辖市人民政府食品安全监督管理部门应当公布并及时更新已经批准的保健食品广告目录以及批准的广告内容。

特殊医学用途配方食品应当经国务院食品安全监督管理部门注册。注册时，应当提交产品配方、生产工艺、标签、说明书以及表明产品安全性、营养充足性和特殊医学用途临床效果的材料。特殊医学用途配方食品广告适用《中华人民共和国广告法》和其他法律、行政法规关于药品广告管理的规定。

婴幼儿配方食品生产企业应当实施从原料进厂到成品出厂的全过程质量控制，对出厂的婴幼儿配方食品实施逐批检验，保证食品安全。生产婴幼儿配方食品使用的生鲜乳、辅料等食品原料、食品添加剂等，应当符合法律、行政法规的规定和食品安全国家标准，保证婴幼儿生长发育所需的营养成分。

婴幼儿配方食品生产企业应当将食品原料、食品添加剂、产品配方及标签等事项向省、自治区、直辖市人民政府食品安全监督管理部门备案。婴幼儿配方乳粉的产品配方应当经国务院食品安全监督管理部门注册。注册时，应当提交配方研发报告和其他表明配方科学性、安全性的材料。不得以分装方式生产婴幼儿配方乳粉，同一企业不得用同一配方生产不同品牌的婴幼儿配方乳粉。

保健食品、特殊医学用途配方食品、婴幼儿配方乳粉的注册人或者备案人应当对其提交材料的真实性负责。省级以上人民政府食品安全监督管理部门应当及时公布注册或者备案的保健食品、特殊医学用途配方食品、婴幼儿配方乳粉目录，并对注册或者备案中获知的企业商业秘密予以保密。

保健食品、特殊医学用途配方食品、婴幼儿配方乳粉生产企业应当按照注册或者备案的产品配方、生产工艺等技术要求组织生产。

生产保健食品，特殊医学用途配方食品、婴幼儿配方食品和其他专供特定人群的主辅食品的企业，应当按照良好生产规范的要求建立与所生产食品相适应的生产质量管理体系，定期对该体系的运行情况进行自查，保证其有效运行，并向所在地县级人民政府食品安全监督管理部门提交自查报告。

10. 食品安全事故应急预案

国务院组织制定国家食品安全事故应急预案。县级以上地方人民政府应当根据有关法律、法规的规定和上级人民政府的食品安全事故应急预案以及本行政区域的实际情况，制定本行政区域的食品安全事故应急预案，并报上一级人民政府备案。

食品安全事故应急预案应当对食品安全事故分级、事故处置组织指挥体系与职责、预防预警机制、处置程序、应急保障措施等做出规定。食品生产经营企业应当制定食品安全事故处置方案，定期检查本企业各项食品安全防范措施的落实情况，及时消除事故隐患。

发生食品安全事故的单位应当立即采取措施，防止事故扩大。事故单位和接收病人进行治疗的单位应当及时向事故发生地县级人民政府食品安全监督管理、卫生行政部门报告。

县级以上人民政府农业行政等部门在日常监督管理中发现食品安全事故或者接到事故举报，应当立即向同级食品安全监督管理部门通报。发生食品安全事故，接到报告的县级人民政府食品安全监督管理部门应当按照应急预案的规定向本级人民政府和上级人民政府食品安全监督管理部门报告。县级人民政府和上级人民政府食品安全监督管理部门应当按照应急预案的规定上报。任何单位和个人不得对食品安全事故隐瞒、谎报、缓报，不得隐匿、伪造、毁灭有关证据。

医疗机构发现其接收的病人属于食源性疾病病人或者疑似病人的，应当按照规定及时将相关信息向所在地县级人民政府卫生行政部门报告。县级人民政府卫生行政部门认为与食品安全有关的，应当及时通报同级食品安全监督管理部门。

县级以上人民政府卫生行政部门在调查处理传染病或者其他突发公共卫生事件中发现与食品安全相关的信息，应当及时通报同级食品安全监督管理部门。

县级以上人民政府食品安全监督管理部门接到食品安全事故的报告后，应当立即会同同级卫生行政、农业行政等部门进行调查处理，并采取下列措施，防止或者减轻社会危害：（1）开展应急救援工作，组织救治因食品安全事故导致人身伤害的人员；（2）封存可能导致食品安全事故的食品及其原料，并立即进行检验；对确认属于被污染的食品及其原料，责令食品生产经营者依照《食品安全法》第六十三条的规定召回或者停止经营；（3）封存被污染的食品相关产品，并责令进行清洗消毒；（4）做好信息发布工作，依法对食品安全事故及其处理情况进行发布，并对可能产生的危害加以解释、说明。

发生食品安全事故需要启动应急预案的，县级以上人民政府应当立即成立事故处置指挥机构，启动应急预案，依照前款和应急预案的规定进行处置。发生食品安全事故，县级以上疾病预防控制机构应当对事故现场进行卫生处理，并对与事故有关的因素开展流行病学调查，有关部门应当予以协助。县级以上疾病预防控制机构应当向同级食品安全监督管理、卫生行政部门提交流行病学调查报告。

发生食品安全事故，设区的市级以上人民政府食品安全监督管理部门应当立即会同有关部门进行事故责任调查，督促有关部门履行职责，向本级人民政府和上一级人民政府食品安全监督管理部门提出事故责任调查处理报告。

涉及两个以上省、自治区、直辖市的重大食品安全事故由国务院食品安全监督管理部门依照前款规定组织事故责任调查。

调查食品安全事故，应当坚持实事求是、尊重科学的原则，及时、准确查清事故性质和原因，认定事故责任，提出整改措施。调查食品安全事故，除了查明事故单位的责任，还应当查明有关监督管理部门、食品检验机构、认证机构及其工作人员的责任。

食品安全事故调查部门有权向有关单位和个人了解与事故有关的情况，并要求提供相关资料和样品。有关单位和个人应当予以配合，按照要求提供相关资料和样品，不得拒绝。任何单位和个人不得阻挠、干涉食品安全事故的调查处理。

11. 监督管理

县级以上人民政府食品安全监督管理部门根据食品安全风险监测、风险评估结果和食品安全状况等，确定监督管理的重点、方式和频次，实施风险分级管理。县级以上地方人民政府组织本级食品安全监督管理、农业行政等部门制定本行政区域的食品安全年度监督管理计划，向社会公布并组织实施。

食品安全年度监督管理计划应当将下列事项作为监督管理的重点：

（1）专供婴幼儿和其他特定人群的主辅食品；

（2）保健食品生产过程中的添加行为和按照注册或者备案的技术要求组织生产的情况，保健食品标签、说明书以及宣传材料中有关功能宣传的情况；

（3）发生食品安全事故风险较高的食品生产经营者；

（4）食品安全风险监测结果表明可能存在食品安全隐患的事项。

县级以上人民政府食品安全监督管理部门履行食品安全监督管理职责，有权采取下列措施，对生产经营者遵守本法的情况进行监督检查：

（1）进入生产经营场所实施现场检查；

（2）对生产经营的食品、食品添加剂、食品相关产品进行抽样检验；

（3）查阅、复制有关合同、票据、账簿以及其他有关资料；

（4）查封、扣押有证据证明不符合食品安全标准或者有证据证明存在安全隐患以及用于违法生产经营的食品、食品添加剂、食品相关产品；

（5）查封违法从事生产经营活动的场所。

对食品安全风险评估结果证明食品存在安全隐患，需要制定、修订食品安全标准的，在制定、修订食品安全标准前，国务院卫生行政部门应当及时会同国务院有关部门规定食品中有害物质的临时限量值和临时检验方法，作为生产经营和监督管理的依据。

县级以上人民政府食品安全监督管理部门在食品安全监督管理工作中可以采用国家规定的快速检测方法对食品进行抽查检测。对抽查检测结果表明可能不符合食品安全标准的食品，应当依照《食品安全法》第八十七条的规定进行检验。抽查检测结果确定有关食品不符合食品安全标准的，可以作为行政处罚的依据。

县级以上人民政府食品安全监督管理部门应当建立食品生产经营者食品安全信用档案，记录许可颁发、日常监督检查结果、违法行为查处等情况，依法向社会公布并实时更新；对有不良信用记录的食品生产经营者增加监督检查频次，对违法行为情节严重的食品生产经营者，可以通报投资主管部门、证券监督管理机构和有关的金融机构。

食品生产经营过程中存在食品安全隐患，未及时采取措施消除的，县级以上人民政府食品安全监督管理部门可以对食品生产经营者的法定代表人或者主要负责人进行责任约谈。食品生产经营者应当立即采取措施，进行整改，消除隐患。责任约谈情况和整改情况应当纳入食品生产经营者食品安全信用档案。

县级以上人民政府食品安全监督管理等部门应当公布本部门的电子邮件地址或者电话，接受咨询、投诉、举报。接到咨询、投诉、举报，对属于本部门职责的，应当受理并在法定期限内及时答复、核实、处理；对不属于本部门职责的，应当移交有权处理的部门并书面通知咨询、投诉、举报人。有权处理的部门应当在法定期限内及时处理，不得推诿。对查证属实的举报，给予举报人奖励。有关部门应当对举报人的信息予以保密，保护举报人的合法权益。举报人举报所在企业的，该企业不得以解除、变更劳动合同或者其他方式对举报人进行打击报复。

县级以上人民政府食品安全监督管理等部门应当加强对执法人员食品安全法律、法规、标准和专业知识与执法能力等的培训，并组织考核。不具备相应知识和能力的，不得从事食品安全执法工作。食品生产经营者、食品行业协会、消费者协会等发现食品安全执法人员在执法过程中有违反法律、法规规定的行为以及不规范执法行为的，可以向本级或者上级人民政府食品安全监督管理等部门或者监察机关投诉、举报。接到投诉、举报的部门或者机关应当进行核实，并将经核实的情况向食品安全执法人员所在部门通报；涉嫌违法违纪的，按照本法和有关规定处理。县级以上人民政府食品安全监督管理等部门未及时发现食品安全系统性风险，未及时消除监督管理区域内的食品安全隐患的，本级人民政府可以对其主要负责人进行责任约谈。地方人民政府未履行食品安全职责，未及时消除区域性重大食品安全隐患的，上级人民政府可以对其主要负责人进行责任约谈。被约谈的食品安全监督管理等部门、地方人民政府应当立即采取措施，对食品安全监督管理工作进行整改。责任约谈情况和整改情况应当纳入地方人民政府和有关部门食品安全监督管理工作评议、考核记录。

国家建立统一的食品安全信息平台，实行食品安全信息统一公布制度。国家食品安全总体情况、食品安全风险警示信息、重大食品安全事故及其调查处理信息和国务院确定需要统一公布的其他信息由国务院食品安全监督管理部门统一公布。食品安全风险警示信息和重大食品安全事故及其调查处理信息的影响限于特定区域的，也可以由有关省、自治区、直辖市人民政府食品安全监督管理部门公布。未经授权不得发布上述信息。县级以上人民政府食品安全监督管理、农业行政部门依据各自职责公布食品安全日常监督管理信息。公布食品安全信息，应当做到准确、及时，并进行必要的解释说明，避免误导消费者和社会舆论。

县级以上地方人民政府食品安全监督管理、卫生行政、农业行政部门获知本法规定需要统一公布的信息，应当向上级主管部门报告，由上级主管部门立即报告国务院食品安全监督管理部门；必要时，可以直接向国务院食品安全监督管理部门报告。县级以上人民政府食品安全监督管理、卫生行政、农业行政部门应当相互通报获知的食品安全信息。

任何单位和个人不得编造、散布虚假食品安全信息。县级以上人民政府食品安全监督管理部门发现可能误导消费者和社会舆论的食品安全信息，应当立即组织有关部门、专业机构、相关食品生产经营者等进行核实、分析，并及时公布结果。

县级以上人民政府食品安全监督管理等部门发现涉嫌食品安全犯罪的，应当按照有关规定及时将案件移送公安机关。对移送的案件，公安机关应当及时审查；认为有犯罪事实需要追究刑事责任的，应当立案侦查。公安机关在食品安全犯罪案件侦查过程中认为没有犯罪事实，或者犯罪事实显著轻微，不需要追究刑事责任，但依法应当追究行政责任的，应当及时将案件移送食品安全监督管理等部门和监察机关，有关部门应当依法处理。公安机关商请食品安全监督管理、生态环境等部门提供检验结论、认定意见以及对涉案物品进行无害化处理等协助的，有关部门应当及时提供，予以协助。

12. 法律责任

违反《食品安全法》规定，未取得食品生产经营许可从事食品生产经营活动，或者未取得食品添加剂生产许可从事食品添加剂生产活动的，由县级以上人民政府食品安全监督管理部门没收违法所得和违法生产经营的食品、食品添加剂以及用于违法生产经营的工具、设备、原料等物品；违法生产经营的食品、食品添加剂货值金额不足一万元的，并处五万元以上十万元以下罚款；货值金额一万元以上的，并处货值金额十倍以上二十倍以下罚款。

明知从事前款规定的违法行为，仍为其提供生产经营场所或者其他条件的，由县级以上人民政府食品安全监督管理部门责令停止违法行为，没收违法所得，并处五万元以上十万元以下罚款；使消费者的合法权益受到损害的，应当与食品、食品添加剂生产经营者承担连带责任。

违反《食品安全法》规定，有下列情形之一，尚不构成犯罪的，由县级以上人民政府食品安全监督管理部门没收违法所得和违法生产经营的食品，并可以没收用于违法生产经营的工具、设备、原料等物品；违法生产经营的食品货值金额不足一万元的，并处十万元以上十五万元以下罚款；货值金额一万元以上的，并处货值金额十五倍以上三十倍以下罚款；情节严重的，吊销许可证，并可以由公安机关对其直接负责的主管人员和其他直接责任人员处五日以上十五日以下拘留：（1）用非食品原料生产食品、在食品中添加食品添加剂以外的化学物质和其他可能危害人体健康的物质，或者用回收食品作为原料生产食品，或者经营上述食品；（2）生产经营营养成分不符合食品安全标准的专供婴幼儿和其他特定人群的主辅食品；（3）经营病死、毒死或者死因不明的禽、畜、兽、水产动物肉类，或者生产经营其制品；（4）经营未按规定进行检疫或者检疫不合格的肉类，或者生产经营未经检验或者检验不合格的肉类制品；（5）生产经营国家为防病等特殊需要明令禁止生产经营的食品；（6）生产经营添加药品的食品。

明知从事前款规定的违法行为，仍为其提供生产经营场所或者其他条件的，由县级以上人民政府食品安全监督管理部门责令停止违法行为，没收违法所得，并处十万元以上二十万元以下罚款；使消费者的合法权益受到损害的，应当与食品生产经营者承担连带责任。

违法使用剧毒、高毒农药的，除依照有关法律、法规规定给予处罚外，可以由公安机关依照第一款规定给予拘留。

违反《食品安全法》规定，有下列情形之一，尚不构成犯罪的，由县级以上人民政府食品安全监督管理部门没收违法所得和违法生产经营的食品、食品添加剂，并可以没收用于违法生产经营的工具、设备、原料等物品；违法生产经营的食品、食品添加剂货值金额不足一万元的，并处五万元以上十万元以下罚款；货值金额一万元以上的，并处货值金额十倍以上二十倍以下罚款；情节严重的，吊销许可证：（1）生产经营致病性微生物，农药残留、兽药残留、生物毒素、重金属等污染物质以及其他危害人体健康的物质含量超过食品安全标准限量的食品、食品添加剂；（2）用超过保质期的食品原料、食品添加剂生产食品、食品添加剂，或者经营上述食品、食品添加剂；（3）生产经营超范围、超限量使用食品添加剂的食品；（4）生产经营腐败变质、油脂酸败、霉变生虫、污秽不洁、混有异物、掺假掺杂或者感官性状异常的食品、食品添加剂；（5）生产经营标注虚假生产日期、保质期或者超过保质期的食品、食品添加剂；（6）生产经营未按规定注册的保健食品、特殊医学用途配方食品、婴幼儿配方乳粉，或者未按注册的产品配方、生产工艺等技术要求组织生产；（7）以分装方式生产婴幼儿配方乳粉，或者同一企业以同一配方生产不同品牌的婴幼儿配方乳粉；（8）利用新的食品原料生产食品，或者生产食品添加剂新品种，未通过安全性评估；（9）食品生产经营者在食品安全监督管理部门责令其召回或者停止经营后，仍拒不召回或者停止经营。除前款和本法第一百二十三条、第一百二十五条规定的情形外，生产经营不符合法律、法规或者食品安全标准的食品、食品添加剂的，依照前款规定给予处罚。生产食品相关产品新品种，未通过安全性评估，或者生产不符合食品安全标准的食品相关产品的，由县级以上人民政府食品安全监督管理部门依照第一款规定给予处罚。

违反《食品安全法》规定，有下列情形之一的，由县级以上人民政府食品安全监督管理部门没收违法所得和违法生产经营的食品、食品添加剂，并可以没收用于违法生产经营的工具、设备、原料等物品；违法生产经营的食品、食品添加剂货值金额不足一万元的，并处五千元以上五万元以下罚款；货值金额一万元以上的，并处货值金额五倍以上十倍以下罚款；情节严重的，责令停产停业，直至吊销许可证：（1）生产经营被包装材料、容器、运输工具等污染的食品、食品添加剂；（2）生产经营无标签的预包装食品、食品添加剂或者标签、说明书不符合本法规定的食品、食品添加剂；（3）生产经营转基因食品未按规定进行标示；（4）食品生产经营者采购或者使用不符合食品安全标准的食品原料、食品添加剂、食品相关产品。

生产经营的食品、食品添加剂的标签、说明书存在瑕疵但不影响食品安全且不会对消费者造成误导的，由县级以上人民政府食品安全监督管理部门责令改正；拒不改正的，处二千元以下罚款。

违反《食品安全法》规定，有下列情形之一的，由县级以上人民政府食品安全监督管理部门责令改正，给予警告；拒不改正的，处五千元以上五万元以下罚款；情节严重的，责令停产停业，直至吊销许可证：（1）食品、食品添加剂生产者未按规定对采购的食品原料和生产的食品、食品添加剂进行检验；（2）食品生产经营企业未按规定建立食品安全管理制度，或者未按规定配备或者培训、考核食品安全管理人员；（3）食品、食品添加剂生产经营者进货时未查验许可证和相关证明文件，或者未按规定建立并遵守进货查验记录、出厂检验记录和销售记录制度；（4）食品生产经营企业未制定食品安全事故处置方案；（5）餐具、饮具和盛放直接入口食品的容器，使用前未经洗净、消毒或者清洗消毒不合格，或者餐饮服务设施、设备未按规定定期维护、清洗、校验；（6）食品生产经营者安排未取得健康证明或者患有国务院卫生行政部门规定的有碍食品安全疾病的人员从事接触直接入口食品的工作；（7）食品经营者未按规定要求销售食品；（8）保健食品生产企业未按规定向食品安全监督管理部门备案，或者未按备案的产品配方、生产工艺等技术要求组织生产；（9）婴幼儿配方食品生产企业未将食品原料、食品添加剂、产品配方、标签等向食品安全监督管理部门备案；（10）特殊食品生产企业未按规定建立生产质量管理体系并有效运行，或者未定期提交自查报告；（11）食品生产经营者未定期对食品安全状况进行检查评价，或者生产经营条件发生变化，未按规定处理；（12）学校、托幼机构、养老机构、建筑工地等集中用餐单位未按规定履行食品安全管理责任；（13）食品生产企业、餐饮服务提供者未按规定制定、实施生产经营过程控制要求。

餐具、饮具集中消毒服务单位违反《食品安全法》规定用水，使用洗涤剂、消毒剂，或者出厂的餐具、饮具未按规定检验合格并随附消毒合格证明，或者未按规定在独立包装上标注相关内容的，由县级以上人民政府卫生行政部门依照前款规定给予处罚。

食品相关产品生产者未按规定对生产的食品相关产品进行检验的，由县级以上人民政府食品安全监督管理部门依照第一款规定给予处罚。

食用农产品销售者违反《食品安全法》第六十五条规定的，由县级以上人民政府食品安全监督管理部门依照第一款规定给予处罚。

对食品生产加工小作坊、食品摊贩等的违法行为的处罚，依照省、自治区、直辖市制定的具体管理办法执行。

违反《食品安全法》规定，事故单位在发生食品安全事故后未进行处置、报告的，由有关主管部门按照各自职责分工责令改正，给予警告；隐匿、伪造、毁灭有关证据的，责令停产停业，没收违法所得，并处十万元以上五十万元以下罚款；造成严重后果的，吊销许可证。

违反《食品安全法》规定，有下列情形之一的，由出入境检验检疫机构依照《食品安全法》第一百二十四条的规定给予处罚：（1）提供虚假材料，进口不符合我国食品安全国家标准的食品、食品添加剂、食品相关产品；（2）进口尚无食品安全国家标准的食品，未提交所执行的标准并经国务院卫生行政部门审查，或者进口利用新的食品原料生产的食品或者进口食品添加剂新品种、食品相关产品新品种，未通过安全性评估；（3）未遵守本法的规定出口食品；（4）进口商在有关主管部门责令其依照本法规定召回进口的食品后，仍拒不召回。

违反《食品安全法》规定，进口商未建立并遵守食品、食品添加剂进口和销售记录制度、境外出口商或者生产企业审核制度的，由出入境检验检疫机构依照本法第一百二十六条的规定给予处罚。

违反《食品安全法》规定，集中交易市场的开办者、柜台出租者、展销会的举办者允许未依法取得许可的食品经营者进入市场销售食品，或者未履行检查、报告等义务的，由县级以上人民政府食品安全监督管理部门责令改正，没收违法所得，并处五万元以上二十万元以下罚款；造成严重后果的，责令停业，直至由原发证部门吊销许可证；使消费者的合法权益受到损害的，应当与食品经营者承担连带责任。食用农产品批发市场违反《食品安全法》第六十四条规定的，依照前款规定承担责任。

违反《食品安全法》规定，网络食品交易第三方平台提供者未对入网食品经营者进行实名登记、审查许可证，或者未履行报告、停止提供网络交易平台服务等义务的，由县级以上人民政府食品安全监督管理部门责令改正，没收违法所得，并处五万元以上二十万元以下罚款；造成严重后果的，责令停业，直至由原发证部门吊销许可证；使消费者的合法权益受到损害的，应当与食品经营者承担连带责任。

消费者通过网络食品交易第三方平台购买食品，其合法权益受到损害的，可以向入网食品经营者或者食品生产者要求赔偿。网络食品交易第三方平台提供者不能提供入网食品经营者的真实名称、地址和有效联系方式的，由网络食品交易第三方平台提供者赔偿。网络食品交易第三方平台提供者赔偿后，有权向入网食品经营者或者食品生产者追偿。网络食品交易第三方平台提供者做出更有利于消费者承诺的，应当履行其承诺。

违反《食品安全法》规定，未按要求进行食品贮存、运输和装卸的，由县级以上人民政府食品安全监督管理等部门按照各自职责分工责令改正，给予警告；拒不改正的，责令停产停业，并处一万元以上五万元以下罚款；情节严重的，吊销许可证。

违反《食品安全法》规定，拒绝、阻挠、干涉有关部门、机构及其工作人员依法开展食品安全监督检查、事故调查处理、风险监测和风险评估的，由有关主管部门按照各自职责分工责令停产停业，并处二千元以上五万元以下罚款；情节严重的，吊销许可证；构成违反治安管理行为的，由公安机关依法给予治安管理处罚。违反《食品安全法》规定，对举报人以解除、变更劳动合同或者其他方式打击报复的，应当依照有关法律的规定承担责任。

食品生产经营者在一年内累计三次因违反《食品安全法》规定受到责令停产停业、吊销许可证以外处罚的，由食品安全监督管理部门责令停产停业，直至吊销许可证。被吊销许可证的食品生产经营者及其法定代表人、直接负责的主管人员和其他直接责任人员自处罚决定作出之日起五年内不得申请食品生产经营许可，或者从事食品生产经营管理工作、担任食品生产经营企业食品安全管理人员。

因食品安全犯罪被判处有期徒刑以上刑罚的，终身不得从事食品生产经营管理工作，也不得担任食品生产经营企业食品安全管理人员。食品生产经营者聘用人员违反前两款规定的，由县级以上人民政府食品安全监督管理部门吊销许可证。

食品经营者履行了《食品安全法》规定的进货查验等义务，有充分证据证明其不知道所采购的食品不符合食品安全标准，并能如实说明其进货来源的，可以免予处罚，但应当依法没收其不符合食品安全标准的食品；造成人身、财产或者其他损害的，依法承担赔偿责任。

违反《食品安全法》规定，承担食品安全风险监测、风险评估工作的技术机构、技术人员提供虚假监测、评估信息的，依法对技术机构直接负责的主管人员和技术人员给予撤职、开除处分；有执业资格的，由授予其资格的主管部门吊销执业证书。

违反《食品安全法》规定，食品检验机构、食品检验人员出具虚假检验报告的，由授予其资质的主管部门或者机构撤销该食品检验机构的检验资质，没收所收取的检验费用，并处检验费用五倍以上十倍以下罚款，检验费用不足一万元的，并处五万元以上十万元以下罚款；依法对食品检验机构直接负责的主管人员和食品检验人员给予撤职或者开除处分；导致发生重大食品安全事故的，对直接负责的主管人员和食品检验人员给予开除处分。

违反《食品安全法》规定，受到开除处分的食品检验机构人员，自处分决定作出之日起十年内不得从事食品检验工作；因食品安全违法行为受到刑事处罚或者因出具虚假检验报告导致发生重大食品安全事故受到开除处分的食品检验机构人员，终身不得从事食品检验工作。食品检验机构聘用不得从事食品检验工作的人员的，由授予其资质的主管部门或者机构撤销该食品检验机构的检验资质。食品检验机构出具虚假检验报告，使消费者的合法权益受到损害的，应当与食品生产经营者承担连带责任。

违反《食品安全法》规定，认证机构出具虚假认证结论，由认证认可监督管理部门没收所收取的认证费用，并处认证费用五倍以上十倍以下罚款，认证费用不足一万元的，并处五万元以上十万元以下罚款；情节严重的，责令停业，直至撤销认证机构批准文件，并向社会公布；对直接负责的主管人员和负有直接责任的认证人员，撤销其执业资格。认证机构出具虚假认证结论，使消费者的合法权益受到损害的，应当与食品生产经营者承担连带责任。

违反《食品安全法》规定，在广告中对食品作虚假宣传，欺骗消费者，或者发布未取得批准文件、广告内容与批准文件不一致的保健食品广告的，依照《中华人民共和国广告法》的规定给予处罚。广告经营者、发布者设计、制作、发布虚假食品广告，使消费者的合法权益受到损害的，应当与食品生产经营者承担连带责任。

社会团体或者其他组织、个人在虚假广告或者其他虚假宣传中向消费者推荐食品，使消费者的合法权益受到损害的，应当与食品生产经营者承担连带责任。

违反《食品安全法》规定，食品安全监督管理等部门、食品检验机构、食品行业协会以广告或者其他形式向消费者推荐食品，消费者组织以收取费用或者其他牟取利益的方式向消费者推荐食品的，由有关主管部门没收违法所得，依法对直接负责的主管人员和其他直接责任人员给予记大过、降级或者撤职处分；情节严重的，给予开除处分。

对食品作虚假宣传且情节严重的，由省级以上人民政府食品安全监督管理部门决定暂停销售该食品，并向社会公布；仍然销售该食品的，由县级以上人民政府食品安全监督管理部门没收违法所得和违法销售的食品，并处二万元以上五万元以下罚款。

违反《食品安全法》规定，编造、散布虚假食品安全信息，构成违反治安管理行为的，由公安机关依法给予治安管理处罚。媒体编造、散布虚假食品安全信息的，由有关主管部门依法给予处罚，并对直接负责的主管人员和其他直接责任人员给予处分；使公民、法人或者其他组织的合法权益受到损害的，依法承担消除影响、恢复名誉、赔偿损失、赔礼道歉等民事责任。

违反《食品安全法》规定，县级以上地方人民政府有下列行为之一的，对直接负责的主管人员和其他直接责任人员给予记大过处分；情节较重的，给予降级或者撤职处分；情节严重的，给予开除处分；造成严重后果的，其主要负责人还应当引咎辞职：（1）对发生在本行政区域内的食品安全事故，未及时组织协调有关部门开展有效处置，造成不良影响或者损失；（2）对本行政区域内涉及多环节的区域性食品安全问题，未及时组织整治，造成不良影响或者损失；（3）隐瞒、谎报、缓报食品安全事故；（4）本行政区域内发生特别重大食品安全事故，或者连续发生重大食品安全事故。

违反《食品安全法》规定，县级以上地方人民政府有下列行为之一的，对直接负责的主管人员和其他直接责任人员给予警告、记过或者记大过处分；造成严重后果的，给予降级或者撤职处分：（1）未确定有关部门的食品安全监督管理职责，未建立健全食品安全全程监督管理工作机制和信息共享机制，未落实食品安全监督管理责任机制；（2）未制定本行政区域的食品安全事故应急预案，或者发生食品安全事故后未按规定立即成立事故处置指挥机构、启动应急预案。

　　违反本法规定，县级以上人民政府食品安全监督管理、卫生行政、农业行政等部门有下列行为之一的，对直接负责的主管人员和其他直接责任人员给予记大过处分；情节较重的，给予降级或者撤职处分；情节严重的，给予开除处分；造成严重后果的，其主要负责人还应当引咎辞职：（1）隐瞒、谎报、缓报食品安全事故；（2）未按规定查处食品安全事故，或者接到食品安全事故报告未及时处理，造成事故扩大或者蔓延；（3）经食品安全风险评估得出食品、食品添加剂、食品相关产品不安全结论后，未及时采取相应措施，造成食品安全事故或者不良社会影响；（4）对不符合条件的申请人准予许可，或者超越法定职权准予许可；（5）不履行食品安全监督管理职责，导致发生食品安全事故。

　　违反《食品安全法》规定，县级以上人民政府食品安全监督管理、卫生行政、农业行政等部门有下列行为之一，造成不良后果的，对直接负责的主管人员和其他直接责任人员给予警告、记过或者记大过处分；情节较重的，给予降级或者撤职处分；情节严重的，给予开除处分：（1）在获知有关食品安全信息后，未按规定向上级主管部门和本级人民政府报告，或者未按规定相互通报；（2）未按规定公布食品安全信息；（3）不履行法定职责，对查处食品安全违法行为不配合，或者滥用职权、玩忽职守、徇私舞弊。

　　食品安全监督管理等部门在履行食品安全监督管理职责过程中，违法实施检查、强制等执法措施，给生产经营者造成损失的，应当依法予以赔偿，对直接负责的主管人员和其他直接责任人员依法给予处分。

　　违反《食品安全法》规定，造成人身、财产或者其他损害的，依法承担赔偿责任。生产经营者财产不足以同时承担民事赔偿责任和缴纳罚款、罚金时，先承担民事赔偿责任。

　　消费者因不符合食品安全标准的食品受到损害的，可以向经营者要求赔偿损失，也可以向生产者要求赔偿损失。接到消费者赔偿要求的生产经营者，应当实行首负责任制，先行赔付，不得推诿；属于生产者责任的，经营者赔偿后有权向生产者追偿；属于经营者责任的，生产者赔偿后有权向经营者追偿。生产不符合食品安全标准的食品或者经营明知是不符合食品安全标准的食品，消费者除要求赔偿损失外，还可以向生产者或者经营者要求支付价款十倍或者损失三倍的赔偿金；增加赔偿的金额不足一千元的，为一千元。但是，食品的标签、说明书存在不影响食品安全且不会对消费者造成误导的瑕疵的除外。

　　违反《食品安全法》规定，构成犯罪的，依法追究刑事责任。

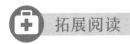 拓展阅读

黔西南州重大食品安全案例

思考与练习

（1）改革开放以来，我国在食品安全治理方面有哪些立法行动？

（2）简述食品安全风险监测制度的基本内容。

（3）简述食品安全经营标准适用范围。

# 第九章

# 传染病防治管理政策及法律制度

 学习目标

　　了解人类历史上几次重大传染病产生、发展、终结的基本情况。

　　熟悉我国关于传染病防治的法律、法规。

　　掌握《中华人民共和国传染病防治法》《中华人民共和国国境卫生检疫法》《中华人民共和国突发事件应对法》《突发公共卫生事件应急条例》《国家突发公共卫生事件应急预案》等几部重要法律、法规的基本内容。

 课程思政元素

　　通过对传染病防治管理政策及法律制度的学习，引导学生树立正确的规则意识、法律意识，形成良好的国家认同感、政治认同感。增强学生学法、知法、懂法、守法的法律素养，不断增强法治思想，感受中国特色社会主义国家制度和法律制度的优势。

**案例 9-1**

许××、张××系夫妻。在新冠肺炎疫情爆发期间，分别于 2020 年 1 月 21 日、22 日从湖北省武汉市乘车返回庐江县同大镇施丰村。1 月 24 日上午许××因觉不适至庐江县人民医院感染科就诊，刻意隐瞒其武汉旅居史、接触史，二人在知晓卫生防疫机构相关预防、控制措施的情况下，仍不向镇、村防疫组织报告上述情况。1 月 25 日上午张××外出至本村第 15、16 村民组多户村民家中拜年，与多人接触。1 月 29 日许××病情加重，二人仍隐瞒情况不报，自行包车至合肥市，后换乘地铁至安徽医科大学第一附属医院治疗。1 月 31 日、2 月 5 日，许××、张××先后被确诊为新冠病毒感染的肺炎患者。截至 2 月 6 日，与二人密切接触的庐江县人民医院医护人员、庐江县同大镇施丰村第 15、16 村民组共 149 人被隔离观察，庐江县同大镇施丰村第 15、16 村民组被全封闭管理。

请思考：

（1）许××、张××的行为是否违反《中华人民共和国传染病防治法》？

（2）应如何适用《中华人民共和国传染病防治法》《中华人民共和国刑法》对二人的行为进行规制？

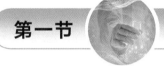

# 第一节　概　述

在人类历史的长河中，传染病不仅威胁着人类的健康和生命，而且影响着人类文明的进程，甚至改写过人类的历史。可以说，人类与传染病之间有着永不停息的抗争：公元前 430 年的雅典大瘟疫，公元 6 世纪的查士丁尼大瘟疫，中世纪欧洲臭名昭著的黑死病，1817 年迄今已七次大流行的霍乱，1918 年西班牙大流感，1981 年的艾滋病病毒，2003 年的非典，2009 年的墨西哥大流感，2012 年的中东呼吸综合征，2013 年的人感染高致病性禽流感，2014 年的西非埃博拉病毒疫情，2019 年的新型冠状病毒感染，等等。与此同时，病毒性肝炎、结核病等古老传染病持续肆虐。这些传染病是从哪里来的呢？他们的传播途径是什么？感染者的临床特点有哪些？如何诊断和治疗传染病？一线医务人员和普通公众又如何科学防控传染病防止被感染呢？

传染病无处不在，我们每时每刻都在跟传染病打交道。全世界科学和公共卫生团体必须面对这样一个现实：我们必须面对传染疾病带来的永恒的挑战，随时准备投入应对这场无声的战争。

我国传染病防治立法最早可以追溯到 1955 年经国务院批准、卫生部发布的《传染病管理办法》，1978 发布《中华人民共和国急性传染病管理条例》。这两个行政法规的颁布实施，使新中国的传染病防治工作取得了巨大成绩，但其毕竟属于行政法规，立法层级较低。1988 年 1 月在上海出现的由毛蚶而引发的逾 30 万人感染的甲型肝炎疫情，直接推动了 1989 年 2 月 21 日《中华人民共和国传染病防治法》的出台，标志着我国传染病防治由行政管理迈向法治管理。2004 年、2013 年又对《传染病防治法》进行了两次修改。2003 年我国经历了非典疫情后，相继规定了疫情报告与发布、医疗救治等一系列制度，从而构建了较为完善的传染病防治基本法律框架。

 **第二节　　传染病防治管理法律规定**

国家对传染病实行预防为主的方针，防治结合、分类管理、依靠科学、依靠群众。各级政府组织开展群众性卫生活动，进行预防传染病的健康教育，倡导文明健康的生活方式，提高公众对传染病的防治意识和应对能力。加强环境卫生建设，消除鼠害和蚊、蝇等病媒生物的危害；有计划地建设和改造公共卫生设施，改善饮用水卫生条件，对污水、污物、粪便进行无害化处置；国家实行有计划的预防接种制度；对传染病病人、病原携带者和疑似传染病病人进行隔离管理等。

目前，国家关于传染病防治的法律、法规有《中华人民共和国传染病防治法》《中华人民共和国国境卫生检疫法》《中华人民共和国突发事件应对法》《突发公共卫生事件应急条例》《国家突发公共卫生事件应急预案》《中华人民共和国传染病防治法实施办法》及各类传染病防治的地方性法规。

 **第三节　　《中华人民共和国传染病防治法》主要内容**

### 一、总　则

#### （一）制定目的

《中华人民共和国传染病防治法》（下文简称《传染病防治法》）第一条明确规定：为了预防、控制和消除传染病的发生与流行，保障人体健康和公共卫生，制定本法。

#### （二）传染病防治的原则

《传染病防治法》第二条：国家对传染病防治实行预防为主的方针，防治结合、分类管理、依靠科学、依靠群众。

#### （三）我国传染病的分类及防控等级

1. 我国传染病的分类

根据《传染病防治法》第三条的规定，我国的传染病分为甲类、乙类和丙类。

甲类传染病是指：鼠疫、霍乱。

乙类传染病是指：传染性非典型肺炎、艾滋病、病毒性肝炎、脊髓灰质炎、人感染高致病性禽流感、麻疹、流行性出血热、狂犬病、流行性乙型脑炎、登革热、炭疽、细菌性和阿米巴性痢疾、肺结核、伤寒和副伤寒、流行性脑脊髓膜炎、百日咳、白喉、新生儿破伤风、猩红热、布鲁氏菌病、淋病、梅毒、钩端螺旋体病、血吸虫病、疟疾。

丙类传染病是指：流行性感冒、流行性腮腺炎、风疹、急性出血性结膜炎、麻风病、流行性和地方性斑疹伤寒、黑热病、包虫病、丝虫病，除霍乱、细菌性和阿米巴性痢疾、伤寒和副伤寒以外的感染性腹泻病。

国务院卫生行政部门根据传染病暴发、流行情况和危害程度，可以决定增加、减少或者调整乙类、丙类传染病病种并予以公布。

**2. 我国传染病的防控等级**

根据《传染病防治法》第四条规定：对乙类传染病中传染性非典型肺炎、炭疽中的肺炭疽和人感染高致病性禽流感，采取本法所称甲类传染病的预防、控制措施。其他乙类传染病和突发原因不明的传染病需要采取本法所称甲类传染病的预防、控制措施的，由国务院卫生行政部门及时报经国务院批准后予以公布、实施。

需要解除依照前款规定采取的甲类传染病预防、控制措施的，由国务院卫生行政部门报经国务院批准后予以公布。

省、自治区、直辖市人民政府对本行政区域内常见、多发的其他地方性传染病，可以根据情况决定按照乙类或者丙类传染病管理并予以公布，报国务院卫生行政部门备案。

2019 年年末爆发的新型冠状病毒虽被纳入乙类传染病的范围，但是却因为其爆发、流行情况按照甲类传染病的措施进行防控。2020 年 1 月 20 日，经国务院批准，国家卫健委发布公告，将新型冠状病毒感染的肺炎纳入《传染病防治法》规定的乙类传染病，并采取甲类传染病的预防、控制措施。

**3. 我国传染病防控的分级、分类机制**

（1）国务院卫生行政部门主管全国传染病防治及其监督管理工作。

（2）县级以上地方人民政府卫生行政部门负责本行政区域内的传染病防治及其监督管理工作。

（3）县级以上人民政府其他部门在各自的职责范围内负责传染病防治工作。

（4）各级人民政府领导传染病防治工作。

（5）县级以上人民政府制定传染病防治规划并组织实施，建立健全传染病防治的疾病预防控制、医疗救治和监督管理体系。

（6）军队的传染病防治工作，依照本法和国家有关规定办理，由中国人民解放军卫生主管部门实施监督管理。

## 二、传染病预防

### （一）发动群众、各部门联动

《传染病防治法》第十三条规定：各级人民政府组织开展群众性卫生活动，进行预防传染病的健康教育，倡导文明健康的生活方式，提高公众对传染病的防治意识和应对能力，加强环境卫生建设，消除鼠害和蚊、蝇等病媒生物的危害。

各级人民政府农业、水利、林业行政部门按照职责分工负责指导和组织消除农田、湖区、河流、牧场、林区的鼠害与血吸虫危害，以及其他传播传染病的动物和病媒生物的危害。

铁路、交通、民用航空行政部门负责组织消除交通工具以及相关场所的鼠害和蚊、蝇等病媒生物的危害。

《传染病防治法》第十四条规定：地方各级人民政府应当有计划地建设和改造公共卫生设施，改善饮用水卫生条件，对污水、污物、粪便进行无害化处置。

### （二）开展有计划的预防接种工作

《传染病防治法》第十五条规定：国家实行有计划的预防接种制度。国务院卫生行政部门和省、自治区、直辖市人民政府卫生行政部门，根据传染病预防、控制的需要，制定传染病预防接种规划并组织实施。用于预防接种的疫苗必须符合国家质量标准。

国家对儿童实行预防接种证制度。国家免疫规划项目的预防接种实行免费。医疗机构、疾病预防控制机构与儿童的监护人应当相互配合，保证儿童及时接受预防接种。具体办法由国务院制定。

### （三）国家建立传染病监测制度，并明确职责

《传染病防治法》第十七条规定：国务院卫生行政部门制定国家传染病监测规划和方案。省、自治区、直辖市人民政府卫生行政部门根据国家传染病监测规划和方案，制定本行政区域的传染病监测计划和工作方案。

各级疾病预防控制机构对传染病的发生、流行以及影响其发生、流行的因素，进行监测；对国外发生、国内尚未发生的传染病或者国内新发生的传染病，进行监测。

### （四）国家建立传染病预警制度

国务院卫生行政部门和省、自治区、直辖市人民政府根据传染病发生、流行趋势的预测，及时发出传染病预警，根据情况予以公布。

## 三、疫情报告、通报和公布

### （一）专门机构的报告制度

《传染病防治法》第三十条规定：疾病预防控制机构、医疗机构和采供血机构及其执行职务的人员发现《传染病防治法》规定的传染病疫情或者发现其他传染病暴发、流行以及突发原因不明的传染病时，应当遵循疫情报告属地管理原则，按照国务院规定的或者国务院卫生行政部门规定的内容、程序、方式和时限报告。

军队医疗机构向社会公众提供医疗服务，发现前款规定的传染病疫情时，应当按照国务院卫生行政部门的规定报告。

### （二）普通单位、公民的报告义务

《传染病防治法》第三十一条规定：任何单位和个人发现传染病病人或者疑似传染病病人时，应当及时向附近的疾病预防控制机构或者医疗机构报告。

### （三）公共交通设施运营主体的报告义务

《传染病防治法》第三十二条规定：港口、机场、铁路疾病预防控制机构以及国境卫生检疫机关发现甲类传染病病人、病原携带者、疑似传染病病人时，应当按照国家有关规定立即向国境口岸所在地的疾病预防控制机构或者所在地县级以上地方人民政府卫生行政部门报告并互相通报。

## 四、疫情控制

### （一）隔离措施

《传染病防治法》第三十九条规定：医疗机构发现甲类传染病时，应当及时采取下列措施：

（1）对病人、病原携带者，予以隔离治疗，隔离期限根据医学检查结果确定；

（2）对疑似病人，确诊前在指定场所单独隔离治疗；

（3）对医疗机构内的病人、病原携带者、疑似病人的密切接触者，在指定场所进行医学观察和采取其他必要的预防措施。

拒绝隔离治疗或者隔离期未满擅自脱离隔离治疗的，可以由公安机关协助医疗机构采取强制隔离治疗措施。

医疗机构发现乙类或者丙类传染病病人，应当根据病情采取必要的治疗和控制传播措施。

《传染病防治法》第四十一条规定：对已经发生甲类传染病病例的场所或者该场所内的特定区域的人员，所在地的县级以上地方人民政府可以实施隔离措施，并同时向上一级人民政府报告；接到报告的上级人民政府应当即时作出是否批准的决定。上级人民政府作出不予批准决定的，实施隔离措施的人民政府应当立即解除隔离措施。

在隔离期间，实施隔离措施的人民政府应当对被隔离人员提供生活保障；被隔离人员有工作单位的，所在单位不得停止支付其隔离期间的工作报酬。

隔离措施的解除，由原决定机关决定并宣布。

### （二）紧急措施

《传染病防治法》第四十二条规定：传染病暴发、流行时，县级以上地方人民政府应当立即组织力量，按照预防、控制预案进行防治，切断传染病的传播途径，必要时，报经上一级人民政府决定，可以采取下列紧急措施并予以公告：

（1）限制或者停止集市、影剧院演出或者其他人群聚集的活动：

（2）停工、停业、停课：

（3）封闭或者封存被传染病病原体污染的公共饮用水源、食品以及相关物品；

（4）控制或者扑杀染疫野生动物、家畜家禽；

（5）封闭可能造成传染病扩散的场所。

上级人民政府接到下级人民政府关于采取前款所列紧急措施的报告时，应当即时作出决定。

紧急措施的解除，由原决定机关决定并宣布。

### （三）宣布疫区

《传染病防治法》第四十三条规定：甲类、乙类传染病暴发、流行时，县级以上地方人民政府报经上一级人民政府决定，可以宣布本行政区域部分或者全部为疫区；国务院可以决定并宣布跨省、自治区、直辖市的疫区。县级以上地方人民政府可以在疫区内采取《传染病防治法》第四十二条规定的紧急措施，并可以对出入疫区的人员、物资和交通工具实施卫生检疫。

省、自治区、直辖市人民政府可以决定对本行政区域内的甲类传染病疫区实施封锁；但是，封锁大、中城市的疫区或者封锁跨省、自治区、直辖市的疫区，以及封锁疫区导致中断干线交通或者封锁国境的，由国务院决定。

疫区封锁的解除，由原决定机关决定并宣布。

## 五、医疗救治

《传染病防治法》第五十条规定：县级以上人民政府应当加强和完善传染病医疗救治服务网络的建设，指定具备传染病救治条件和能力的医疗机构承担传染病救治任务，或者根据传染病救治需要设置传染病医院。

## 六、监督检查

《传染病防治法》第五十三条规定：县级以上人民政府卫生行政部门对传染病防治工作履行下列监督检查职责：

（1）对下级人民政府卫生行政部门履行本法规定的传染病防治职责进行监督检查；

（2）对疾病预防控制机构、医疗机构的传染病防治工作进行监督检查；

（3）对采供血机构的采供血活动进行监督检查；

（4）对用于传染病防治的消毒产品及其生产单位进行监督检查，并对饮用水供水单位从事生产或者供应活动以及涉及饮用水卫生安全的产品进行监督检查；

（5）对传染病菌种、毒种和传染病检测样本的采集、保藏、携带、运输、使用进行监督检查；

（6）对公共场所和有关单位的卫生条件和传染病预防、控制措施进行监督检查。

省级以上人民政府卫生行政部门负责组织对传染病防治重大事项的处理。

## 七、保障措施

### （一）日常经费的保障

《传染病防治法》第五十九条规定：国家将传染病防治工作纳入国民经济和社会发展计划，县级以上地方人民政府将传染病防治工作纳入本行政区域的国民经济和社会发展计划。

《传染病防治法》第六十条规定：县级以上地方人民政府按照本级政府职责负责本行政区域内传染病预防、控制、监督工作的日常经费。

国务院卫生行政部门会同国务院有关部门，根据传染病流行趋势，确定全国传染病预防、控制、救治、监测、预测、预警、监督检查等项目。中央财政对困难地区实施重大传染病防治项目给予补助。

省、自治区、直辖市人民政府根据本行政区域内传染病流行趋势，在国务院卫生行政部门确定的项目范围内，确定传染病预防、控制、监督等项目，并保障项目的实施经费。

第六十一条国家加强基层传染病防治体系建设，扶持贫困地区和少数民族地区的传染病防治工作。

地方各级人民政府应当保障城市社区、农村基层传染病预防工作的经费。

### （二）医疗救助

《传染病防治法》第六十二条规定：国家对患有特定传染病的困难人群实行医疗救助，减免医疗费用。具体办法由国务院卫生行政部门会同国务院财政部门等部门制定。

## 八、法律责任

### （一）地方各级人民政府的法律责任

《传染病防治法》第六十五条规定：地方各级人民政府未依照《传染病防治法》的规定履行报告职责，或者隐瞒、谎报、缓报传染病疫情，或者在传染病暴发、流行时，未及时组织救治、采取控制措施的，由上级人民政府责令改正，通报批评；造成传染病传播、流行或者其他严重后果的，对负有责任的主管人员，依法给予行政处分；构成犯罪的，依法追究刑事责任。

### （二）县级以上人民政府卫生行政部门的法律责任

《传染病防治法》第六十六条规定：县级以上人民政府卫生行政部门违反《传染病防治法》规定，有下列情形之一的，由本级人民政府、上级人民政府卫生行政部门责令改正，通报批评；造成传染病传播、流行或者其他严重后果的，对负有责任的主管人员和其他直接责任人员，依法给予行政处分；构成犯罪的，依法追究刑事责任：

（1）未依法履行传染病疫情通报、报告或者公布职责，或者隐瞒、谎报、缓报传染病疫情的；

（2）发生或者可能发生传染病传播时未及时采取预防、控制措施的；

（3）未依法履行监督检查职责，或者发现违法行为不及时查处的；

（4）未及时调查、处理单位和个人对下级卫生行政部门不履行传染病防治职责的举报的；

（5）违反本法的其他失职、渎职行为。

### （三）县级人民政府有关部门的法律责任

《传染病防治法》第六十七条规定：县级以上人民政府有关部门未依照《传染病防治法》的规定履行传染病防治和保障职责的，由本级人民政府或者上级人民政府有关部门责令改正，通报批评；造成传染病传播、流行或者其他严重后果的，对负有责任的主管人员和其他直接责任人员，依法给予行政处分；构成犯罪的，依法追究刑事责任。

### （四）疾病预防控制机构的法律责任

《传染病防治法》第六十八条规定：疾病预防控制机构违反《传染病防治法》规定，有下列情形之一的，由县级以上人民政府卫生行政部门责令限期改正，通报批评，给予警告；对负有责任的主管人员和其他直接责任人员，依法给予降级、撤职、开除的处分，并可以依法吊销有关责任人员的执业证书；构成犯罪的，依法追究刑事责任：

（1）未依法履行传染病监测职责的；

（2）未依法履行传染病疫情报告、通报职责，或者隐瞒、谎报、缓报传染病疫情的；

（3）未主动收集传染病疫情信息，或者对传染病疫情信息和疫情报告未及时进行分析、调查、核实的；

（4）发现传染病疫情时，未依据职责及时采取本法规定的措施的；

（5）故意泄露传染病病人、病原携带者、疑似传染病病人、密切接触者涉及个人隐私的有关信息、资料的。

### （五）医疗机构的法律责任

《传染病防治法》第六十九条规定：医疗机构违反《传染病防治法》规定，有下列情形之一的，由县级以上人民政府卫生行政部门责令改正，通报批评，给予警告；造成传染病传播、流行或者其他严重后果的，对负有责任的主管人员和其他直接责任人员，依法给予降级、撤职、开除的处分，并可以依法吊销有关责任人员的执业证书；构成犯罪的，依法追究刑事责任：

（1）未按照规定承担本单位的传染病预防、控制工作、医院感染控制任务和责任区域内的传染病预防工作的；

（2）未按照规定报告传染病疫情，或者隐瞒、谎报、缓报传染病疫情的；

（3）发现传染病疫情时，未按照规定对传染病病人、疑似传染病病人提供医疗救护、现场救援、接诊、转诊的，或者拒绝接受转诊的；

（4）未按照规定对本单位内被传染病病原体污染的场所、物品以及医疗废物实施消毒或者无害化处置的；

（5）未按照规定对医疗器械进行消毒，或者对按照规定一次使用的医疗器具未予销毁，再次使用的；

（6）在医疗救治过程中未按照规定保管医学记录资料的；

（7）故意泄露传染病病人、病原携带者、疑似传染病病人、密切接触者涉及个人隐私的有关信息、资料的。

### （六）采供血机构的法律责任

《传染病防治法》第七十条规定：采供血机构未按照规定报告传染病疫情，或者隐瞒、谎报、缓报传染病疫情，或者未执行国家有关规定，导致因输入血液引起经血液传播疾病发生的，由县级以上人民政府卫生行政部门责令改正，通报批评，给予警告；造成传染病传播、流行或者其他严重后果的，对负有责任的主管人员和其他直接责任人员，依法给予降级、撤职、开除的处分，并可以依法吊销采供血机构的执业许可证；构成犯罪的，依法追究刑事责任。

非法采集血液或者组织他人出卖血液的，由县级以上人民政府卫生行政部门予以取缔，没收违法所得，可以并处十万元以下的罚款；构成犯罪的，依法追究刑事责任。

### （七）国境卫生检疫机关、动物防疫机构的法律责任

《传染病防治法》第七十一条规定：国境卫生检疫机关、动物防疫机构未依法履行传染病疫情通报职责的，由有关部门在各自职责范围内责令改正，通报批评；造成传染病传播、流行或者其他严重后果的，对负有责任的主管人员和其他直接责任人员，依法给予降级、撤职、开除的处分；构成犯罪的，依法追究刑事责任。

### （八）铁路、交通、民用航空经营单位的法律责任

《传染病防治法》第七十二条规定：铁路、交通、民用航空经营单位未依照《传染病防治法》的规定优先运送处理传染病疫情的人员以及防治传染病的药品和医疗器械的，由有关部门责令限期改正，给予警告；造成严重后果的，对负有责任的主管人员和其他直接责任人员，依法给予降级、撤职、开除的处分。

 拓展阅读

《中华人民共和国传染病防治法》

## 思考与练习

（1）《刑法》中妨害传染病防治罪的客观行为表现有哪些？

（2）新型冠状病毒感染的肺炎属于《传染病防治法》规定的哪一类传染病？应依法采取怎样的预防、控制措施？

# 第十章

# 突发公共卫生事件管理政策及法律制度

## 学习目标

掌握突发公共卫生事件的特征、突发公共卫生事件分级，以及突发公共卫生事件的处理原则。

熟悉突发事件应急处理工作中，各级政府部门、医疗卫生机构及有关单位和个人的法律责任。

了解突发公共卫生事件报告及通报、信息发布制度。

## 课程思政元素

通过对突发公共卫生事件管理政策及法律制度的学习，引导学生树立正确的价值追求，不断提升知法、懂法、守法的法律意识，增强公共卫生法治意识和忧患意识，使学生进一步坚定"四个自信"，努力成长为堪当民族复兴重任的时代新人。

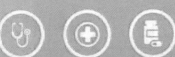

**案例 10-1**

3 月 13 日上午 C 市疾控中心接到××区疾控中心报告，该区某小学出现 10 余名学生呕吐、腹痛、腹泻等症状，该市疾控中心流行病学、食品卫生及检验专业的技术骨干立即赶赴现场，指导区疾控中心人员，开展调查处置。经了解，该小学共有 4 个年级 36 个班级 1 573 名学生，教职工 120 人，该校食堂统一为学生、教职工提供午餐，每日午餐时间为 12:10。

3 月 13 日 2:00 至 3 月 15 日 20:00，该校共有 146 名学生出现呕吐、腹痛、腹泻等消化道症状，分别在该市第六人民医院、第二人民医院、妇女儿童中心医院等医疗机构就诊，各医院根据就诊儿童的临床表现分别诊断为"急性胃炎""急性胃肠炎""呕吐待诊""细菌感染"等疾病，所有病例经治疗后病情痊愈或好转，无重症病例；另有 12 名教职工有呕吐、腹痛等胃肠炎症状。3 月 15 日实验室检测结果显示：6 名学生和 1 名保健老师、3 名食堂从业人员（无症状者）的肛拭样中检出诺如病毒；所有检测样品均未检出金黄色葡萄球菌、蜡样芽孢杆菌常见致病菌及病毒。

请思考：学校应采取哪些措施？

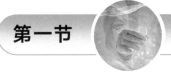

# 第一节　概　述

## 一、突发公共卫生事件的概念及其特征

### （一）突发公共卫生事件的概念

突发公共卫生事件，是指突然发生，造成或者可能造成社会公众健康严重损害的重大传染病疫情、群体性不明原因疾病、重大食物中毒和职业中毒以及其他严重影响公众健康的事件。

### （二）突发公共卫生事件的特征

突发公共卫生事件具有以下特征：

（1）突发性。突发公共卫生事件都是突然发生。一般讲，突发公共卫生事件的发生不易预测的，但突发公共卫生事件的发生和转归也具有一定规律性。

（2）公共性。突发公共卫生事件的危机对象为不特定社会群体。

（3）危害的严重性。突发公共卫生事件可能对公众健康和生命安全、社会经济发展、生态环境等造成不同程度的危害，这种危害可以是对社会造成即时性严重损害，也可以是对社会未来造成严重影响。

（4）处理的综合性和系统性。突发公共卫生事件不仅是一个公共卫生问题，还是一个社会问题，它的处理涉及多系统、多部门，需要各有关部门共同努力，全社会共同参与，将其危害降到最低程度。

## 二、突发公共卫生事件分级

根据突发公共卫生事件的性质、危害程度、涉及范围，突发公共卫生事件划分为四级：特别重大突发公共卫生事件（Ⅰ级）、重大突发公共卫生事件（Ⅱ级）、较大突发公共卫生事件（Ⅲ级）、一般突发公共卫生事件（Ⅳ级）。

### （一）特别重大突发公共卫生事件（Ⅰ级）

特别重大突发公共卫生事件主要包括：

（1）肺鼠疫、肺炭疽在大、中城市发生并伴有扩散趋势，或肺鼠疫、肺炭疽疫情波及两个以上的省份，并有进一步扩散的趋势。

（2）发生传染性非典型肺炎、人感染高致病性禽流感病例，并有扩散趋势。

（3）涉及多个省份的群体性不明原因疾病，并有扩散趋势。

（4）发生烈性病菌株、毒株、致病因子等丢失事件。

（5）发生新传染病或我国尚未发现的传染病发生或传入，并有扩散趋势，或发现我国已经消灭的传染病重新流行。

（6）周边以及与我国通航的国家和地区发生特大传染病疫情，并出现输入性病例，严重危及我国公共卫生安全的事件。

（7）国务院卫生行政部门认定的其他特别重大突发公共卫生事件。

### （二）重大突发公共卫生事件（Ⅱ级）

有下列情形之一的，为重大突发公共卫生事件：

（1）在一个县（市）行政区域内，一个平均潜伏期内（6天）发生5例以上肺鼠疫、肺炭疽病例，或者相关联的疫情波及2个以上县（市）。

（2）发生传染性非典型肺炎、人感染高致病性禽流感疑似病例。

（3）腺鼠疫发生流行，在一个市（地）行政区域内，一个平均潜伏期内多点连续发病20例以上，或流行范围波及2个以上市（地）。

（4）霍乱在一个市（地）行政区域内流行，一周内发病30例以上，或波及2个以上市（地），有扩散趋势。

（5）乙类、丙类传染病波及2个以上县（市），一周内发病水平超过前5年同期平均发病水平2倍以上。

（6）我国尚未发现的传染病发生或传入，尚未造成扩散。

（7）发生群体性不明原因疾病，扩散到县（市）以外的地区。

（8）发生重大医源性感染事件。

（9）预防接种或群体性预防性服药出现人员死亡。

（10）一次食物中毒人数超过100人并出现死亡病例，或出现10例以上死亡病例。

（11）一次性发生急性职业中毒50人以上，或死亡5人以上。

（12）境内外隐匿运输、邮寄烈性生物病原体、生物毒素造成我境内人员感染或死亡的。

（13）省级以上人民政府卫生行政部门认定的其他重大突发公共卫生事件。

### （三）较大突发公共卫生事件（Ⅲ级）

有下列情形之一的，为较大突发公共卫生事件：

（1）发生肺鼠疫、肺炭疽病例，一个平均潜伏期内病例数未超过5例，流行范围在一个县（市）行政区域内。

（2）腺鼠疫发生流行，在一个县（市）行政区域内，一个平均潜伏期内连续发病10例以上，或波及2个以上县（市）。

（3）霍乱在一个县（市）行政区域内，一周发病10～29例。或波及2个以上县（市），或市（地）级以上城市的市区首次发生。

（4）一周内在一个县（市）行政区域内，乙、丙类传染病发病水平超过前5年同期平均发病水平1倍以上。

（5）一个县（市）行政区域内发现群体性不明原因疾病。

（6）一次性食物中毒100人，或出现死亡病例。

（7）预防接种或群体预防性服药出现群体心因性反应或不良反应。

（8）一次发生急性职业中毒10～49人，或死亡4人以下。

（9）市（地）级以上人民政府卫生行政部门认定的其他较大突发公共卫生事件。

### （四）一般突发公共卫生事件（Ⅳ级）

有下列情形之一的，为一般突发公共卫生事件：

（1）肺鼠疫在一个县（市）行政区域内发生，一个平均潜伏期内病例数未超过10例。

（2）霍乱在一个县（市）行政区域内，一周内发病9例以下。

（3）一次食物中毒人数30～99人，未出现死亡病例。

（4）一次性发生急性职业中毒9人以下，未出现死亡病例。

（5）县级以上人民政府卫生行政部门认定的其他一般突发公共卫生事件。

## 三、突发公共卫生事件立法

我国应对突发公共卫生事件法律法规的建立，经历了一个逐渐发展的过程。1978年颁布的《中华人民共和国急性传染病管理条例》和1989年颁布的《传染病防治法》，标志着我国公共卫生的法制建设进入了一个崭新时期。经过二十余年的发展，国家相继制定和颁布了一系列与公共卫生相关的法律法规，2003年5月9日，国务院颁布了《突发公共卫生事件应急条例》；2004年8月28日，第十届全国人大常委会第十一次会议对《传染病防治法》进行了修订。之后，《传染病防治法》（2013年修订）和《突发公共卫生事件应急条例》（2011年修订）的颁布和实施，标志着我国突发公共卫生事件应急机制和法律法规进一步完善。

目前，已经颁布的与突发公共卫生事件应急有关的法律法规还有《中华人民共和国职业病防治法》《中华人民共和国食品安全法》《中华人民共和国执业医师法》《使用有毒物品作业场所劳动保护条例》《危险化学品安全管理条例》《放射事故管理规定》《突发公共卫生事件与传染病疫情监测信息报告管理办法》等。

## 第二节　突发公共卫生事件的处理原则及监测预警

### 一、突发公共卫生事件的处理原则

#### （一）预防为主，常备不懈

预防为主是我国卫生工作的基本方针。在突发公共卫生事件的预防中，主要是提高突发公共卫生事件的全社会防范意识，落实各项预防措施，有针对性地制定应急处理预案，对各种可能引发突发公共卫生事件的情况进行及时分析、预警、报告，做到早发现、早报告、早处理，有效应对和处理各种突发事件。

#### （二）统一领导，分级负责

在突发公共卫生事件应急处理的各项工作中，必须坚持由各级人民政府统一领导，成立应急指挥部，对处理工作实行统一指挥。各有关部门在应急指挥部的领导下，根据部署和分工，开展各项应急处理工作。

#### （三）反应及时，措施果断

反应及时，措施果断是有效控制突发公共卫生事件事态的前提。在突发公共卫生事件发生后，有关人民政府及其有关部门应当及时做出反应，决定是否启动应急预案，及时搜集、报告疫情，组织调查，积极开展救治工作，提出处理建议，有效控制事态发展。

#### （四）依靠科学，加强合作

处理突发公共卫生事件要尊重科学、依靠科学，开展防治突发公共卫生事件相关科学研究。各有关部门、学校、科研单位等要通力合作，实现资源共享。

### 二、突发公共卫生事件的监测预警

为了有效预防、及时控制和消除突发公共卫生事件及其危害，指导和规范各类突发公共卫生事件的应急处理工作，最大限度地减少危害，保障公众身心健康与生命安全。国家建立统一的突发公共卫生事件监测、预警与报告网络体系。

#### （一）突发公共卫生事件的监测

各级医疗、疾病预防控制、卫生监督和出入境检疫机构负责开展突发公共卫生事件的日常监测工作。省级人民政府卫生行政部门要按照国家统一规定和要求，结合实际，组织开展重点传染病和突发公共卫生事件的主动监测。国务院卫生行政部门和地方各级人民政府卫生行政部门要加强对监测工作的管理和监督，保证监测质量。

（二）突发公共卫生事件的预警

各级人民政府卫生行政部门根据医疗机构、疾病预防控制机构、卫生监督机构提供的监测信息，按照公共卫生事件的发生、发展规律和特点，及时分析其对公众身心健康的危害程度、可能的发展趋势，及时做出响应级别的预警，依次用红色、橙色、黄色和蓝色表示特别严重、严重、较重和一般四个预警级别。

## 第三节　突发公共卫生事件应急报告及通报、信息发布制度

### 一、突发公共卫生事件应急报告及通报制度

（一）责任报告单位和责任报告人

（1）责任报告单位，是指县以上各级人民政府卫生行政部门指定的突发公共卫生事件的监测机构；各级、各类医疗卫生机构；卫生行政部门；县级以上地方人民政府；其他有关单位。其他有关单位主要包括发生突发公共卫生事件的单位、与群众健康和卫生保健工作密切相关的机构，如检验、检疫机构、食品、药品监督管理机构、环境保护、检测机构、教育机构等。

（2）责任报告人，是指执行职务的各级、各类医疗卫生机构的工作人员、个体开业医生。

（二）报告时限

（1）突发公共卫生事件监测机构、医疗卫生机构及有关单位发现突发公共卫生事件，应当在 2 小时内向所在地县级人民政府卫生行政主管部门报告；接到报告的卫生行政主管部门应当在 2 小时内向本级人民政府报告，同时向上级人民政府卫生行政主管部门和国务院卫生行政主管部门报告。县级人民政府应当在接到报告后 2 小时内向设区的市级人民政府或者上一级人民政府报告；设区的市级人民政府应当在接到报告后 2 小时内向省、自治区、直辖市人民政府报告；各级人民政府应在接到事件报告后的 2 小时内向上一级人民政府报告。

（2）有下列情形之一的，省、自治区、直辖市人民政府应当在接到报告 1 小时内，向国务院卫生行政主管部门报告：① 发生或者可能发生传染病爆发、流行的；② 发生或者发现不明原因的群体性疾病的；③ 发生传染病菌种、毒种丢失的；④ 发生或者可能发生重大食物和职业中毒事件的。

（3）国务院卫生行政主管部门对可能造成重大社会影响的突发事件，应当立即向国务院报告。

### （三）通　报

国务院卫生行政主管部门应当根据发生突发事件的情况，及时向国务院有关部门和各省、自治区、直辖市人民政府卫生行政主管部门以及军队有关部门通报。突发事件发生地的省、自治区、直辖市人民政府卫生行政主管部门，应当及时向毗邻省、自治区、直辖市人民政府卫生行政主管部门通报。接到通报的省、自治区、直辖市人民政府卫生行政主管部门，必要时应当及时通知本行政区域内的医疗卫生机构。县级以上地方人民政府有关部门，已经发生或者发现可能引起突发事件的情形时，应当及时向同级人民政府卫生行政主管部门通报。

## 二、突发公共卫生事件信息发布制度

国家建立突发事件的信息发布制度。国务院卫生行政主管部门负责向社会发布突发事件的信息。必要时，可以授权省、自治区、直辖市人民政府卫生行政主管部门向社会发布本行政区域内突发事件的信息。信息发布应当及时、准确、全面。

## 第四节　突发公共卫生事件应急处理的法律规定

突发事件发生后，卫生行政主管部门应当组织专家对突发事件进行综合评估，初步判断突发事件的类型，提出是否启动突发事件应急预案的建议。

在全国范围内或者跨省、自治区、直辖市范围内启动全国突发事件应急预案，由国务院卫生行政主管部门报国务院批准后实施。省、自治区、直辖市启动突发事件应急预案，由省、自治区、直辖市人民政府决定，并向国务院报告。

## 一、监督与指导应急处理

全国突发事件应急处理指挥部对突发事件应急处理工作进行督察和指导，地方各级人民政府及其有关部门应当予以配合。省、自治区、直辖市突发事件应急处理指挥部对本行政区域内突发事件应急处理工作进行督察和指导。

## 二、应急处理措施

1. 专业技术机构的工作

省级以上人民政府卫生行政主管部门或者其他有关部门指定的突发公共卫生事件应急处理专业技术机构，负责突发公共卫生事件的技术调查、确证、处置、控制和评价工作。

2. 政府有关部门的工作

突发公共卫生事件发生后，国务院有关部门和县级以上地方人民政府及其有关部门，应当保证突发公共卫生事件应急处理所需的医疗救护设备、救治药品、医疗器械等物资的生产、供应；铁路、交通、民用航空行政主管部门应当保证及时运送。

3. 医疗卫生机构的工作

医疗卫生机构应当对因突发公共卫生事件致病人员提供医疗救护和现场救援，对就诊病人必须接诊治疗，并书写详细、完整的病历记录；对需要转送的病人，应当按照规定将病人及其病历记录的复印件转送至接诊的或者指定的医疗机构。

4. 指挥部可采取的控制措施

突发公共卫生事件应急处理指挥部有权紧急调集人员、储备的物资、交通工具以及相关设施、设备。必要时，对人员进行疏散或者隔离，并可以依法对传染病疫区实行封锁。

5. 公安部门的工作

在突发公共卫生事件中需要接受隔离治疗、医学观察措施的病人、疑似病人和传染病病人密切接触者在卫生行政主管部门或者有关机构采取医学措施时应当予以配合；拒绝配合的，由公安机关依法协助强制执行。

## 第五节　法律责任

### 一、各级政府部门的责任

县级以上地方人民政府及其卫生行政主管部门对突发事件隐瞒、缓报谎报或者授意他人隐瞒、缓报、谎报的，对政府主要领导人及其卫生行政主管部门主要负责人，依法给予降级或者撤职的行政处分；造成传染病传播、流行或者对社会公众健康造成其他严重危害后果的，依法给予开除的行政处分；构成犯罪的，依法追究刑事责任。

国务院有关部门、县级以上地方人民政府及其有关部门未依照《突发公共卫生事件应急条例》的规定，完成突发事件应急处理所需要的设施、设备、药品和医疗器械等物资的生产、供应、运输和储备的，对政府主要领导人和政府部门主要负责人依法给予降级或者撤职的行政处分；造成传染病传播、流行或者对社会公众健康造成其他严重危害后果的，依法给予开除的行政处分；构成犯罪的，依法追究刑事责任。

突发事件发生后，县级以上地方人民政府及其有关部门对上级人民政府有关部门的调查不予配合，或者采取其他方式阻碍、干涉调查的，对政府主要领导人和政府部门主要负责人依法给予降级或者撤职的行政处分；构成犯罪的，依法追究刑事责任。

县级以上各级人民政府卫生行政主管部门和其他有关部门在突发事件调查、控制、医疗救治工作中玩忽职守、失职、渎职的，由本级人民政府或者上级人民政府有关部门责令改正、通报批评、给予警告；对主要负责人、负有责任的主管人员和其他责任人员依法给予降级、撤职的行政处分；造成传染病传播、流行或者对社会公众健康造成其他严重危害后果的，依法给予开除的行政处分；构成犯罪的，依法追究刑事责任。

县级以上各级人民政府有关部门拒不履行应急处理职责的，由同级人民政府或者上级人民政府有关部门责令改正、通报批评、给予警告；对主要负责人、负有责任的主管人员和其他责任人员依法给予降级、撤职的行政处分；造成传染病传播、流行或者对社会公众健康造成其他严重危害后果的，依法给予开除的行政处分；构成犯罪的，依法追究刑事责任。

## 二、医疗卫生机构的责任

医疗卫生机构有下列行为之一的，由卫生行政主管部门责令改正、通报批评、给予警告；情节严重的，吊销《医疗机构执业许可证》；对主要负责人、负有责任的主管人员和其他直接责任人员依法给予降级或者撤职的纪律处分；造成传染病传播、流行或者对社会公众健康造成其他严重危害后果，构成犯罪的，依法追究刑事责任：① 未依照《突发公共卫生事件应急条例》的规定履行报告职责，隐瞒、缓报或者谎报的；② 未依照《突发公共卫生事件应急条例》的规定及时采取控制措施的；③ 未依照《突发公共卫生事件应急条例》的规定履行突发事件监测职责的；④ 拒绝接诊病人的；⑤ 拒不服从突发事件应急处理指挥部调度的。

## 三、有关单位和个人的责任

在突发事件应急处理工作中，有关单位和个人未依照《突发公共卫生事件应急条例》的规定履行报告职责，隐瞒、缓报或者谎报，阻碍突发事件应急处理工作人员执行职务，拒绝国务院卫生行政主管部门或者其他有关部门指定的专业技术机构进入突发事件现场，或者不配合调查、采样、技术分析和检验的，对有关责任人员依法给予行政处分或者纪律处分；触犯《中华人民共和国治安管理处罚法》，构成违反治安管理行为的，由公安机关依法予以处罚；构成犯罪的，依法追究刑事责任。

在突发事件发生期间，散布谣言、哄抬物价、欺骗消费者，扰乱社会秩序、市场秩序的，由公安机关或者市场监督管理部门依法给予行政处罚；构成犯罪的，依法追究刑事责任。

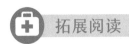
拓展阅读

《突发公共卫生事件应急条例（2011修订）》

思考与练习

（1）医师不予注册的情形包括哪些？

（2）简述突发公共卫生事件处理原则。

（3）简述省、自治区、直辖市人民政府应当在接到报告1小时内向国务院卫生行政主管部门报告的情形。

# 第十一章

# 药品管理政策及法律制度

## 学习目标

了解我国药品管理法律责任。
理解药品标准及新药、仿制药、新生物制品的管理。
掌握药品管理法的概念及适用范围。

## 课程思政元素

学生应重点掌握我国药事法律法规体系，熟悉我国有关药品政策和技术规则，培养处理药品管理实务的能力，能初步开展药品行政事务应对工作，为以后从事药学专业工作和继续学习打下基础。培养学生认知和分析事物的能力，使其树立法治观念、崇高的职业道德和责任意识，激发学生的爱国热情，使其成为一个知法、守法、用法的全面发展的学生。

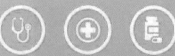

**案例 11-1**

## 付某某等生产、销售有毒、有害食品案

基本案情：

2017 年 3 月至 2018 年 4 月，被告人付某某知道其从上家购进的"曲芝韵""古方"等非正规渠道生产的减肥胶囊可能含有危害人体健康成分，仍通过被告人张某等人在网上销售。张某在收取买家订单和货款后，将买家信息、货物种类、数量通过微信发送给付某某，付某某根据张某的发货订单，从广东省广州市将减肥胶囊及包装材料寄给张某的客户王某、贡某某（均另案处理）等人，销售金额共计 21 万余元。2018 年 4 月 8 日，公安机关在付某某处查获"曲芝韵"减肥胶囊 2 705 瓶、"古方"减肥胶囊 2 475 瓶、粉色胶囊 3 107 瓶、散装胶囊 20 余公斤及包装材料、快递单、账本等物品。经检测，从付某某处查获的"曲芝韵""古方"、粉色减肥胶囊及散装胶囊中均检测出法律禁止在食品中添加的西布曲明成分。

裁判结果：

江苏省南京市六合区人民法院一审判决、南京市中级人民法院二审裁定（2019 年）认为，被告人付某某、张某销售明知掺有有毒、有害的非食品原料的食品，其行为均已构成销售有毒、有害食品罪，且二被告人涉案金额均超过 20 万元，属有其他严重情节，应依法惩处。付某某、张某共同实施的销售行为部分，构成共同犯罪。据此，依法判处：被告人付某某犯销售有毒、有害食品罪，判处有期徒刑六年，并处罚金人民币八十万元；被告人张某犯销售有毒、有害食品罪，判处有期徒刑五年，并处罚金人民币七十五万元；扣押的有毒、有害食品依法没收。

典型意义：

近年来，危害食药安全犯罪出现向互联网蔓延的新趋势，犯罪分子利用淘宝等网店、微信朋友圈及快递服务等便利条件实施犯罪，参与人员多，牵涉地域广，犯罪手段隐蔽。相关部门不断提高打击力度，应对危害食药安全网络犯罪的新趋势，取得良好效果。本案中，被告人付某某从他人处购进非正规减肥胶囊产品，通过张某等人在网上销售，张某通过网络向其客户加价销售，将订单信息通过微信发给付某某，由付某某直接发货，一、二审法院认为综合发货明细和微信、支付宝转账记录等证据，并结合被告人供述和证人证言认定销售数量和犯罪金额，认定和处理依据确实、充分，为有力打击危害食药安全网络犯罪提供了经验和参考。

**案例 11-2**

## 李某某等非法经营案

基本案情：

2009 年以来，被告人李某某在未取得药品经营资质的情况下，挂靠西安某医药公司，从事药品经营活动。李某某将非法购进的药品存放于其租赁的陕西省西安市新城区三处民房内，后加价销售给药店、个人及其实际控制的西安市某诊所。被告人李某利在明知李某某没有药品经营资质的情况下，受雇于李某某负责管理库房药品发放、

记账，帮助其销售药品。2017年2月22日，公安机关在李某某租赁的民房内查获大量未销售的药品及销售账本。经鉴定，李某某、李某利非法经营药品的金额共计16 383 365.12元。

裁判结果：

陕西省西安市中级人民法院一审判决、陕西省高级人民法院二审裁定（2018年）认为，被告人李某某、李某利违反国家药品管理法律法规，未取得药品经营许可证，非法经营药品，金额特别巨大，情节特别严重，其行为均构成非法经营罪。在共同犯罪中，李某某作为经营负责人，联系挂靠单位、租赁房屋、购买药品、雇佣并指使他人对外销售，起主要作用，系主犯。李某利受雇于李某某，负责药品收发、记账等，起次要作用，系从犯，可依法从轻处罚。据此，依法判处：被告人李某某犯非法经营罪，判处有期徒刑十一年，并处没收财产人民币一百万元；被告人李某利犯非法经营罪，判处有期徒刑五年，并处没收财产人民币十万元；扣押在案的药品依法予以没收。

典型意义：

食药安全监管要严把每一道防线，不仅要严管生产环节，维护生产秩序，保证食品、药品质量，还要严管流通环节，维护流通秩序，打击非法经营等行为。药品生产、储运、销售、使用等各个环节专业性强，风险性高，加强药品经营许可监管，严管流通秩序，对保证药品安全亦尤为重要。被告人李某某等非法经营一案是发生在药品流通领域的一起重大典型案件。李某某在未取得药品经营资质的情况下，采取挂靠有经营资质企业的方式，从事药品经营活动，从2009年至2017年案发，无资质从事药品经营达8年之久，经营行为长期脱离监管，销售金额达1 600余万元，严重破坏药品经营管理秩序，依法惩处各被告人，对有效遏制相关犯罪，具有积极的示范作用。

## 案例 11-3

### 吕某某等生产、销售有毒、有害食品案

基本案情：

自2013年起，被告人吕某某购进生产设备及空胶囊壳等大量生产原料，先后伙同被告人吕某省、吕某伟、吕某运（另案处理）等人辗转在河南省中牟县白沙镇大雍庄、沈丘县南杨集、冯营乡吕集村等地生产非法添加非食品原料的补肾壮阳类、降糖降压类等假冒保健品，吕某伟还在内蒙古自治区、辽宁省沈阳市、重庆市、河南省信阳市等药交会上散发保健品代加工名片，进行宣传，招揽客户。吕某某生产假冒保健品后通过物流发货对外销售给李某（另案处理）等人，李某又包装成"圣傲"牌雪源软胶囊、"逸身沁"牌红花红景天软胶囊等假冒保健品，面向全国销售。其间，吕某省还伙同吕某伟自行生产此类假冒保健品对外邮寄销售。截至案发，吕某某通过物流向李某等人销售非法生产的保健品，并通过他人银行账户收取货款5 173 425元。吕某省涉案金额3 020 047元，吕某伟涉案金额345 780元。经抽样检验，上述保健品及原料中检测出国家禁止添加的格列本脲和西地那非成分。

裁判结果：

河南省济源市人民法院一审判决、济源中级人民法院二审裁定（2019年）认为，

被告人吕某某、吕某省、吕某伟在生产、销售的假冒保健品中掺入国家禁止添加的非食品原料，其中，吕某某销售金额 517 万余元，吕某省销售金额 302 万余元，情节特别严重；吕某伟销售金额 34 万余元，情节严重，三被告人的行为均已构成生产、销售有毒、有害食品罪。吕某某、吕某省在共同犯罪中起主要作用，系主犯。吕某省曾因故意犯罪被判处缓刑，在缓刑考验期限内又犯新罪，应当撤销缓刑，数罪并罚。据此，依法判处：一、被告人吕某某犯生产、销售有毒、有害食品罪，判处有期徒刑十五年，并处罚金人民币一千二百万元。二、被告人吕某省犯生产、销售有毒、有害食品罪，判处有期徒刑十年，并处罚金人民币六百五十万元；撤销缓刑与前罪所判刑罚并罚，决定执行有期徒刑十年三个月，并处罚金人民币六百五十万三千元。三、被告人吕某伟犯生产、销售有毒、有害食品罪，判处有期徒刑二年，并处罚金人民币七十万元。四、对被告人吕某某、吕某省的违法所得予以追缴，上缴国库。

典型意义：

为严格落实"四个最严"要求，坚决贯彻依法从严惩处原则，人民法院审理危害食药安全刑事案件，综合利用自由刑、财产刑等刑罚措施，充分发挥刑法的威慑作用，保障刑法实施的效果，对此类犯罪严格适用缓刑、免予刑事处罚。其中，针对危害食药安全犯罪的贪利性特点，注重加大财产刑适用力度，剥夺再犯能力和条件。近年来，在保健食品中添加药品予以销售案多发，这些保健食品中虽添有药品，但仍以食品名义对外销售，依据相关规定应当以生产、销售有毒、有害食品罪定罪处罚。此类案件危害性大，一直以来都是打击的重点。本案中，被告人吕某某等人生产、销售金额达 500 余万元，从中获取巨额利益，一、二审法院在判处有期徒刑的同时，除追缴各被告人的违法所得外，还判处生产、销售金额二倍以上的罚金，斩断其再犯的经济基础。

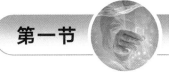

## 第一节　概　述

### 一、药品及其特殊性

药品不仅是一个医学概念，也是一个法学概念。按照《中华人民共和国药品管理法》(以下简称《药品管理法》)的规定，所谓"药品"，是指用于预防、治疗、诊断人的疾病，有目的地调节人的生理机能并规定有适用症或者功能主治、用法和用量的物质，包括中药、化学药和生物制品等。

在我国，药品与其他商品一样，通过交换渠道进入消费领域，因而具有商品的一般属性。但是，由于药品直接关系到人体健康与生命安全，并可影响下一代的生长发育，关系到千家万户的幸福与安宁，所以又是特殊商品，有与其他商品不同的特殊性。药品的主要特点表现在：

1. 药品作用的两重性

药品能防病治病、康复保健，但多数药品同时又有不同程度的毒副作用。所以对于药品，如果用之得当，可以治病救人保护健康；失于管理，用之不当，则可能影响健康，甚至危及生命。

### 2. 药品质量的重要性

符合质量标准的药品，才能保证疗效，否则可能影响疗效，甚至不仅疾病得不到治愈，还可能产生副作用。因此，进入流通和消费领域的药品，必须保证质量，绝对不允许有不合格产品。

### 3. 药品鉴定的专业性

对药品质量的优劣、真伪，一般消费者难以从直觉去识别，必须由具备专业知识的技术人员借助科学的检测仪器，依照法定的程序和标准，运用科学的方法，才能作出科学的鉴定和评价。

### 4. 药品的专用性

大多数药品需要医生通过诊断疾病并在医生的指导下，有针对性地用药，有的甚至还要在医护人员的监督下，才能合理用药，方能达到防病治病和保护健康的目的。如仅凭感觉用药就可能引起中毒，产生药源性疾病或其他不利影响。

## 二、药品管理法的概念

由于药品是人类防治疾病必不可少的特殊商品，为了保证药品的优质、安全和有效，任何国家对药品都采取了比其他商品更为严格的监督管理措施。所谓药品管理，从广义来理解包括对药品的经济、技术、质量、行政等方面的管理；而药品管理的狭义含义，则主要是指对药品质量的监督管理。药品管理立法所涉及的药品管理概念范畴，主要是药品质量的监督管理。

药品管理法是调整药品监督管理，确保药品质量，增进药品疗效，保障用药安全，维持人体健康活动中产生的各种社会关系的法律规范的总和，是国家对药品事业管理的依据和行为准则。

我国药品管理法主要是从药品的研制、生产、流通到使用等各个环节，针对药品质量这个核心作出一系列明确的规定，因此，从一定意义上说，药品管理法也是药品质量监督管理法律规范的总和。

狭义的药品管理法仅指国家制定和颁布实施的药品管理法典，即《药品管理法》；广义的药品管理法则指国家制定和颁布的一切有关药品管理的法律规范。

国家对药品的管理主要通过两种方式来实现：一是制定颁发药品标准的统一技术规范；二是建立一套完整有效的药品监督管理制度。

## 三、药品管理的法制建设

我国古代就十分重视药品管理，唐朝中央政府设有药局，并修订颁发了《唐新修本草》作为国家药典，这是中国也是世界最早的药典。中华民国时期，国民政府卫生署内设有药政科，1950 年出版了《中华药典》。1947 年在上海建立了药物食品检验局，负责药品监督检验工作。新中国成立后，党和政府十分重视药品管理法制建设，国家制定了一系列有关药品管理的法律、法规。1950 年经政务院批准颁布了我国药品管理的第一个行政法规《麻醉药品管理暂行条例》。1963 年，卫生部、化工部和商业部联合颁布了《关于加强药政管理的若干规定》，这是我国关于药品管理的第一个综合性规章。党的十一届三中全会以后，药品管理立法工作迈上了新台阶，从 1978 年到 1983 年国家先后颁布了《药政管理条例（试行）》以及有关剧毒药品、麻醉药品、生物制品、血液制品、医院制剂的管理办法。同时，还对新药管理办法、国外厂商申请在我国进行新药试验研究和禁止制售伪劣药品等作了规定。这些法规的颁布对我国药品管理走上法治化道路起了重要作用。为了进一步地加强药品的监督管理，1984 年 9 月 20 日第六届全国人大常委会第七次会议通过了《中华人民共和国药品管理法》，并于次年 7 月 1 日开始实施。这是新中国成立以来我国第一部药品管理法律，它用法典的形式将党和国家有关药品监督管理的方针政策和原则以及基本制度纳入法律的范畴，对公民的用药安全提供了重要保证，是我国药品法治化的重要标志。

为了保证药品管理法的贯彻实施并完善药品管理法律制度，1989 年国务院又批准发布了《中华人民共和国药品管理法实施办法》和麻醉药品、医疗用毒性药品、精神药品、放射性药品等管理办法，以及野生药材资源保护、中药品种保护和血液制品管理等条例。1998 年国家药品监督管理局组建后，又先后重新修改发布了新药、新生物制品、仿制药品和进口药等审批办法，重新制定了《药品生产质量管理规范》《药品经营质量管理规范》及药品流通、处方药与非处方药等管理办法等办法和《药品监督管理行政处罚规定（暂行）》等二十余件配套规章。各省、自治区和直辖市人大和政府也相应制定了一系列地方行政法规，形成了初具规模的药品管理法律体系，使药品管理走上了基本有法可依的法治化轨道。

1984 年以来我国社会经济生活发生了深刻变革，为了适应我国社会经济的发展，特别是适应加入世界贸易组织（WTO）的新形势，1984 年的《药品管理法》已经过数次修改。2019 年 8 月 26 日，新修订的《药品管理法》经十三届全国人大常委会第十二次会议表决通过，于 2019 年 12 月 1 日起施行。

## 第二节　药品生产与经营管理法律规定

### 一、药品生产企业管理的法律规定

药品的生产过程会对药品质量产生决定性影响，因此，加强对药品生产企业的管理是保证药品质量的中心环节。为此，《药品管理法》对药品的生产管理作了严格规定。主要有：

### （一）药品生产许可证制度

药品生产许可证制度是指国家通过对药品生产企业条件的审核，确定企业是否具有药品生产的资格，对符合条件的企业发给《药品生产许可证》，企业凭此证才能在市场监督管理部门办理登记注册，领取经营执照。药品生产许可证制度涉及以下内容：

1. 开办药品生产企业的条件

根据《药品管理法》第四十二条的规定，从事药品生产活动，应当具备以下条件：

（1）具有依法经过资格认定的药品技术人员、工程技术人员及相应的技术工人；

（2）具有与药品生产相适应的厂房、设施和卫生环境；

（3）具有能对所生产药品进行质量管理和质量检验的机构、人员以及必要的仪器设备；

（4）有保证药品质量的规章制度，并符合国务院药品监督管理部门依据本法制定的药品生产质量管理规范要求。

2. 开办药品生产企业的审批程序及药品生产资格的规定

国家对药品生产企业的生产条件等进行审核时，必须审查开办药品生产企业是否同时具备以上条件，从而确定企业是否具备药品生产或继续生产的资格。根据《药品管理法》第四十一条第一款的规定，从事药品生产活动，应当经所在地省、自治区、直辖市人民政府药品监督管理部门批准，取得药品生产许可证。无药品生产许可证的，不得生产药品。

### （二）药品生产质量管理规范认证制度

药品生产企业必须按照国务院药品监督管理部门制定的《药品生产质量管理规范》（GMP）的要求，并经 GMP 认证，取得认证证书方可进行药品生产或继续生产。

GMP 是世界制药企业公认的药品生产必须遵循的准则，是制药企业进行质量管理的必备制度，它的指导思想是，用全面质量管理来保证药品的安全、有效、稳定、均一和质量优良，确保产品全部符合质量要求。

药品生产的 GMP 认证，是国家依法对药品生产企业（车间）和药品品种实施药品 GMP 监督检查，并取得认可的一种制度。我国从 1995 年开展药品 GMP 认证工作，1996 年正式受理 GMP 认证申请。国家药品监督管理局还把 GMP 认证工作与核发药品生产企业许可证工作结合起来。

## 二、药品经营企业管理的法律规定

### （一）药品经营许可证制度

药品经营许可证制度是指国家对药品经营企业的药品经营条件进行审核，确定企业是否具有经营药品的资格。对符合条件的企业发给《药品经营企业许可证》。无许可证的企业工商行政管理部门不得发给营业执照。

药品经营许可证制度涉及以下内容：

1. 药品经营条件

《药品管理法》第五十二条规定，从事药品经营活动应当具备以下条件：

（1）有依法经过资格认定的药师或者其他药学技术人员；

（2）有与所经营药品相适应的营业场所、设备、仓储设施和卫生环境；

（3）有与所经营药品相适应的质量管理机构或者人员；

（4）有保证药品质量的规章制度，并符合国务院药品监督管理部门依据本法制定的药品经营质量管理规范要求。

2. 药品经营企业的审批程序和药品经营资格的规定

根据《药品管理法》第五十一条的规定，从事药品批发活动，须经企业所在地省、自治区、直辖市人民政府药品监督管理部门批准，取得《药品经营许可证》；从事药品零售活动，应当经企业所在地县级以上地方药品监督管理部门批准，取得《药品经营许可证》，凭《药品经营许可证》到工商行政管理部门办理登记注册。无《药品经营许可证》的，不得经营药品。许可证有效期为 5 年，到期重新审查发证。

（二）药品经营质量管理规范认证制度

药品经营企业必须按照国务院药品监督管理部门制定的《药品经营质量管理规范》（GMP）经营药品。GMP 主要包括：（1）收购药品必须进行质量验收，不合格的不得收购；（2）销售药品必须准确无误，并正确说明用法用量和注意事项；（3）调配处方必须经过核对，处方中的药品不得擅自更改或代用；（4）对有配伍禁忌或超剂量的处方，应拒绝调配或另由医生更改；（5）销售地道中药必须标明产地。药品监督管理部门按照规定对药品经营企业是否符合 GMP 的要求进行认证；认证合格的，发给认证证书。

三、医疗单位制剂管理的法律规定

（一）制剂许可证制度

制剂许可证制度是指国家通过对医疗单位配制制剂条件的审核，确定其是否具备配制制剂的资格。对符合条件的单位发给《制剂许可证》。制剂许可证制度涉及的内容主要有：

（1）配制制剂的条件。医疗单位配制制剂必须具有能够保证制剂质量的设施、检验仪器、药学技术人员和卫生条件。不符合条件者，不得配制。

（2）配制制剂的审批程序和配制制剂资格的规定。医疗单位配制药剂必须经所在地省、自治区、直辖市人民政府药品监督管理部门审核批准，发给《医疗机构制剂许可证》。无该许可证的，不得配制制剂。制剂许可证有效期为 5 年，到期重新审查发证。

（二）配制制剂质量管理规范认证制度

国家药品监督管理局 2001 制定发布了《医药机构制剂配置质量管理规范（试行）》

（GPP），并逐步推行 GPP 认证制度。《药品管理法》和 GPP 对医疗机构配制制剂质量管理的主要规定包括：

（1）医院制剂必须上报药品监督管理部门备案，并进行注册后方可组织生产；配制制剂必须制订生产操作规程、质量检验和卫生制度，并严格执行；医院除药学部（科）外，不允许其他科室或第三产业配制制剂（放射性制剂由已取得《放射性药品使用许可证》的核医学科同位素室配制）；

（2）医疗机构配制的制剂，应当是本单位临床需要而市场上没有供应的品种。配制的制剂必须按照规定进行质量检验；合格的，凭医师处方在本医疗机构使用；

（3）配制制剂只限于本单位临床和科研使用，不得上市销售或变相销售。

## 四、药品包装、商标和广告管理的法律规定

### （一）药品包装的规定

药品包装必须做到：

（1）直接接触药品的包装材料和容器，必须符合药用要求，符合保障人体健康、安全的标准，并须经药品监督管理部门审批。

（2）药品包装必须适合药品质量的要求，方便储存、运输和医疗使用。

（3）药品必须按照规定印有或者有标签并附有说明书。在包装袋或标签上注明法律规定的项目（注明药品的名称、成分、规格、生产企业、批准文号、产品批号、生产日期、有效期、适应症或者功能主治、用法、用量、禁忌、不良反应和注意事项），并附质量合格标志。

（4）麻醉药品、精神药品、医疗用毒性药品、放射性药品、外用药品和非处方药的标签，必须印有规定的标志。

### （二）药品商标的规定

除中药材、中药饮片外，药品必须使用注册商标，并在药品包装和标签上注明注册商标，否则不得出售。企业新增加药品品种，如超出原核定使用范围，必须重新申请注册商标。

办理商标注册的程序及使用注册商标的管理，除按照《药品管理法》外，还必须符合《中华人民共和国商标法》。

### （三）药品广告的规定

《药品管理法》规定：（1）药品广告应当经广告主所在地省、自治区、直辖市人民政府确定的广告审查机关批准；未经批准的，不得发布。

（2）药品广告的内容应当真实、合法，以国务院药品监督管理部门核准的药品说明书为准，不得含有虚假的内容。

（3）药品广告不得含有表示功效、安全性的断言或者保证；不得利用国家机关、科研单位、学术机构、行业协会或者专家、学者、医师、药师、患者等的名义或者形象作推荐、证明。

（4）非药品广告不得有涉及药品的宣传。

（5）药品价格和广告，《药品管理法》未作规定的，适用《中华人民共和国价格法》《中华人民共和国反垄断法》《中华人民共和国反不正当竞争法》《中华人民共和国广告法》等的规定。

### 五、药品价格管理的法律规定

国家实行统一的药品价格管理办法，采取的主要措施包括：

（1）国家完善药品采购管理制度，对药品价格进行监测，开展成本价格调查，加强药品价格监督检查，依法查处价格垄断、哄抬价格等药品价格违法行为，维护药品价格秩序。

（2）依法实行市场调节价的药品，药品上市许可持有人、药品生产企业、药品经营企业和医疗机构应当按照公平、合理和诚实信用、质价相符的原则制定价格，为用药者提供价格合理的药品；药品上市许可持有人、药品生产企业、药品经营企业和医疗机构应当遵守国务院药品价格主管部门关于药品价格管理的规定，制定和标明药品零售价格，禁止暴利、价格垄断和价格欺诈等行为。

（3）药品上市许可持有人、药品生产企业、药品经营企业和医疗机构应当依法向药品价格主管部门提供其药品的实际购销价格和购销数量等资料。

（4）医疗机构应当向患者提供所用药品的价格清单，按照规定如实公布其常用药品的价格，加强合理用药管理。具体办法由国务院卫生健康主管部门制定。

（5）禁止药品上市许可持有人、药品生产企业、药品经营企业和医疗机构在药品购销中给予、收受回扣或者其他不正当利益；禁止药品上市许可持有人、药品生产企业、药品经营企业或者代理人以任何名义给予使用其药品的医疗机构的负责人、药品采购人员、医师、药师等有关人员财物或者其他不正当利益；禁止医疗机构的负责人、药品采购人员、医师、药师等有关人员以任何名义收受药品上市许可持有人、药品生产企业、药品经营企业或者代理人给予的财物或者其他不正当利益。

### 六、药品从业人员健康管理的法律规定

《药品管理法》第五十条规定，药品上市许可持有人、药品生产企业、药品经营企业及医疗单位直接接触药品的工作人员，必须每年进行健康检查，患有传染病或者其他可能污染药品的疾病的人员，不得从事直接接触药品的工作。

## 第三节　药品管理法律制度

### 一、药品标准法律规定

药品标准是国家对药品质量规格及检验方法所作的技术规定。内容包括：药品名

称、成分或处方组成、规格、含量、适应症、用法、用量、储藏、包装、有效期、注意事项、技术要求和检查、检验方法等。根据国家标准化规定，任何药品均需有产品标准的编号，以明确产品的质量等级标准。

我国药品标准曾分为国家药品标准和省、自治区、直辖市药品标准两类。《中国药典》及卫生部颁药品标准属国家级药品标准。国家药品标准未收载的其他药品可由省、自治区、直辖市制定地方性标准。由于地方性标准不一，出入很大，而药品又流通于全国，因此，2001年修订的《药品管理法》已取消省级药品标准的规定，使用统一的国家药品标准。

药品标准是药品生产、使用、检验、供应和管理部门必须共同遵守的法定依据，是药品管理的一种特殊法律制度。

## 二、新药管理的法律规定

### （一）新药的概念

目前我国的新药管理法律制度，建立在1985年7月卫生部发布的《新药审批办法》的基础上。该办法规定，新药是指我国未生产过的药品，如已生产的药品增加了新的适应证，改变了给药途径和剂型或制成新的复方制剂，亦按新药管理。新药包括中药、化学药品（西药）、生物制品三种。

2020年，国家药品监督管理局重新审订修改发布了《药品注册管理办法》，对新药的分类与命名、新药的研制、新药的临床、新药的审批和生产等作了规定，此外，还有一系列与之配套的细则和规定等，组成了我国新药管理法律制度。

### （二）新药研制与审批

新药从研究到生产，大致需经过临床前研究、临床研究和生产上市三个阶段。新药研制必须向国家或省级药品监督管理部门报送研究方法、质量标准、药理及毒理试验报告等有关资料及样品，经批准后，方可进行临床试验或验证。临床研究必须符合国家药品监督管理局制订的《药物临床试验质量管理规范》有关规定。经临床验证后，通过新药鉴定，由国家药品监督管理部门批准，发给新药证书和批准文号，方能生产新药。

国家对新药实行保护制度，拥有新药证书的单位在保护期内可申请新药证书副本进行技术转让；新药研究单位在取得新药证书后，两年内无特殊理由，既不生产又不转让者，终止对该新药的保护。第一类化学药品及第一、二类中药批准后一律为试生产，试生产期为两年，其转为正式生产必须重新申报与审批。

### （三）仿制药品审批

仿制药品指仿制国家已批准正式生产，并收载于国家药品标准的品种。根据《药品注册管理办法》的规定，仿制药品质量不得低于被仿制药品，使用说明书等应与被仿制药品保持一致。凡申请仿制药品的企业，由所在省级药品监督管理部门初审后，报国家药品监督管理部门核准，并编排统一的批准文号，方可仿制生产。试行标准的药品及受国家行政保护的品种，不得仿制。国家鼓励创新和技术进步，控制仿制药品的审批。

（四）新生物制品审批

新生物制品指我国未批准上市的生物制品，已批准上市的生物制品，当改换制备疫苗和生产技术产品的菌毒种、细胞株及其他重大生产工艺，对制品的安全性、有效性可能有显著影响时，也按新生物制品审批。新生物制品审批办法规定，新生物制品审批，实行国家一级审批制度。其研究过程一般为：实验研究、小量试制、中间试制、试生产、正式生产几个阶段。新生物制品临床试验结果报国家药品监督管理局审查批准后发给新药证书。申请生产新生物制品的企业，报经国家药品监督管理局审查批准后发给批准文号，方能生产。其审批程序与新药的审批程序相同。

三、药品审评、不良反应检测和淘汰的法律规定

（一）药品审评

药品审评包括通过临床用药评定新药，老药的再评价，以及淘汰危害严重、疗效不确定或不合理的组方，这是药品管理的一个重要内容。它有利于保护人们用药安全、有效，提高医疗质量，促进医药企业的发展和新品种开发，提高经济效益。

（二）药品不良反应监测

按世界卫生组织的定义，药品不良反应是指人们为了预防、治疗诊断疾病，或为了调整生理功能，正常使用药物而发生的一种有害的、非预期的反应。药品的不良反应与药品的毒副作用的区别在于后者的有害影响是确定的而药品的不良反应是非预期的。根据《药品管理法》，我国已建立了药品不良反应监测报告制度和由国家及省级卫生行政部门分别成立的监测报告系统。监测报告系统由卫生部药品不良反应监测委员会和监测中心、省级卫生行政部门的药品不良反应监测站组成。

（三）药品淘汰

药品淘汰是指从正在使用的药品中除去不适宜药品的制度。药品淘汰包括自然淘汰和法定淘汰两种方式。

（1）自然淘汰，即药品自动被淘汰的方式，其原因是出现了质量更好的或更经济的替代药品。被自然淘汰的药品不受法律的控制，药品生产企业只需重新申报生产，该药品即可重新生产、销售和使用。

（2）法定淘汰，是指国家药品监督管理局撤销批准文号的淘汰方式。这种淘汰方式是建立在药品审评委员会再评价的意见基础上的。被法定淘汰的药品受到法律的控制，不得继续生产、销售和使用，违反者按生产、销售、使用假药处理。

四、进出口药品管理法律规定

（一）进口药品管理

进口药品是指由国外进口的原料药、制剂、制剂半成品和药用辅料等。国家对进口药品实行注册审批制度。进口药品必须经过申请注册审批程序，取得国家药品监督管理局核发的《进口药品注册证》，并经国家药品监督管理局授权的口岸药品检验所检

验合格，方可进口。申请注册的进口药品必须获得生产国药品主管部门注册批准和上市许可，并按照法定程序和要求在中国进行临床试验。进口药品必须是临床需要、安全有效、质量可控的品种；国家禁止进口疗效不确、不良反应大或者有其他原因危害人体健康的药品；国外未经批准生产的药品和正在研制的药品不准进口。进口药品的名称、包装、标签和说明书必须使用中文、必须符合中国《药品包装、标签和说明书管理规定》，并经国家药品监督管理局批准使用。进口药品必须从允许药品进口的口岸进口，并由进口药品的企业向口岸所在地药品监督管理部门登记备案。进口、出口麻醉药品、放射性药品和血液制品，必须持有国家药品监督管理部门核发的《进口许可证》和《出口许可证》。

### （二）出口药品管理

出口药品必须保证质量，不合格的药品不准出口。凡是我国制造销售的药品，在保证质量的前提下，经省级药品监督管理部门审核批准，方可根据国外药商需要出具出口证明。对国内供应不足的中药材、中成药按国家药品监督管理部门批准的品种出口。限制或禁止的品种不得办理出口业务。出口麻醉药品、精神药品等必须持有国家药品监督管理部门发给的《出口许可证》。

## 五、特殊药品管理的法律规定

《药品管理法》第一百一十二条规定："国务院对麻醉药品、精神药品、医疗用毒性药品、放射性药品、药品类易制毒化学品等有其他特殊管理规定的，依照其规定。"国务院批准发布和颁布的相关行政法规有：《麻醉药品和精神药品管理条例》《医疗用毒性药品管理办法》和《放射性药品管理办法》等。

### （一）麻醉药品和精神药品的管理

麻醉药品指连续使用后易产生身体依赖性，形成瘾癖的药品，包括药用原植物及其制剂。其中，我国生产、供应、使用的有 14 个品种。精神药品指直接作用于中枢神经系统，使之兴奋或抑制，连续使用能产生依赖性的药品。根据其使人体产生的依赖性和危害健康的程度，分为第一类和第二类精神药品。《麻醉药品和精神药品管理条例》规定：国家对麻醉药品药用原植物以及麻醉药品和精神药品实行管制。除法律另有规定的外，任何单位、个人不得进行麻醉药品药用原植物的种植以及麻醉药品和精神药品的实验研究、生产、经营、使用、储存、运输等活动。

国务院药品监督管理部门负责全国麻醉药品和精神药品的监督管理工作，并会同国务院农业主管部门对麻醉药品药用原植物实施监督管理。国务院公安部门负责对造成麻醉药品药用原植物、麻醉药品和精神药品流入非法渠道的行为进行查处。国务院其他有关主管部门在各自的职责范围内负责与麻醉药品和精神药品有关的管理工作。省、自治区、直辖市人民政府药品监督管理部门负责本行政区域内麻醉药品和精神药品的监督管理工作。县级以上地方公安机关负责对本行政区域内造成麻醉药品和精神药品流入非法渠道的行为进行查处。县级以上地方人民政府其他有关主管部门在各自的职责范围内负责与麻醉药品和精神药品有关的管理工作。

医疗机构需要使用麻醉药品和第一类精神药品的，应当经所在地设区的市级人民政府卫生主管部门批准，取得麻醉药品、第一类精神药品购用印鉴卡（以下称印鉴卡）。医疗机构应当凭印鉴卡向本省、自治区、直辖市行政区域内的定点批发企业购买麻醉药品和第一类精神药品。医疗机构取得印鉴卡应当具备下列条件：

（1）有专职的麻醉药品和第一类精神药品管理人员；

（2）有获得麻醉药品和第一类精神药品处方资格的执业医师；

（3）有保证麻醉药品和第一类精神药品安全储存的设施和管理制度。

### （二）毒性药品的管理

毒性药品系指毒性剧烈、治疗剂量与中毒剂量相近，使用不当会致人中毒，甚至死亡的药品。卫生部对毒性药品确定了39个品种。《医疗用毒性药品管理办法》规定毒性药品由省级药品监督管理部门制定下达生产、收购、供应和配制计划，抄报国家药品监督管理局，且由其指定的单位生产经营。其他任何单位或个人不得从事毒性药品的生产、收购、经营和配方活动。生产毒性药品及其制剂，必须严格生产工艺、操作规程和监督检查制度；医疗单位供应调配使用，须凭医生正式处方，定位药店供应和调配毒性药品，凭盖有医疗单位公章的医生处方，科研和教学单位所需毒性药品，须持本单位证明，经所在县级以上卫生行政部门批准后购用。

### （三）放射性药品的管理

放射性药品指用于临床诊断或者治疗的放射性核素制剂及其标记药物。《放射性药品管理办法》规定，国家药品监督管理部门主管放射性药品的监督管理工作，能源部主管放射性药品生产、经营管理工作。放射性药品的生产、经营、使用单位必须持有相应的许可证方能生产、经营或使用。放射性药品的进出口应由国家药品监督管理部门审批，由外经贸部指定单位办理。

## 六、处方药与非处方药管理的法律规定

处方药指必须凭执业医师或执业助理医师处方才能调配购买和使用的药品。非处方药是相对于处方药而言，即不通过医生诊断和开具处方，消费者根据自己所掌握的医药常识，借助阅读药品标识，从而针对小病小伤选择应用的药品，其特点是安全、有效、稳定、方便。

长期以来，我国的药品市场一直处于自由买卖状态，除特殊药品外，其他药品几乎均可在药店里买到，这给人们的健康埋下了极大隐患。为加强管理，国家药品监督管理局于1999年公布了《处方药与非处方药分类管理办法》，次年又公布了《第一批国家非处方药目录》，对处方药及非处方药各自的生产、包装、经营、使用以及宣传广告等方面作出了规定。按照规定，处方药只准在专业性医药报刊进行广告宣传。经营处方药、非处方药的企业必须具有《药品经营企业许可证》，其他商业企业，经省级药品监督管理部门或其授权部门批准，可以零售乙类非处方药。

对处方药和非处方药进行分类管理，是我国药品监督管理的一项重大改革，它有助于保护药品消费者的合法权益，有利于我国药品管理模式与国际接轨。

## 七、国家基本药物管理的规定

国家基本药物管理是指由国家定期确定公布的疗效确切、毒副作用反应清楚、价格较低、使用方便的药物的管理制度。建立国家基本药物管理制度的目的，是配合医疗保障制度的改革，保证人民群众防病治病的基本需要，控制医药费用，减少药品浪费和不合理用药。2018 年 10 月 25 日，国家卫生健康委发布了《关于印发国家基本药物目录（2018 年版）的通知》。该版国家基本药物目录在 2012 年版目录基础上增加 165 种药物品种，进一步优化结构，规范剂型、规格，强化临床必需，并继续坚持中西药并重，于 2018 年 11 月 1 日起施行。

## 八、中央、地方医药储备的法律规定

以国家指令性计划的形式对医疗用品进行储备是国家重要的物资储备制度，也是国际上许多国家的一贯作法。我国从 20 世纪 70 年代开始建立医药储备制度，自 1997 年，开始建立国家、地方两级药品储备制度。在国务院统一领导下，国家和省级医药卫生行政部门分别负责中央和地方医药储备品种、规模计划的制订下达以及调度和落实情况的检查监督；承担医药储备任务的企业，负责计划的落实。

## 九、禁止生产和销售假药、劣药的法律规定

国家禁止生产和销售假药和劣药。《药品管理法》对假药、劣药进行了定义。

### （一）关于假药的规定

所谓假药是指药品所含成分与国家药品标准规定的成分不符者，或者以非药品冒充药品，以他种药品冒充此种药品者。另外，根据《药品管理法》第九十八条的规定，有下列情形之一的，为假药：

（1）药品所含成分与国家药品标准规定的成分不符；

（2）以非药品冒充药品或者以他种药品冒充此种药品；

（3）变质的药品；

（4）药品所标明的适应症或者功能主治超出规定范围。

### （二）关于劣药的规定

所谓劣药是指药品成分的含量不符合国家药品标准者。根据《药品管理法》第九十八条的规定，有下列情形之一的，为劣药：

（1）药品成份的含量不符合国家药品标准；

（2）被污染的药品；

（3）未标明或者更改有效期的药品；

（4）未注明或者更改产品批号的药品；

（5）超过有效期的药品；

（6）擅自添加防腐剂、辅料的药品；

（7）其他不符合药品标准的药品。

# 第四节　中药管理的法律规定

## 一、中药在我国的法律地位

所谓中药是指依据中医学的理论和经验，用于防病治病的药物。狭义的中药指用于防病治病的植物、动物、水产和矿物；广义的中药还包括合成药材（生药）和成方制剂。《中华人民共和国中医药法》第二条规定：中医药是包括汉族和少数民族医药在内的我国各民族医药的统称，是反映中华民族对生命、健康和疾病的认识，具有悠久历史传统和独特理论及技术方法的医药学体系。

在传统药中，中药占有重要地位，它是我国传统医学的一大特色，是我国宝贵的文化遗产。许多中药的显著疗效，不但为长期的临床经验所证明，而且也为现代科学研究的结论所证明，已在国内外享有很高的声誉。中药的品种极多，为中华民族的繁衍做出了巨大贡献，我国政府历来用政策和法律手段保证其发展和运用。《药品管理法》对中药的研制、生产经营、使用和保护发展作了规定，卫生部和国家中医药管理部门相应地针对中药管理制定实施了一系列规章和规范性文件。2016年全国人民代表大会常务委员会制订颁布了《中华人民共和国中医药法》（下文简称《中医药法》），进一步健全完善了中医药管理法律制度。

## 二、中药生产、经营、使用管理的法律规定

《中医药法》第六十条第一款规定："中医药的管理，本法未作规定的，适用《中华人民共和国执业药师法》、《中华人民共和国药品管理法》等相关法律、行政法规的规定。"

### （一）中药生产管理

1980年，国务院批准的国家医药、管理局《关于加强中药广开生产门路的报告》中，对中药材的生产基地、品种质量、野生药材的利用保护等，作了具体规定。

1992年，国家中医药管理局发布的《中药饮片生产企业质量管理办法（试行）》（以下简称《办法》）强调，各级中药主管部门要关心和重视中药饮片生产、经营、使用的管理，把中药饮片质量工作纳入重要议事日程，建立健全质量管理机构，配备专人负责重要饮片质量管理工作，中药饮片生产企业，必须执行《中华人民共和国药品管理法》《中华人民共和国标准化法》《中华人民共和国计量法》和《工业产品质量责任条例》等有关法规，接受上级中药主管部门的药政、药检部门的质量监督和技术指导。

该《办法》强调，中药饮片生产应在继承传统炮制方法的基础上，不断发掘、整理、提高，加强对中药饮片生产的科研工作，不断推广新工艺、新技术、新设备、新材料的应用，提高企业整体素质，使饮片生产实现质量标准化、管理规范化、生产机械化、包装规格化。

该《办法》对中药饮片质量管理机构、质量管理制度、质量检测、生产过程质量管理、仓储管理、人员培训及奖励等作了具体规定。

关于中药炮制标准，《药品管理法》第四十四条规定："中药饮片应当按照国家药品标准炮制；国家药品标准没有规定的，必须按照省、自治区、直辖市人民政府药品监督管理部门制定的炮制规范炮制。"《中华人民共和国药典》和省级卫生行政部门制定的《中药炮制规范》是中药饮片的法定标准，企业必须严格执行。国家中医药管理局推荐《全国中药炮制规范》为行业标准，企业可在法定质量标准基础上，制定高于法定质量标准的企业内控标准，以确保饮片质量的稳定、提高。

### （二）中药经营管理

国家中医药管理局、卫生部先后制订颁布的《中药商业质量管理规范》《核发中药经营企业合格证验收准则（试行）》和国务院《关于进一步搞活农产品流通的通知》等规定了麝香、甘草、杜仲、厚朴四种中药材继续由国家指定的部门统一收购经营；罂粟壳等 28 种毒性中药材及国家重点保护的 42 种野生药材、57 种进口药材、中药饮片、中成药仍由国有药材公司统一收购经营；严禁无证照经营，实行中药出口许可证制度。

收购是加强管理，保证质量的首要环节。在繁多的中药品种中，有 80% 属于野生。药品的产地、形态、品种、性味等对药物的效用都有直接的影响，在收购中应特别注意。

### （三）中药的储存

中药的储存是保证药品质量和药效的一个关键性环节，除《中华人民共和国药典》对中药的储存与保管作出了规定外，卫生部专门制定了《中药库管理制度》明确规定储存方法和注意事项。

### （四）中药的调配复核

调配复核是查对中药配方有无漏配、错配，防止差错事故发生的工作制度，是确保用药安全有效的最后一个环节。根据《医院药剂工作条例》和卫生部颁布的《中药调配室工作制度》的规定，中药的调配复核主要须注意以下几点：

（1）核对处方用药是否擅自更改或代用；

（2）核对有否配伍禁忌；

（3）配方发药时，应核对病人姓名、年龄、性别、处方、药名；

（4）毒性中药按有关规定执行。

## 三、中药品种保护的法律规定

为了提高中药品种的质量，保护中药生产企业的合法权益、促进中药事业发展，《药品管理法》规定，国家实行中药品种保护制度。1993 年 1 月 1 日，国务院颁行《中药品种保护条例》，该条例规定：国家鼓励研制开发临床有效的中药品种（包括中成药、天然药物的提取及其制剂和中药人工制成品，但不包括依靠专利法的规定办理申请专利的中药品种），对质量稳定，疗效确切的中药品种，实行分级保护制度。

### 四、药用资源保护的法律规定

#### （一）重点保护的野生中药材品种的法律规定

《药品管理法》规定，国家保护野生药材资源，鼓励培育中药材。根据这一规定，1987 年 10 月 30 日，国务院发布了《野生药材资源保护管理条例》。该条例规定："国家对野生药材资源实行保护、采猎相结合的原则，并制造条件开展人工种养。"野生的动物应按《野生动物保护法》的规定猎取。植物药材也应合理采集，积极开展野生药材的人工种养，寻找供代用的同疗效的药物。

国家医药管理部门根据全国药材资源的情况，会同国务院野生动物、植物管理部门制定公布了国家重点保护的野生药材物种名录。在国家保护的野生药材物种名录之外的，各省、自治区、直辖市人民政府可根据本地的药材情况，确定本省重点保护的野生药材资源目录，报国家医药管理局备案。

国家重点保护的野生药材物种分为三级：

一级：濒临灭绝状态的稀有珍贵野生药材物种（简称一级保护野生药材物种）；

二级：分布区域缩小，资源处于衰竭状态的重要野生药材物种（简称二级保护野生药材物种）；

三级：资源严重减少的主要常用野生药材物种（简称三级保护野生药材物种）。

#### （二）野生药材资源保护的法律规定

1. 一级野生药材资源保护的法律规定

1988 年国务院批准实行的《国家重点保护野生动物名录》规定，对一级保护野生动物虎、豹、梅花鹿等非法猎捕、杀害或非法收购、运输、出售这些动物或其制品，构成犯罪的依法追究刑事责任。一级保护野生动物药材物种，属于自然淘汰的，其药用部分由各级药材公司负责经营管理，不得出口。

2. 二、三级野生药材资源保护的法律规定

（1）实行采药证和狩猎证制度。采猎二、三级保护野生药材物种的，必须向县级以上医药管理部门和同级野生动物、植物管理部门申办采药证。采药证中应明确采猎物种、采猎期、数量、地域范围以及有关注意事项和有效期。

采伐保护野生药材物种的，必须同时具有采药证和采伐证。狩猎保护野生动物药材物种的，应同时具有采药证和狩猎证。采集不属于以上两类保护野生药材物种的，必须持有采药证。采伐证和狩猎证的申办，按有关法律规定办理。

（2）建立国家或地方野生药材资源保护区的规定。县级以上地方人民政府可以建立地方野生药材资源保护区，国务院可以建立国家野生药材资源保护区。如果是在国家或地方自然保护区内建立野生药材资源保护区，必须征得国家或地方自然资源保护区主管部门的同意。进入野生药材资源保护区从事科研、教学、旅游等活动的，必须经该保护区管理部门批准。

（3）二、三级保护野生药材的经营规定。二、三级保护的野生药材资源中国家计划管理的品种，即指国家指令性计划品种，已成为商品的中药材的计划管理品种，不是指物种，由中国药材公约统一经营管理。目前中药材计划管理的品种有四种：麝香、甘草、杜仲、厚朴。其余品种由产地县药材公司或委托单位按照计划收购。

二、三级保护野生药材物种的药用部位除国家另有规定外，实行限量出口。1999年由外贸部、商业部、卫生部、医药管理局发布的通知中明确规定：麝香、蟾酥、杜仲、冬虫草、天麻、六神丸、安宫牛黄丸等中药材、中成药，禁止出口。1986年1月15日国务院批准《国家医药管理局关于进一步加强中药工作的报告》中，规定了麝香、甘草、杜仲、厚朴等35种中药材，实行《出口许可证》制度。

（4）违反禁止采猎区规定的法律责任。县级以上医药管理部门会同同级野生动物、植物管理部门，可确定禁止采猎区、禁止采猎期和不得使用的禁用工具进行采猎，违反上述规定，情节严重的，依法追究刑事责任。

## 第五节　药品监督管理法律制度

### 一、药品监督管理制度的含义

药品监督管理制度是指国家通过立法授权政府药品监督管理部门，依法对药品的研究、生产、流通和使用活动强制实行质量监督的管理的法律制度。我国对药品实行严格的监督管理制度。只有依法对药品质量进行强制性监督管理，才能从根本上保证人民群众用药的安全、有效，维护人民健康和社会稳定。

### 二、药品监督管理部门及其职责

新中国成立后，我国曾先后由国家卫生部药政司、轻工部医药司和国家医药管理局、国家中医药管理局等负责药品监督管理工作。1998年，根据国务院机构改革方案，正式成立了国家药品监督管理局，直属国务院领导，而后建立起国家药品监督管理局领导下的各级药品监督管理机构，从此，我国药品监督管理体系形成，药品监督管理工作进入一个新时期。

《药品管理法》第八条规定："国务院药品监督管理部门主管全国药品监督管理工作。""省、自治区、直辖市人民政府药品监督管理部门负责本行政区域内的药品监督管理工作。"药品监督管理部门作为药品监督管理主体，依法具有药品审批权、药品监督检查权和行政处罚权。它通过运用法律手段，宣传教育方法等，对药品的研制、生产、流通、使用等全过程进行统一的集中监督管理。概括起来，国家药品监督管理局的主要职责是：

（1）拟定、修订药品管理法律、法规，并监督实施。

（2）拟定、修订和颁布药品法定标准，制定国家基本药物目录。

（3）注册新药、仿制药品、进口药品、中药保护品种；组织制定非处方药制度，审定并公布非处方药目录；负责药品的再评价、不良反应检测、临床试验、临床药理基地、淘汰药品的审核工作。

（4）医疗器械的监督管理（包括拟定、修订和经授权颁布医疗器械产品法定标准，制定产品分类管理目录；注册进口医疗器械、临床试验基地；核发医疗器械产品注册证和生产许可证；负责医疗器械质量体系认证和产品安全认证工作）。

（5）拟定、修订药品生产质量、经营质量、医疗单位制剂规范并监督实施；依法核发药品生产企业、经营企业、医疗单位制剂许可证。

（6）拟定、修订药物非临床研究质量、临床试验质量管理规范并监督实施。

（7）监督、检定、抽验药品的生产、经营和医疗单位的药品质量，发布国家药品质量公报、依法查处制、售假劣药品的行为和责任人，监督中药材集市贸易市场。

（8）审核药品广告、负责药品的行政保护、指导全国药品检验机构的业务工作。

（9）依法监督麻醉药品、精神药品、毒性药品、放射性药品及特种药械。

（10）研究药品流通的法律、法规，实行药品批发、零售企业资格认证制度，制定非处方药、中药材、中药饮片的购销规划。

（11）制订执业药师（含执业中药师）资格认定制度，指导执业药师（含执业中药师）资格考试和注册工作。

（12）利用监督管理手段，配合宏观调控部门贯彻实施国家医药产业政策。

（13）组织、指导与政府、国际组织间药品监督管理方面的合作系统。

（14）承办国务院交办的其他事项。

### 三、药检机构及其职责

药检机构是由政府药品监督管理部门依法设立的执行国家对药品质量实施监督检验的法定专业机构。按《药品管理法》及其实施办法和《药品检验所工作管理办法》的规定，全国各级药品检验所，按行政区划设置，以地域管辖为主，分为：中国药品生物制品检定所，省、自治区、直辖市药品检验所，地（市、州、盟）药品检验所，县（市、旗）药品检验所。另外，国家在北京、天津、上海、广州、大连等沿海大城市设有口岸药品检验所，以监督检验进出口药品的质量。中国药品生物制品检定所是生物制品质量控制和标准化中心，是全国药品生物制品的业务技术指导中心。各级药检所受同级药品监督管理部门的行政领导，在业务和技术上受上一级药检所的指导。

中国药品生物制品检定所的职责是：

（1）负责全国性药品生物制品（包括进出口药品）质量监督、检验和技术仲裁。

（2）参加《中华人民共和国药典》和部颁药品标准的拟定和修订。

（3）对审批的新药进行技术复合检验。

（4）负责药品检定用的国家标准品（对照品）的研究、检定、保管、发布以及国际标准品的保管。

（5）有计划地开展有关药品质量、检定方法、标准规格等科研工作。

（6）组织拟定药检科学技术开展规划，举办药检进修班与药检情报系统等。

省地县三级药品检验所分别负责对辖区内的药品质量进行监督检验，县级药检所的工作重点是基层药品质量监督检验。

药品监督管理部门及其设置的药品检验机构和确定的专业从事药品检验的机构不得参与药品生产经营活动，不得以其名义推荐或者监制、监销药品。

国务院和省、自治区、直辖市人民政府的药品监督管理部门应当定期公告药品质量抽查检验的结果。当事人对药品检验机构的检验结果有异议的，可以自收到药品检验结果之日起七日内向原药品检验机构或者上一级药品监督管理部门设置或者确定的药品检验机构申请复验，也可以直接向国务院药品监督管理部门设置或者指定的药品检验机构申请复验。受理复验的药品检验机构必须在国务院药品监督管理部门规定的时间内作出复验结论。

### 四、药品监督员及其职责

《药品监督员工作条件》规定："县（含县）以上卫生行政部门设专职药品监督员，也可以设兼职药品监督员。"药品监督员是国家对药品质量行使监督检查的专业技术人员，应由药学技术人员担任。国家药品监督员由国务院药品监督管理部门审核发给证书。省（自治区、直辖市）、市（州）、县的药品监督员由药品监督管理部门提名，同级人民政府审核发给证书。各级药品监督员在辖区内履行职责。

药品监督员的职责是：

（1）按照规定对辖区内的药品生产、经营企业（包括中外合资企业）和医疗单位（包括中外合办医院）的药品质量进行监督、检查、抽验，必要时可按照国家规定抽检样品和索取有关资料，有关单位不得拒绝和隐瞒。

（2）对违反药品管理法规的任何单位，有权作出暂停生产、销售、使用的决定，并及时报告药品监督管理部门处理。

药品监督员在履行职责时，应出示证件，抽样和索取材料应开具清单，对药品生产企业和科研单位提供的保密的技术资料应承担保密责任。药品监督员对暂行封存待处理的药品，应注明封存期限，该期限一般不得超过 15 天。

### 第六节　违反药品管理法的法律责任

《药品管理法》中规定了违反《药品管理法》应承担的法律责任，按违法行为的性质及轻重程度，分为行政责任、民事责任、刑事责任，并相应地规定了行政处分、行政处罚、民事损害赔偿和刑事制裁。

### 一、行政责任

行政责任在药品管理的法律责任部分规定得最为广泛，内容包括行政处分和行政处罚。在药品监督管理中，行政处分是指在药品管理中国家药品监督管理部门及各药品生产、经营企事业组织对所属工作人员或职工因违反药品管理法所进行的处分，种类有：警告、记过、记大过、降职、撤职、开除留用、开除公职。行政处罚是县级以上药品监督管理部门（也有工商行政管理部门）对单位和个人违反药品管理法所进行的处罚。药品管理对行政处罚规定较多，处罚种类有：警告、罚款、没收药品（医疗器械）和违法所得，责令停产、停业整顿、吊销"三证"（即《药品生产企业许可证》《药品经营企业许可证》《制剂许可证》，下同）。

### （一）对违法生产、经营、使用药品的处罚

第一，生产、销售、使用假药劣药的，没收假药劣药及专用于生产假药劣药的原辅材料、生产设备和违法所得，根据情节轻重，分别处以假药劣药货值金额数倍不等的罚款；并可责令停产、停业整顿，直至撤消药品批准证明文件，或吊销"三证"；同时，可对其直接负责的主管人员和直接责任人员处以不同数额的罚款，该类责任人员十年内不得从事药品生产、经营活动。

生产、销售、使用假药、劣药，属下列情形之一的，情节严重应从重给予行政处罚：

（1）生产、销售、使用的假药、劣药是以孕产妇、儿童为主要使用对象的；

（2）生产、销售、使用的假药、劣药已造成人身伤害后果的；

（3）生产、销售、使用假药、劣药经处理后又再犯的；

（4）以麻醉药品、精神药品、毒性药品、放射性药品、药品类易制毒化学品冒充其他药品，或以其他药品冒充上述药品的。

（5）生产、销售的生物制品属于假药、劣药；

（6）拒绝、逃避监督检查，伪造、销毁、隐匿有关证据材料，或者擅自动用查封、扣押物品。

第二，知道或应当知道属于假药劣药而为其提供运输、保管、存储便利条件的，没收全部非法收入，并可处违法收入倍数不等的罚款。

第三，未取得"三证"擅自生产、经营药品和配制制剂的，除依法予以取缔外，没收全部药品和违法所得，并处以违法生产、销售药品（已出售和未出售）的不同货值金额倍数不等的罚款。对直接负责的主管人员和直接责任人员也分别处以罚款。

第四，药品生产企业、经营企业和药品评价研究机构、临床检验机构未按规定，实施相关"质量管理规范"（指药品生产质量管理规范、药品经营质量管理规范、药品非临床规范质量管理规范、药品临床试验质量管理规范，下同），给予警告、限期改正、逾期不改正的，责令停产、停业整顿，并可处以罚款；情节严重的，直至吊销许可证和资格。

第五，药品生产、经营企业和医疗机构，违反《药品管理法》第一百二十四条的规定，从无生产、经营许可证的企业购进药品的，责令改正、没收违法购进的药品，并处罚款；有违法所得的，没收违法所得，直至吊销"三证"。

第六，医疗机构将其配制制剂在市场销售的，责令改正、没收违法销售的制剂及违法所得，并处罚款。

第七，药品经营企业，违反《药品管理法》第一百二十九条、第一百三十条的规定的，责令改正、给予警告，直至吊销许可证。

第八，药品标识不符合《药品管理法》第一百二十八条规定的，除按假药、劣药论处外，责令改正、给予警告；直至吊销药品注册证书。

### （二）违反药品证照有关规定的处罚

第一，伪造、变造、买卖、出租、出借许可证或者药品批准证明文件的，没收违法所得，并处违法所得数倍不等的罚款；没有违法所得的，处 2 万元以上 20 万元以下罚款；直至吊销卖方、出租、出借方的许可证或药品批准证明文件。

第二，提供虚假证明、文件资料、样品或以其他骗取手段取得"三证"或药品批准证明文件的，吊销"三证"或证明文件。十年内不受理其申请，并处罚款。

第三，药品检验机构出具虚假报告，尚不构成犯罪的，责令改正，给予警告，对单位处以罚款；对直接负责的主管人员和直接责任人员给予适宜的行政处分；没收违法所得，直至撤销检验资格，其出具的虚假不实报告，造成损失的，承担赔偿责任。

### （三）对违法进口药品的处罚

进口已获得药品进口证书的药品未按规定登记备案的，对首次进口的药品未经药品检验所检验的，给予警告、限期改正，处以罚款；逾期不改的，撤销进口药品注册证书。

### （四）对药品广告违法的处罚

违反药品广告管理规定，依《广告法》规定处罚，并由发给广告批准文号的药品监督管理部门撤销广告批准文号，一年内不受理该品种广告申请。

### （五）对违法收受回扣或其他利益的处罚

第一，药品生产、经营企业、医疗机构在药品购销中，暗中给予、收受回扣或者其他利益的，药品生产企业、经营企业、采购人员、医师等有关人员的财物或其他利益的，由工商行政管理部门处以罚款，没收违法所得，直至吊销营业执照，并通知药品监督管理部门吊销"三证"。

第二，药品生产、经营企业负责人、采购人员等有关人员在药品购销中，收受其他企业或其代理人的财物或其他利益的，依法给予处分，没收违法所得。

医疗机构负责人、药品采购人员、医师等有关人员收受药品生产、经营企业或其他利益的，由卫生行政部门或本单位给以处分，没收违法所得，情节严重的执业医师，吊销其执业证书。

### （六）对药品监督管理部门、药品检验机构违法的处罚

第一，药品监督管理部门违反药品管理规定，有下列情形之一的，由上级主管机关或监察机关责令收回发给的证书，撤销药品批准证明文件，对直接负责的主管人员和其他直接责任人员依法给予行政处分：

（1）对不符合药品生产、经营、制剂质量管理规范的企业发给认证证书的，或对取得认证证书企业未履行跟踪检查职责，对不符合认证条件的企业未依法责令其改正的，或撤销证书的；

（2）对不符合法定条件的单位发给"三证"的；

（3）对不符合进口条件的药品发给进口注册证书的；

（4）对不具有临床试验条件或生产条件而批准进行临床试验，发给新药证书或药品批准文号的。

第二，药品监督管理部门或其设置的药品检验机构，或其确认的专业药品检验机构，参与药品生产经营活动的，由其上级机关或监察机关责令改正，没收违法所得；情节严重的，对直接负责的主管人员和其他直接责任人员依法给予行政处分。

以上机构的工作人员参与药品生产、经营活动的，给予行政处分。

第三，药品监督管理部门或其设置、确定的药品检验机构，在药品监督检验中，违法收取费用的，由政府有关部门责令退出，对直接负责的主管人员和其他直接责任人员，给予行政处分，没收违法收取的费用，情节严重的，撤销检验资格。

第四，已取得药品"三证"的药品生产、经营企业生产、销售假、劣药品的，除依法追究该企业的法律责任外，对有失职、渎职行为的药品监督管理部门的直接负责人员和其他直接责任人员，给予行政处分。

第五，药品监督管理人员滥用职权、徇私舞弊、玩忽职守，尚不构成犯罪的，给予行政处分。

### （七）处罚程序权限依据及法律适用

第一，《药品管理法》第一百一十五条至第一百三十八条规定的行政处罚，由县级以上人民政府药品监督管理部门按职责分工决定。

国家药品监督管理局负责查处全国范围内重大、复杂的违法行为。吊销"三证"及医疗机构执业许可证书或撤销药品批准证明文件的，由原发证、批准的部门决定。

第二，违反《药品管理法》第八十五条至第八十八条关于药品价格管理规定的，按照《价格法》的规定处罚。

第三，违反城乡集市贸易不能出售有关药品的规定，以及违反药品商标、广告管理规定的，由工商行政管理部门处罚。

第四，处罚应出具书面处罚通知书。对假药、劣药的处罚通知，必须载明药品检验机构的质量检验结果。没收的假药、劣药就地监督销毁。

第五，上级药品监督管理部门对下级药品监督管理部门实施的行政处罚有监督职责。如认为下级药品监督机关作出的行政处罚不当的，应责令其限期改正；逾期不改正的，有权予以改变或撤销。

第六，当事人对行政处罚不服的，可以在接到处罚通知书之日起15日内申请行政复议或向人民法院起诉。但是，对药品监督管理部门作出的药品控制的决定，当事人必须立即执行。对处罚决定不履行，逾期不申请复议，又不起诉的，作出行政处罚的机关可申请人民法院强制执行。

## 二、民事责任

《药品管理法》第一百四十四条规定："药品上市许可持有人、药品生产企业、药品经营企业或者医疗机构违反本法规定，给用药者造成损害的，依法承担赔偿责任。"

《药品管理法》第一百三十八条规定，药品检验机构出具的检验结果不实，造成损失的，应当承担相应的赔偿责任。

损害赔偿请求应当从受害人或其代理人知道或者应当知道之日起1年内提出；超过期限的，不予受理。

## 三、刑事责任

违反药品管理法应承担刑事责任的，主要涉及如下情形：

（1）未取得药品"三证"生产、经营药品，构成犯罪的；

（2）生产、销售假药、劣药，构成犯罪的；

（3）知道或应当知道属于假劣药品而为其提供运输、保管、仓储等便利条件构成犯罪的；

（4）伪造、变造、买卖、出租、出借、许可证或者药品批准证明文件构成犯罪的；

（5）药品生产、经营企业、医疗机构或其代理人、负责人、采购人员、医师等有关人员，在药品购销中暗中给予、收受回扣或者其他利益，构成犯罪的；

（6）违反药品管理法有关药品广告管理的规定，构成犯罪的；

（7）药品监督管理部门在核发药品"三证"、认证证书、进口药品注册证书、新药证书、药品批准文号工作中，徇私舞弊，收受贿赂，构成犯罪的；

（8）药品监督管理部门对已取得药品生产、经营许可证的企业生产、销售假药、劣药，未依法履行监督检查职责，失职、渎职，构成犯罪的。

对上述情形构成犯罪的，按照《刑法》有关条款追究直接负责的主管人员和其他直接责任人员的刑事责任。

 拓展阅读

《中华人民共和国药品管理法》

## 思考与练习

（1）创办药品生产公司的条件有哪些？

（2）当事人对药品查验机构的查验结果有异议的，可以采取哪些方式申请复验？

（3）什么是假药？什么是劣药？二者的区别是什么？

# 第十二章

# 疫苗管理政策及法律制度

## 学习目标

了解我国疫苗管理领域的立法情况。

理解《中华人民共和国疫苗管理法》所确立的食品安全基本原则。

掌握疫苗管理治理中的基本制度体系。

## 课程思政元素

《中华人民共和国疫苗管理法》是全球首部综合性疫苗管理法律，充分体现了党中央对疫苗的高度重视，对促进疫苗产业创新和行业健康发展，对保证疫苗安全、有效、可及，对重塑人民群众疫苗安全信心，对保护和促进公众健康，具有重要意义。学生要充分了解疫苗活动和疫苗工作的极端重要性，体会党和国家坚持以人民为中心，加强疫苗管理工作决策部署的用心。

**案例 12-1**

## 孔某、乔某等人涉嫌生产、销售假药案

犯罪嫌疑人孔某，男，33岁，大学文化，个体经营者，曾因犯诈骗罪被判处有期徒刑；犯罪嫌疑人乔某，女，29岁，无业；犯罪嫌疑人殷某等，基本情况从略。

2020年8月，孔某、乔某产生制造假新冠疫苗并销售牟利的想法，为此二人通过互联网查找、了解了真品疫苗的针剂样式和包装样式。随后，二人购买预灌封注射器，在酒店房间和租住房内，用生理盐水制造假新冠疫苗。为扩大制假规模，乔某从老家找来亲属、朋友3人帮助制造。制假后期因生理盐水不足，乔某以矿泉水代替。应孔某委托，殷某等3人利用制图技术、印刷技术和印制条件，为孔某设计制作了"新冠肺炎灭活疫苗"标签和包装盒。制作完成后，孔某对外伪称是"从内部渠道拿到的正品新冠疫苗"，销售给王某（另案处理）等人，以致假疫苗流入社会。11月19日深夜，孔某指使他人将制假过程中剩余的包装盒、半成品等运至偏僻处焚烧、销毁。

2020年11月27日，公安机关发现孔某等人的犯罪线索，决定立案侦查，并于当天将携赃款出逃的孔某、乔某抓获，随后相继抓获殷某等人。初步查明，孔某、乔某等人制造并销售假新冠疫苗约5.8万支，获利约1800万元。12月22日，公安机关以孔某、乔某等人涉嫌生产、销售假药罪，提请检察机关批准逮捕。

检察机关审查认为，孔某、乔某等人以不具有药物成分的物质制造所谓新冠疫苗，根据《中华人民共和国药品管理法》第九十八条第二款"有下列情形之一的，为假药：……（二）以非药品冒充药品或者以他种药品冒充此种药品"的规定，应当认定为假药。参照《国家药监局综合司关于假药劣药认定有关问题的复函》（药监综法函〔2020〕431号）的规定，对于通过"事实认定"确定为假药、劣药的，不需要再对"涉案药品"进行检验。孔某、乔某等人的行为触犯《中华人民共和国刑法》第一百四十一条的规定，涉嫌生产、销售假药罪，可能判处徒刑以上刑罚，并有逃跑、串供或毁灭证据的危险，应当依法予以逮捕。

2020年12月25日，检察机关依据《中华人民共和国刑事诉讼法》第八十一条的规定，决定对犯罪嫌疑人孔某、乔某等人批准逮捕。

**案例 12-2**

## 李某等人涉嫌走私国家禁止进出口的物品案

犯罪嫌疑人李某，男，49岁，无固定职业；犯罪嫌疑人陈某、严某等，基本情况从略。

2020年8月起，孔某（另案处理）制造假新冠疫苗并伪称正品对外销售。李某误以为是真品，决定购买。陈某、严某此前因倒卖口罩、防护服等与李某熟悉，二人得到消息后决定从李某手上购买这些疫苗并走私到国外牟利。

2020年11月上旬，李某、陈某、严某等人协商了交易细节和运送分工，并确定陈某、严某向李某购买疫苗2000支，价款132万元。11月10日，李某通过他人以104万元的价格购得孔某制造的疫苗2000支。随后，李某将这批疫苗分装在严某提

供的四个保温箱中，通过物流公司经天津空运至深圳。11 月 11 日，李某、严某通过中介将第一批 600 支疫苗以货运隐藏夹带的方式运至香港，11 月 12 日这批疫苗被运往国外。在 11 月 12 日同一天，第二批 1 200 支疫苗被以相同的手段运至香港。本次交易余下的 200 支疫苗，陈某安排人员运到福建暂存。11 月 25 日，陈某得知行为败露，遂安排人员将存放在香港、福建两地的 1 400 支疫苗全部销毁。

2020 年 11 月 11 日，公安机关在工作中发现李某等人的犯罪线索，决定立案侦查，并于 11 月 19 日至 28 日将李某等人相继抓获。12 月 19 日，公安机关以李某等人涉嫌非法经营罪，提请检察机关批准逮捕。

检察机关审查认为，李某等人的行为已涉嫌犯罪，可能判处徒刑以上刑罚，并有逃跑、串供或毁灭证据的危险，依法应当予以逮捕，但涉嫌罪名应当根据《中华人民共和国刑法》第一百五十一条第三款的规定，认定为走私国家禁止进出口的物品罪。主要理由：一是疫苗属于生物制品，未经检疫不得出境，犯罪嫌疑人对疫苗真假的认识错误，不影响走私故意的成立；二是认定为走私犯罪更能完整评价本案行为的性质和危害；三是走私国家禁止进出口的物品罪的法定刑较非法经营罪的法定刑更重，作定性调整符合"依照处罚较重的规定定罪处罚"的一般原则。

2020 年 12 月 25 日，检察机关依据《中华人民共和国刑事诉讼法》第八十一条的规定，决定对犯罪嫌疑人李某、陈某、严某等人批准逮捕。

**案例 12-3**

### 陈某涉嫌非法经营案

犯罪嫌疑人陈某，女，40 岁，无固定职业。

2020 年 10 月，陈某的哥哥（另案处理）购买到一批所谓"正规新冠疫苗"。随后，陈某伙同他人高价对外销售，并委托乡村医生林某在住处、汽车内为购买者接种。截至 2020 年 12 月，合计为 200 余人接种 500 余支，陈某等人得款 54.7 万元。

2020 年 12 月 22 日，部分接种群众向公安机关报案，公安机关当日立案侦查并于次日将陈某抓获。案发后，公安机关在陈某住处查获"新冠疫苗"26 支，经溯源调查，证实这些疫苗均系用生理盐水灌装的假疫苗。2021 年 1 月 19 日，公安机关以陈某涉嫌非法经营罪，提请检察机关批准逮捕。

检察机关审查认为，陈某虽不明知所销售的疫苗系假药，但在无药品经营许可证的情况下，向不特定公众销售并提供接种服务，违反《中华人民共和国药品管理法》第五十一条"无药品经营许可证的，不得经营药品"，以及《中华人民共和国疫苗管理法》第五十条"任何单位和个人不得擅自进行群体性预防接种"等国家规定。根据《中华人民共和国刑法》第二百二十五条的规定，陈某的行为涉嫌非法经营罪，可能判处徒刑以上刑罚，并且陈某系与他人共同作案，有串供或毁灭证据的危险，应当依法予以逮捕。

2021 年 1 月 25 日，检察机关依据《中华人民共和国刑事诉讼法》第八十一条的规定，决定对犯罪嫌疑人陈某批准逮捕。

案例12-4

## 王甲、王乙涉嫌非法经营案

犯罪嫌疑人王甲，男，56岁，企业经营者；犯罪嫌疑人王乙，男，42岁，无固定职业。

2020年9月，某地决定实施秋冬季新冠疫苗紧急接种计划，以"重点人群优先、疫情地区优先"为接种原则，并规定了相应的接种条件。11月中旬，王甲经王乙介绍认识了本地负责接种工作的医院负责人。王甲、王乙商定，高价安排不符合条件的人员到该医院接种，借机牟利。随后，王甲通过微信群对外发布广告招揽客源，对有需求者收取高额费用。针对付费人员，王甲通过控制的公司，伪造了企业员工证明、出国务工证明和机票行程单等全套接种证明文件，并由王乙安排到医院接种。截至12月初，王甲、王乙共收取了300余人的费用，并安排其中241人做了接种，获利40余万元。

2020年12月3日，公安机关在工作中发现王甲、王乙的犯罪线索，决定立案侦查，并于12月6日将二人抓获。2021年1月5日，公安机关以王甲、王乙涉嫌非法经营罪，提请检察机关批准逮捕。

检察机关审查认为，王甲、王乙通过伪造紧急接种新冠疫苗的证明文件，倒卖接种服务，牟取暴利，扰乱防疫秩序，该行为与高价倒卖口罩等防疫物资的行为，在性质上并无差别，在危害程度上还要更为严重，且二人系利用内部关系作案，社会影响恶劣。根据《中华人民共和国刑法》第二百二十五条的规定，二人的行为涉嫌非法经营罪，可能判处徒刑以上刑罚，且二人的行为牵涉多个环节，有串供或毁灭证据的危险，应当依法予以逮捕。

2021年1月12日，检察机关依据《中华人民共和国刑事诉讼法》第八十一条的规定，决定对犯罪嫌疑人王甲、王乙批准逮捕。

# 第一节　概　述

## 一、疫苗概念

疫苗是指为预防、控制疾病的发生、流行，用于人体免疫接种的预防性生物制品，其原理是将病原微生物（如细菌、立克次氏体、病毒等）及其代谢产物，经过人工减毒、灭活或利用转基因等方法制成用于预防传染病的自动免疫制剂。疫苗能以最符合成本有效性要求的方式，来应对传染病，拯救生命。《中华人民共和国疫苗管理法》（以下简称《疫苗管理法》）将疫苗分为两类：第一类为免疫规划疫苗，是指居民应当按照政府的规定接种的疫苗，包括国家免疫规划确定的疫苗，省、自治区、直辖市人民政府在执行国家免疫规划时增加的疫苗，以及县级以上人民政府或者其卫生健康主管部门组织的应急接种或者群体性预防接种所使用的疫苗；第二类为非免疫规划疫苗，是指由居民自愿接种的其他疫苗。

## 二、疫苗的特点

疫苗和一般药品相比具有其特殊性，主要体现在以下几个方面：一是疫苗涉及公共安全和国家安全，在《疫苗管理法》中明确规定国家坚持疫苗产品的战略性和公益性；二是疫苗作为用来预防和控制传染病的有效公共卫生手段，是预防性产品，其使用人群为健康群体，其中很大一部分是婴幼儿；三是疫苗产品作为生物制品，相比一般药品需要更加严格的研制管理、生产准入管理、过程控制、流通和配送管控以及更加严格的处罚力度。

## 三、疫苗管理相关政策

疫苗和预防接种关系到广大人民群众的生命健康，关系到公共卫生安全和国家安全。在《疫苗管理法》颁布之前，我国关于疫苗和预防接种管理的法律法规主要包括《药品管理法》)《传染病防治法》和《疫苗流通和预防接种管理条例》等，缺乏一部专门的法律。特别是近年来发生的重大疫苗安全事件，暴露出我国在疫苗研制、审批、流通、使用、监管等环节仍存在一些问题。

为了将分散在多部法律法规中的疫苗研制、生产、流通、预防接种、异常反应监测、保障措施、监督管理、法律责任等规定进行全链条统筹整合，系统谋划思考，提升法律层级，强化法律措施，增强疫苗立法的针对性、实效性和可操作性，2019 年 6 月 29 日，十三届全国人大常委会第十一次会议表决通过了《疫苗管理法》，并于 2019 年 12 月 1 日起正式实施。我国的《疫苗管理法》是目前全世界第一部综合性疫苗管理法，其明确规定国家对疫苗实行最严格的管理制度，坚持安全第一、风险管理、全程监控、科学监督、社会共治。

## 第二节　疫苗管理法律规定

### 一、疫苗管理基本原则

#### （一）全程电子追溯原则

国务院药品监管部门会同卫生健康部门制定统一的疫苗追溯标准和规范，建立全国疫苗信息化追溯协同平台，整合疫苗生产、流通、预防接种环节追溯信息，实现疫苗全过程可追溯。药品上市许可持有人应建立药品追溯系统，与国家疫苗电子追溯协同平台相衔接，形成完整的追溯数据链，实现疫苗产品来源可查、去向可追、责任可究。

#### （二）全程监管原则

《疫苗管理法》确立了"全程管控"的基本原则，对疫苗的研制和注册、生产和批签发、流通、预防接种、异常反应监测和处理，疫苗上市后管理，按全生命周期管理的要求，作出了全面而系统的规定。通过落实各方责任、强化各环节监管措施、强调信息公开、严格责任追究，明确从企业到部门各方面质量安全责任，全面加强疫苗的监督管理。

### （三）严罚原则

《疫苗管理法》明确规定"违反本法规定，构成犯罪的，依法从重追究刑事责任"，对生产、销售假劣疫苗，申请疫苗注册提供虚假数据以及违反相关质量管理规范等违法行为，设置了远比一般药品高的处罚。"严罚"的落实则主要体现在三个方面：一是在打击疫苗违法行为上采用最严原则；二是落实处罚到主要人员，对违法单位的法定代表人、主要负责人、直接负责的主管人员和关键岗位人员以及其他责任人员等，均给予严厉的资格罚、财产罚和自由罚，确保人民群众的健康权益；三是强化信用惩戒，建立信用记录制度。

### （四）补偿原则

坚决问题导向，着力解决广大人民群众普遍关注的疫苗质量安全、预防接种安全、疫苗损害救济等实际问题。明确对免疫规划疫苗引起的异常反应，补偿经费由财政安排。在补偿范围上，明确属于预防接种异常反应或者不能排除的，应当给予补偿，并对补偿范围实行目录管理并根据实际情况进行动态调整。接种免疫规划疫苗所需的补偿费用，由省、自治区、直辖市人民政府财政部门在预防接种经费中安排；接种非免疫规划疫苗所需的补偿费用，由相关的疫苗上市许可持有人承担。预防接种异常反应补偿范围、标准、程序由国务院规定，省、自治区、直辖市制定具体实施办法。

### （五）责任落实原则

《疫苗管理法》明确要求全面落实各方责任。一是要强化落实企业的主体责任；二是落实地方各级政府的属地责任；第三个方面是落实各个部门的责任。以前，我国疫苗监管的各项法规分散在各处，各类监管机构"各管一段"。《疫苗管理法》此次进行了法律上的"整合"，明确了各级主管部门在各个环节的监管职责，建立了疫苗质量、预防接种等信息共享机制，实行疫苗安全信息统一公布制度。

### （六）免疫规划原则

《疫苗管理法》规定，居住在中国境内的居民，依法享有接种免疫规划疫苗的权利，履行接种免疫规划疫苗的义务。政府免费向居民提供免疫规划疫苗。县级以上人民政府及其有关部门应当保障适龄儿童接种免疫规划疫苗。监护人应当依法保证适龄儿童按时接种免疫规划疫苗。

## 二、疫苗研制和注册

### （一）国家鼓励、支持疫苗研制

（1）国家根据疾病流行情况、人群免疫状况等因素，制定相关研制规划，安排必要资金，支持多联多价等新型疫苗的研制；国家组织疫苗上市许可持有人、科研单位、医疗卫生机构联合攻关，研制疾病预防、控制急需的疫苗。（2）国家鼓励疫苗上市许可持有人加大研制和创新资金投入，优化生产工艺，提升质量控制水平，推动疫苗技术进步。（3）国家鼓励符合条件的医疗机构、疾病预防控制机构等依法开展疫苗临床试验。

（二）可申请开展疫苗临床试验的机构

开展疫苗临床试验，应当经国务院药品监督管理部门依法批准。疫苗临床试验应当由符合国务院药品监督管理部门和国务院卫生健康主管部门规定条件的三级医疗机构或者省级以上疾病预防控制机构实施或者组织实施。国家鼓励符合条件的医疗机构、疾病预防控制机构等依法开展疫苗临床试验。

（三）对疫苗临床试验申办者的基本要求

疫苗临床试验申办者应当制定临床试验方案，建立临床试验安全监测与评价制度，审慎选择受试者，合理设置受试者群体和年龄组，并根据风险程度采取有效措施，保护受试者合法权益。

（四）疫苗临床试验中受试者的知情同意权保障

开展疫苗临床试验，应当取得受试者的书面知情同意；受试者为无民事行为能力人的，应当取得其监护人的书面知情同意；受试者为限制民事行为能力人的，应当取得本人及其监护人的书面知情同意。

（五）疫苗优先审评审批的范围及其程序

在中国境内上市的疫苗应当经国务院药品监督管理部门批准，取得药品注册证书；申请疫苗注册，应当提供真实、充分、可靠的数据、资料和样品。对疾病预防、控制急需的疫苗和创新疫苗，国务院药品监督管理部门应当予以优先审评审批。

（六）附条件批准疫苗注册申请和紧急使用的情形

（1）应对重大突发公共卫生事件急需的疫苗或者国务院卫生健康主管部门认定急需的其他疫苗，经评估获益大于风险的，国务院药品监督管理部门可以附条件批准疫苗注册申请。（2）出现特别重大突发公共卫生事件或者其他严重威胁公众健康的紧急事件，国务院卫生健康主管部门根据传染病预防、控制需要提出紧急使用疫苗的建议，经国务院药品监督管理部门组织论证同意后可以在一定范围和期限内紧急使用。

（七）疫苗说明书、标签的核准要求

国务院药品监督管理部门在批准疫苗注册申请时，对疫苗的生产工艺、质量控制标准和说明书、标签予以核准。国务院药品监督管理部门应当在其网站上及时公布疫苗说明书、标签内容。

### 三、疫苗生产和批签发

#### （一）疫苗的药品生产许可证的取得

从事疫苗生产活动，应当经省级以上人民政府药品监督管理部门批准，取得药品生产许可证。

#### （二）从事疫苗生产具备的条件

（1）具备适度规模和足够的产能储备；（2）具有保证生物安全的制度和设施、设备；（3）符合疾病预防、控制需要。

#### （三）疫苗委托生产具备的条件和要求

超出疫苗生产能力确需委托生产的，应当经国务院药品监督管理部门批准。接受委托生产的，应当遵守《疫苗管理法》规定和国家有关规定，保证疫苗质量。

#### （四）疫苗上市许可持有人的资质要求

（1）疫苗上市许可持有人的法定代表人、主要负责人应当具有良好的信用记录，生产管理负责人、质量管理负责人、质量受权人等关键岗位人员应当具有相关专业背景和从业经历。（2）疫苗上市许可持有人应当具备疫苗生产能力；超出疫苗生产能力确需委托生产的，应当经国务院药品监督管理部门批准。（3）疫苗上市许可持有人应当加强对前款规定人员的培训和考核，及时将其任职和变更情况向省、自治区、直辖市人民政府药品监督管理部门报告。（4）疫苗上市许可持有人应当按照规定对疫苗生产全过程和疫苗质量进行审核、检验。（5）疫苗上市许可持有人应当建立完整的生产质量管理体系，持续加强偏差管理，采用信息化手段如实记录生产、检验过程中形成的所有数据，确保生产全过程持续符合法定要求。

#### （五）疫苗生产过程中的遵守事项

疫苗应当按照经核准的生产工艺和质量控制标准进行生产和检验，生产全过程应当符合药品生产质量管理规范的要求。

#### （六）疫苗批签发制度

每批疫苗销售前或者进口时，应当经国务院药品监督管理部门指定的批签发机构按照相关技术要求进行审核、检验。符合要求的，发给批签发证明；不符合要求的，发给不予批签发通知书。不予批签发的疫苗不得销售，并应当由省、自治区、直辖市人民政府药品监督管理部门监督销毁；不予批签发的进口疫苗应当由口岸所在地药品监督管理部门监督销毁或者依法进行其他处理。国务院药品监督管理部门、批签发机构应当及时公布上市疫苗批签发结果，供公众查询。

#### （七）疫苗批签发机构的业务范围

批签发机构在批签发过程中发现疫苗存在重大质量风险的，应当及时向国务院药品监督管理部门和省、自治区、直辖市人民政府药品监督管理部门报告。

（八）疫苗批签发申请的主体及其提交的材料

申请疫苗批签发应当按照规定向批签发机构提供批生产及检验记录摘要等资料和同批号产品等样品。进口疫苗还应当提供原产地证明、批签发证明；在原产地免予批签发的，应当提供免予批签发证明。

（九）疫苗免予批签发的情形

预防、控制传染病疫情或者应对突发事件急需的疫苗，经国务院药品监督管理部门批准，免予批签发。

（十）疫苗批签发的审核、检验、检查与签发的要求

疫苗批签发应当逐批进行资料审核和抽样检验。疫苗批签发检验项目和检验频次应当根据疫苗质量风险评估情况进行动态调整。对疫苗批签发申请资料或者样品的真实性有疑问，或者存在其他需要进一步核实的情况的，批签发机构应当予以核实，必要时应当采用现场抽样检验等方式组织开展现场核实。

（十一）生产工艺偏差、质量差异、生产过程中的故障和事故处理

对生产工艺偏差、质量差异、生产过程中的故障和事故以及采取的措施，疫苗上市许可持有人应当如实记录，并在相应批产品申请批签发的文件中载明；可能影响疫苗质量的，疫苗上市许可持有人应当立即采取措施，并向省、自治区、直辖市人民政府药品监督管理部门报告。

（十二）出口疫苗的要求

出口的疫苗应当符合进口国（地区）的标准或者合同要求。

四、疫苗流通

（一）疫苗采购形式

（1）国家免疫规划疫苗由国务院卫生健康主管部门会同国务院财政部门等组织集中招标或者统一谈判，形成并公布中标价格或者成交价格，各省、自治区、直辖市实行统一采购。（2）国家免疫规划疫苗以外的其他免疫规划疫苗、非免疫规划疫苗由各省、自治区、直辖市通过省级公共资源交易平台组织采购。

（二）疫苗价格的制定

疫苗的价格由疫苗上市许可持有人依法自主合理制定。疫苗的价格水平、差价率、利润率应当保持在合理幅度。

（三）制定免疫规划疫苗使用计划的要求

省级疾病预防控制机构应当根据国家免疫规划和本行政区域疾病预防、控制需要，制定本行政区域免疫规划疫苗使用计划，并按照国家有关规定向组织采购疫苗的部门报告，同时报省、自治区、直辖市人民政府卫生健康主管部门备案。

（四）疫苗供应的要求

（1）疫苗上市许可持有人应当按照采购合同约定，向疾病预防控制机构供应疫苗。（2）疾病预防控制机构应当按照规定向接种单位供应疫苗。（3）疾病预防控制机构以外的单位和个人不得向接种单位供应疫苗，接种单位不得接收该疫苗。

（五）疫苗配送的要求

（1）疫苗上市许可持有人应当按照采购合同约定，向疾病预防控制机构或者疾病预防控制机构指定的接种单位配送疫苗。（2）疫苗上市许可持有人、疾病预防控制机构自行配送疫苗应当具备疫苗冷链储存、运输条件，也可以委托符合条件的疫苗配送单位配送疫苗。（3）疾病预防控制机构配送非免疫规划疫苗可以收取储存、运输费用，具体办法由国务院财政部门会同国务院价格主管部门制定，收费标准由省、自治区、直辖市人民政府价格主管部门会同财政部门制定。

（六）疫苗储存、运输要求

（1）疾病预防控制机构、接种单位、疫苗上市许可持有人、疫苗配送单位应当遵守疫苗储存、运输管理规范，保证疫苗质量。（2）疫苗在储存、运输全过程中应当处于规定的温度环境，冷链储存、运输应当符合要求，并定时监测、记录温度。（3）疫苗储存、运输管理规范由国务院药品监督管理部门、国务院卫生健康主管部门共同制定。

（七）疫苗上市许可持有人销售疫苗提供的证明文件

疫苗上市许可持有人在销售疫苗时，应当提供加盖其印章的批签发证明复印件或者电子文件；销售进口疫苗的，还应当提供加盖其印章的进口药品通关单复印件或者电子文件。

（八）疫苗流通过程中相关记录要求

（1）疫苗上市许可持有人应当按照规定，建立真实、准确、完整的销售记录，并保存至疫苗有效期满后不少于五年备查。（2）疾病预防控制机构、接种单位、疫苗配送单位应当按照规定，建立真实、准确、完整的接收、购进、储存、配送、供应记录，并保存至疫苗有效期满后不少于五年备查。（3）疾病预防控制机构、接种单位接收或者购进疫苗时，应当索取本次运输、储存全过程温度监测记录，并保存至疫苗有效期满后不少于五年备查；对不能提供本次运输、储存全过程温度监测记录或者温度控制不符合要求的，不得接收或者购进，并应当立即向县级以上地方人民政府药品监督管理部门、卫生健康主管部门报告。

（九）疫苗定期检查制度

对存在包装无法识别、储存温度不符合要求、超过有效期等问题的疫苗，采取隔离存放、设置警示标志等措施，并按照国务院药品监督管理部门、卫生健康主管部门、生态环境主管部门的规定处置。疾病预防控制机构、接种单位应当如实记录处置情况，处置记录应当保存至疫苗有效期满后不少于五年备查。

### 五、预防接种

#### （一）国家免疫规划疫苗种类的制定和调整

国务院卫生健康主管部门制定国家免疫规划；国家免疫规划疫苗种类由国务院卫生健康主管部门会同国务院财政部门拟订，报国务院批准后公布。国务院卫生健康主管部门建立国家免疫规划专家咨询委员会，并会同国务院财政部门建立国家免疫规划疫苗种类动态调整机制。

#### （二）制定预防接种规范的要求

国务院卫生健康主管部门应当制定、公布预防接种工作规范，强化预防接种规范化管理。

#### （三）非免疫规划疫苗使用指导原则

国务院卫生健康主管部门应当制定、公布国家免疫规划疫苗的免疫程序和非免疫规划疫苗的使用指导原则。

#### （四）疾病预防控制机构职责

各级疾病预防控制机构应当按照各自职责，开展与预防接种相关的宣传、培训、技术指导、监测、评价、流行病学调查、应急处置等工作。

#### （五）接种单位条件

（1）取得医疗机构执业许可证；（2）具有经过县级人民政府卫生健康主管部门组织的预防接种专业培训并考核合格的医师、护士或者乡村医生；（3）具有符合疫苗储存、运输管理规范的冷藏设施、设备和冷藏保管制度。

#### （六）实施接种要求

医疗卫生人员实施接种，应当告知受种者或者其监护人所接种疫苗的品种、作用、禁忌、不良反应以及现场留观等注意事项，询问受种者的健康状况以及是否有接种禁忌等情况，并如实记录告知和询问情况。受种者或者其监护人应当如实提供受种者的健康状况和接种禁忌等情况。有接种禁忌不能接种的，医疗卫生人员应当向受种者或者其监护人提出医学建议，并如实记录提出医学建议情况。

#### （七）留观期间及不良反应

受种者在现场留观期间出现不良反应的，医疗卫生人员应当按照预防接种工作规范的要求，及时采取救治等措施。

#### （八）预防接种证

国家对儿童实行预防接种证制度。在儿童出生后一个月内，其监护人应当到儿童居住地承担预防接种工作的接种单位或者出生医院为其办理预防接种证。接种单位或者出生医院不得拒绝办理。监护人应当妥善保管预防接种证。

### （九）流动儿童的预防接种

预防接种实行居住地管理，儿童离开原居住地期间，由现居住地承担预防接种工作的接种单位负责对其实施接种。

### （十）疫苗接种费用

接种单位接种免疫规划疫苗不得收取任何费用。接种单位接种非免疫规划疫苗，除收取疫苗费用外，还可以收取接种服务费。接种服务费的收费标准由省、自治区、直辖市人民政府价格主管部门会同财政部门制定。

### （十一）群体性预防接种条件

（1）县级以上地方人民政府卫生健康主管部门根据传染病监测和预警信息，为预防、控制传染病暴发、流行，报经本级人民政府决定，并报省级以上人民政府卫生健康主管部门备案，可以在本行政区域进行群体性预防接种。（2）需要在全国范围或者跨省、自治区、直辖市范围内进行群体性预防接种的，应当由国务院卫生健康主管部门决定。（3）作出群体性预防接种决定的县级以上地方人民政府或者国务院卫生健康主管部门应当组织有关部门做好人员培训、宣传教育、物资调用等工作。（4）任何单位和个人不得擅自进行群体性预防接种。

### （十二）应急接种措施

传染病暴发、流行时，县级以上地方人民政府或者其卫生健康主管部门需要采取应急接种措施的，依照法律、行政法规的规定执行。

## 六、异常反应监测和处理

### （一）预防接种异常反应

预防接种异常反应，是指合格的疫苗在实施规范接种过程中或者实施规范接种后造成受种者机体组织器官、功能损害，相关各方均无过错的药品不良反应。

### （二）不属于预防接种异常反应的情形

（1）因疫苗本身特性引起的接种后一般反应；（2）因疫苗质量问题给受种者造成的损害；（3）因接种单位违反预防接种工作规范、免疫程序、疫苗使用指导原则、接种方案给受种者造成的损害；（4）受种者在接种时正处于某种疾病的潜伏期或者前驱期，接种后偶合发病；（5）受种者有疫苗说明书规定的接种禁忌，在接种前受种者或者其监护人未如实提供受种者的健康状况和接种禁忌等情况，接种后受种者原有疾病急性复发或者病情加重；（6）因心理因素发生的个体或者群体的心因性反应。

### （三）预防接种异常反应监测方案

预防接种异常反应监测方案由国务院卫生健康主管部门会同国务院药品监督管理部门制定。

（四）疑似预防接种异常反应报告制度

接种单位、医疗机构等发现疑似预防接种异常反应的，应当按照规定向疾病预防控制机构报告。

（五）疑似预防接种异常反应监测方案

疫苗上市许可持有人应当设立专门机构，配备专职人员，主动收集、跟踪分析疑似预防接种异常反应，及时采取风险控制措施，将疑似预防接种异常反应向疾病预防控制机构报告，将质量分析报告提交省、自治区、直辖市人民政府药品监督管理部门。

（六）疑似预防接种异常反应鉴定及其调查处理

对疑似预防接种异常反应，疾病预防控制机构应当按照规定及时报告，组织调查、诊断，并将调查、诊断结论告知受种者或者其监护人。对调查、诊断结论有争议的，可以根据国务院卫生健康主管部门制定的鉴定办法申请鉴定。因预防接种导致受种者死亡、严重残疾，或者群体性疑似预防接种异常反应等对社会有重大影响的疑似预防接种异常反应，由设区的市级以上人民政府卫生健康主管部门、药品监督管理部门按照各自职责组织调查、处理。

（七）预防接种异常反应补偿

国家实行预防接种异常反应补偿制度。实施接种过程中或者实施接种后出现受种者死亡、严重残疾、器官组织损伤等损害，属于预防接种异常反应或者不能排除的，应当给予补偿。补偿范围实行目录管理，并根据实际情况进行动态调整。

（八）预防接种异常反应补偿费用的来源

接种免疫规划疫苗所需的补偿费用，由省、自治区、直辖市人民政府财政部门在预防接种经费中安排；接种非免疫规划疫苗所需的补偿费用，由相关疫苗上市许可持有人承担。国家鼓励通过商业保险等多种形式对预防接种异常反应受种者予以补偿。

七、疫苗上市后管理

（一）疫苗上市后管理

疫苗上市许可持有人应当建立健全疫苗全生命周期质量管理体系，制定并实施疫苗上市后风险管理计划，开展疫苗上市后研究，对疫苗的安全性、有效性和质量可控性进行进一步确证。对批准疫苗注册申请时提出进一步研究要求的疫苗，疫苗上市许可持有人应当在规定期限内完成研究；逾期未完成研究或者不能证明其获益大于风险的，国务院药品监督管理部门应当依法处理，直至注销该疫苗的药品注册证书。

（二）生产工艺、生产场地、关键设备等发生变更的处理

生产工艺、生产场地、关键设备等发生变更的，应当进行评估、验证，按照国务院药品监督管理部门有关变更管理的规定备案或者报告；变更可能影响疫苗安全性、有效性和质量可控性的，应当经国务院药品监督管理部门批准。

### （三）疫苗说明书、标签的更新

疫苗上市许可持有人应当根据疫苗上市后研究、预防接种异常反应等情况持续更新说明书、标签，并按照规定申请核准或者备案。国务院药品监督管理部门应当在其网站上及时公布更新后的疫苗说明书、标签内容。

### （四）疫苗质量回顾分析和风险报告制度

疫苗上市许可持有人应当建立疫苗质量回顾分析和风险报告制度，每年将疫苗生产流通、上市后研究、风险管理等情况按照规定如实向国务院药品监督管理部门报告。

### （五）疫苗上市后评价

国务院药品监督管理部门可以根据实际情况，责令疫苗上市许可持有人开展上市后评价或者直接组织开展上市后评价。对预防接种异常反应严重或者其他原因危害人体健康的疫苗，国务院药品监督管理部门应当注销该疫苗的药品注册证书。国务院药品监督管理部门可以根据疾病预防、控制需要和疫苗行业发展情况，组织对疫苗品种开展上市后评价，发现该疫苗品种的产品设计、生产工艺、安全性、有效性或者质量可控性明显劣于预防、控制同种疾病的其他疫苗品种的，应当注销该品种所有疫苗的药品注册证书并废止相应的国家药品标准。

## 八、保障措施

### （一）预防接种经费保障

（1）县级以上人民政府应当将疫苗安全工作、购买免疫规划疫苗和预防接种工作以及信息化建设等所需经费纳入本级政府预算，保证免疫规划制度的实施。（2）县级人民政府按照国家有关规定对从事预防接种工作的乡村医生和其他基层医疗卫生人员给予补助。（3）国家根据需要对经济欠发达地区的预防接种工作给予支持。省、自治区、直辖市人民政府和设区的市级人民政府应当对经济欠发达地区的县级人民政府开展与预防接种相关的工作给予必要的经费补助。

### （二）疫苗供应短缺风险解决机制

疫苗存在供应短缺风险时，国务院卫生健康主管部门、国务院药品监督管理部门提出建议，国务院工业和信息化主管部门、国务院财政部门应当采取有效措施，保障疫苗生产、供应。疫苗上市许可持有人应当依法组织生产，保障疫苗供应；疫苗上市许可持有人停止疫苗生产的，应当及时向国务院药品监督管理部门或者省、自治区、直辖市人民政府药品监督管理部门报告。

### （三）疫苗纳入战略物资储备要求

国务院工业和信息化主管部门、财政部门会同国务院卫生健康主管部门、公安部门、市场监督管理部门和药品监督管理部门，根据疾病预防、控制和公共卫生应急准备的需要，加强储备疫苗的产能、产品管理，建立动态调整机制。

### （四）疫苗责任强制保险

疫苗上市许可持有人应当按照规定投保疫苗责任强制保险。因疫苗质量问题造成受种者损害的，保险公司在承保的责任限额内予以赔付。疫苗责任强制保险制度的具体实施办法，由国务院药品监督管理部门会同国务院卫生健康主管部门、保险监督管理机构等制定。

### （五）疫苗供应保障

传染病暴发、流行时，相关疫苗上市许可持有人应当及时生产和供应预防、控制传染病的疫苗。交通运输单位应当优先运输预防、控制传染病的疫苗。县级以上人民政府及其有关部门应当做好组织、协调、保障工作。

## 九、监督管理

### （一）药品检查员队伍建设

省、自治区、直辖市人民政府药品监督管理部门选派检查员入驻疫苗上市许可持有人。检查员负责监督检查药品生产质量管理规范执行情况，收集疫苗质量风险和违法违规线索，向省、自治区、直辖市人民政府药品监督管理部门报告情况并提出建议，对派驻期间的行为负责。

### （二）疫苗质量管理存在安全隐患时的监管措施

疫苗质量管理存在安全隐患，疫苗上市许可持有人等未及时采取措施消除的，药品监督管理部门可以采取责任约谈、限期整改等措施。

### （三）疫苗存在或者疑似存在质量问题时的监管措施

（1）疫苗存在或者疑似存在质量问题的，疫苗上市许可持有人、疾病预防控制机构、接种单位应当立即停止销售、配送、使用，必要时立即停止生产，按照规定向县级以上人民政府药品监督管理部门、卫生健康主管部门报告。卫生健康主管部门应当立即组织疾病预防控制机构和接种单位采取必要的应急处置措施，同时向上级人民政府卫生健康主管部门报告。药品监督管理部门应当依法采取查封、扣押等措施。对已经销售的疫苗，疫苗上市许可持有人应当及时通知相关疾病预防控制机构、疫苗配送单位、接种单位，按照规定召回，如实记录召回和通知情况，疾病预防控制机构、疫苗配送单位、接种单位应当予以配合。（2）未依照前款规定停止生产、销售、配送、使用或者召回疫苗的，县级以上人民政府药品监督管理部门、卫生健康主管部门应当按照各自职责责令停止生产、销售、配送、使用或者召回疫苗。（3）疫苗上市许可持有人、疾病预防控制机构、接种单位发现存在或者疑似存在质量问题的疫苗，不得瞒报、谎报、缓报、漏报，不得隐匿、伪造、毁灭有关证据。

### （四）疫苗上市许可持有人信息公开制度

疫苗上市许可持有人应当建立信息公开制度，按照规定在其网站上及时公开疫苗产品信息、说明书和标签、药品相关质量管理规范执行情况、批签发情况、召回情况、接受检查和处罚情况以及投保疫苗责任强制保险情况等信息。

（五）疫苗质量、预防接种等信息共享

省级以上人民政府药品监督管理部门、卫生健康主管部门等应当按照科学、客观、及时、公开的原则，组织疫苗上市许可持有人、疾病预防控制机构、接种单位、新闻媒体、科研单位等，就疫苗质量和预防接种等信息进行交流沟通。

（六）疫苗安全信息统一公布制度

（1）疫苗安全风险警示信息、重大疫苗安全事故及其调查处理信息和国务院确定需要统一公布的其他疫苗安全信息，由国务院药品监督管理部门会同有关部门公布。全国预防接种异常反应报告情况，由国务院卫生健康主管部门会同国务院药品监督管理部门统一公布。未经授权不得发布上述信息。公布重大疫苗安全信息，应当及时、准确、全面，并按照规定进行科学评估，作出必要的解释说明。（2）县级以上人民政府药品监督管理部门发现可能误导公众和社会舆论的疫苗安全信息，应当立即会同卫生健康主管部门及其他有关部门、专业机构、相关疫苗上市许可持有人等进行核实、分析，并及时公布结果。（3）任何单位和个人不得编造、散布虚假疫苗安全信息。

（七）疫苗违法行为的举报奖励

任何单位和个人有权向卫生健康主管部门、药品监督管理部门等部门举报疫苗违法行为，对卫生健康主管部门、药品监督管理部门等部门及其工作人员未依法履行监督管理职责的情况有权向本级或者上级人民政府及其有关部门、监察机关举报。有关部门、机关应当及时核实、处理；对查证属实的举报，按照规定给予举报人奖励；举报人举报所在单位严重违法行为，查证属实的，给予重奖。

（八）疫苗安全事件的应急处理

（1）县级以上人民政府应当制定疫苗安全事件应急预案，对疫苗安全事件分级、处置组织指挥体系与职责、预防预警机制、处置程序、应急保障措施等作出规定。（2）疫苗上市许可持有人应当制定疫苗安全事件处置方案，定期检查各项防范措施的落实情况，及时消除安全隐患。发生疫苗安全事件，疫苗上市许可持有人应当立即向国务院药品监督管理部门或者省、自治区、直辖市人民政府药品监督管理部门报告；疾病预防控制机构、接种单位、医疗机构应当立即向县级以上人民政府卫生健康主管部门、药品监督管理部门报告。（3）药品监督管理部门应当会同卫生健康主管部门按照应急预案的规定，成立疫苗安全事件处置指挥机构，开展医疗救治、风险控制、调查处理、信息发布、解释说明等工作，做好补种等善后处置工作。因质量问题造成的疫苗安全事件的补种费用由疫苗上市许可持有人承担。

有关单位和个人不得瞒报、谎报、缓报、漏报疫苗安全事件，不得隐匿、伪造、毁灭有关证据。

## 十、法律责任

### （一）生产、销售的疫苗属于假药责任

生产、销售的疫苗属于假药的，由省级以上人民政府药品监督管理部门没收违法所得和违法生产、销售的疫苗以及专门用于违法生产疫苗的原料、辅料、包装材料、设备等物品，责令停产停业整顿，吊销药品注册证书，直至吊销药品生产许可证等，并处违法生产、销售疫苗货值金额十五倍以上五十倍以下的罚款，货值金额不足五十万元的，按五十万元计算。

### （二）生产、销售的疫苗属于劣药责任

生产、销售的疫苗属于劣药的，由省级以上人民政府药品监督管理部门没收违法所得和违法生产、销售的疫苗以及专门用于违法生产疫苗的原料、辅料、包装材料、设备等物品，责令停产停业整顿，并处违法生产、销售疫苗货值金额十倍以上三十倍以下的罚款，货值金额不足五十万元的，按五十万元计算；情节严重的，吊销药品注册证书，直至吊销药品生产许可证等。

### （三）数据造假责任

由省级以上人民政府药品监督管理部门没收违法所得和违法生产、销售的疫苗以及专门用于违法生产疫苗的原料、辅料、包装材料、设备等物品，责令停产停业整顿，并处违法生产、销售疫苗货值金额十五倍以上五十倍以下的罚款，货值金额不足五十万元的，按五十万元计算；情节严重的，吊销药品相关批准证明文件，直至吊销药品生产许可证等，对法定代表人、主要负责人、直接负责的主管人员和关键岗位人员以及其他责任人员，没收违法行为发生期间自本单位所获收入，并处所获收入百分之五十以上十倍以下的罚款，十年内直至终身禁止从事药品生产经营活动，由公安机关处五日以上十五日以下拘留。

### （四）疫苗上市许可持有人行政责任

由县级以上人民政府药品监督管理部门责令改正，给予警告；拒不改正的，处二十万元以上五十万元以下的罚款；情节严重的，处五十万元以上三百万元以下的罚款，责令停产停业整顿，直至吊销药品相关批准证明文件、药品生产许可证等，对法定代表人、主要负责人、直接负责的主管人员和关键岗位人员以及其他责任人员，没收违法行为发生期间自本单位所获收入，并处所获收入百分之五十以上五倍以下的罚款，十年内直至终身禁止从事药品生产经营活动。

### （五）批签发机构行政责任

由国务院药品监督管理部门责令改正，给予警告，对主要负责人、直接负责的主管人员和其他直接责任人员依法给予降级或者撤职处分；情节严重的，对主要负责人、直接负责的主管人员和其他直接责任人员依法给予开除处分。

（六）疾病预防控制机构行政责任

疾病预防控制机构、接种单位、疫苗上市许可持有人、疫苗配送单位违反疫苗储存、运输管理规范有关冷链储存、运输要求的，由县级以上人民政府药品监督管理部门责令改正，给予警告，对违法储存、运输的疫苗予以销毁，没收违法所得；拒不改正的，对接种单位、疫苗上市许可持有人、疫苗配送单位处二十万元以上一百万元以下的罚款；情节严重的，对接种单位、疫苗上市许可持有人、疫苗配送单位处违法储存、运输疫苗货值金额十倍以上三十倍以下的罚款，货值金额不足十万元的，按十万元计算，责令疫苗上市许可持有人、疫苗配送单位停产停业整顿，直至吊销药品相关批准证明文件、药品生产许可证等，对疫苗上市许可持有人、疫苗配送单位的法定代表人、主要负责人、直接负责的主管人员和关键岗位人员以及其他责任人员依照本法第八十二条规定给予处罚。

疾病预防控制机构、接种单位有前款规定违法行为的，由县级以上人民政府卫生健康主管部门对主要负责人、直接负责的主管人员和其他直接责任人员依法给予警告直至撤职处分，责令负有责任的医疗卫生人员暂停一年以上十八个月以下执业活动；造成严重后果的，对主要负责人、直接负责的主管人员和其他直接责任人员依法给予开除处分，并可以吊销接种单位的接种资格，由原发证部门吊销负有责任的医疗卫生人员的执业证书。

（七）接种单位行政责任

由县级以上人民政府卫生健康主管部门责令改正，给予警告，没收违法所得；情节严重的，对主要负责人、直接负责的主管人员和其他直接责任人员依法给予警告直至撤职处分，责令负有责任的医疗卫生人员暂停一年以上十八个月以下执业活动；造成严重后果的，对主要负责人、直接负责的主管人员和其他直接责任人员依法给予开除处分，由原发证部门吊销负有责任的医疗卫生人员的执业证书。

（八）疫苗配送单位行政责任

疾病预防控制机构、接种单位、疫苗上市许可持有人、疫苗配送单位违反疫苗储存、运输管理规范有关冷链储存、运输要求的，由县级以上人民政府药品监督管理部门责令改正，给予警告，对违法储存、运输的疫苗予以销毁，没收违法所得；拒不改正的，对接种单位、疫苗上市许可持有人、疫苗配送单位处二十万元以上一百万元以下的罚款；情节严重的，对接种单位、疫苗上市许可持有人、疫苗配送单位处违法储存、运输疫苗货值金额十倍以上三十倍以下的罚款，货值金额不足十万元的，按十万元计算，责令疫苗上市许可持有人、疫苗配送单位停产停业整顿，直至吊销药品相关批准证明文件、药品生产许可证等，对疫苗上市许可持有人、疫苗配送单位的法定代表人、主要负责人、直接负责的主管人员和关键岗位人员以及其他责任人员依照本法第八十二条规定给予处罚。疾病预防控制机构、接种单位、疫苗上市许可持有人、疫苗配送单位有本法第八十五条规定以外的违反疫苗储存、运输管理规范行为的，由县级以上人民政府药品监督管理部门责令改正，给予警告，没收违法所得；拒不改正的，对接种单位、疫苗上市许可持有人、疫苗配送单位处十万元以上三十万元以下的罚款；情节严重的，对接种单位、疫苗上市许可持有人、疫苗配送单位处违法储存、运输疫苗货值金额三倍以上十倍以下的罚款，货值金额不足十万元的，按十万元计算。

（九）擅自从事疫苗接种工作行政责任

（1）未经县级以上地方人民政府卫生健康主管部门指定擅自从事免疫规划疫苗接种工作、从事非免疫规划疫苗接种工作不符合条件或者未备案的，由县级以上人民政府卫生健康主管部门责令改正，给予警告，没收违法所得和违法持有的疫苗，责令停业整顿，并处十万元以上一百万元以下的罚款，对主要负责人、直接负责的主管人员和其他直接责任人员依法给予处分。（2）疾病预防控制机构、接种单位以外的单位或者个人擅自进行群体性预防接种的，由县级以上人民政府卫生健康主管部门责令改正，没收违法所得和违法持有的疫苗，并处违法持有的疫苗货值金额十倍以上三十倍以下的罚款，货值金额不足五万元的，按五万元计算。

（十）医疗机构行政责任

疾病预防控制机构、接种单位、医疗机构未按照规定报告疑似预防接种异常反应、疫苗安全事件等，或者未按照规定对疑似预防接种异常反应组织调查、诊断等的，由县级以上人民政府卫生健康主管部门责令改正，给予警告；情节严重的，对接种单位、医疗机构处五万元以上五十万元以下的罚款，对疾病预防控制机构、接种单位、医疗机构的主要负责人、直接负责的主管人员和其他直接责任人员依法给予警告直至撤职处分；造成严重后果的，对主要负责人、直接负责的主管人员和其他直接责任人员依法给予开除处分，由原发证部门吊销负有责任的医疗卫生人员的执业证书。

（十一）监护人、托幼机构、学校行政责任

托幼机构、学校在儿童入托、入学时未按照规定查验预防接种证，或者发现未按照规定接种的儿童后未向接种单位报告的，由县级以上地方人民政府教育行政部门责令改正，给予警告，对主要负责人、直接负责的主管人员和其他直接责任人员依法给予处分。

（十二）编造、散布虚假疫苗安全信息等行政责任

编造、散布虚假疫苗安全信息，或者在接种单位寻衅滋事，构成违反治安管理行为的，由公安机关依法给予治安管理处罚。报纸、期刊、广播、电视、互联网站等传播媒介编造、散布虚假疫苗安全信息的，由有关部门依法给予处罚，对主要负责人、直接负责的主管人员和其他直接责任人员依法给予处分。

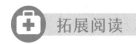

《中华人民共和国疫苗管理法》

## 思考与练习

（1）什么是疫苗？如何分类？

（2）疫苗与普通药品的异同？

（3）什么是疫苗全程电子追溯制度？疫苗上市许可持有人的电子追溯系统如何与国家的系统衔接？

（4）《中华人民共和国疫苗管理法》如何确保接种安全性？

（5）《中华人民共和国疫苗管理法》规定的管理制度有哪些？

# 第十三章

# 医疗器械、保健品、化妆品等 产业政策及法律制度

## 学习目标

掌握医疗器械、保健品、化妆品等相关概念。

熟悉医疗器械的产业政策及分类管理。

了解医疗器械、保健品、化妆品管理的法律规定以及违反规定可能会承担的法律责任。

## 课程思政元素

通过对本章的学习，立足于我国的大健康、大卫生理念，结合当前的热点，引导学生树立正确的价值追求，让学生从亲身经历出发，对国家大健康事业的发展政策，对国家制定相关的医疗器械、保健品、化妆品的法律规定，有一个正确的认知，增强学生的爱国热情，帮助其树立强大国家、振兴民族的人生目标。

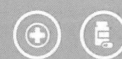

**案例 13-1**

### 江苏海门县查处亚康医疗器械有限公司虚假宣传案

基本案情：

当事人以上课、体验产品的名义，在其经营场所内聚合中老年消费者，通过口头宣讲、唱歌、播放 PPT 等形式向消费者宣传、销售益健堂电位治疗仪，宣称该产品可以净化血液、治疗血脂高、血黏度高、尿酸高、糖尿病、颈椎病、肩周炎、腰腿痛、骨刺、骨质增生、风湿、类风湿、关节炎、静脉曲张、中风后遗症、心脑血管疾病、预防夜间发生心梗、脑梗等疾病。

法律依据及处罚：

当事人在商业宣传中，对所售医疗器械的功能作超出适用范围的夸大宣传，对所售食品作具有治疗作用的虚假宣传，欺骗、误导消费者，违反了《中华人民共和国反不正当竞争法》第八条第一款规定。依据《中华人民共和国反不正当竞争法》第二十条的规定，责令当事人停止违法行为，处以罚款 20 万元。

**案例 13-2**

### 广州宝芝堂药品有限公司涉嫌生产不符合国家化妆品卫生标准化妆品案

基本案情：

2014 年 4 月 10 日，广东省食品药品监督管理局（以下简称广东省局）组织广州市食品药品监督管理局（以下简称广州市局）联合广州市公安局对宝芝堂公司进行联合现场检查，在现场快筛检验中发现，该公司生产的金装亲芙满灵霜"亲芙满灵祛痘霜""蛇脂皮宝霜""金装亲芙满灵祛痘霜"4 批次化妆品，结果均显示禁用物质林可霉素阳性反应，广州市局随即对相关产品予以抽验。公安部门对宝芝堂公司生产场所及相关涉案产品予以了控制，并对涉案嫌疑人黄某、陈某、傅某 3 人作进一步调查。据加急抽验结果，上述 4 批产品均为不合格，分别被检出化妆品禁用的抗生素类物质林可霉素、克林霉素；自 2006 年至案发时，宝芝堂公司销售非法添加产品的所得金额已达 3 000 余万元。目前黄某等 3 名嫌疑人已被依法刑拘。

案例剖析：

该案是行政部门通过抽检不合格案件来源，主动深挖线索，突击检查，从而对企业违法使用禁用物质生产化妆品的违法行为进行查处的典型案例；该案涉案货值大，达到移送公安追究刑事责任标准，行政与刑事有效衔接。

涉案黄某、陈某等违反《化妆品卫生监督条例》第八条、第十一条，并且涉嫌构成《中华人民共和国刑法》第一百四十条生产、销售伪劣产品罪。广州市局依据《化妆品卫生监督条例》第二十九条的规定提请省局吊销该公司《化妆品生产企业卫生许可证》。

## 第一节　医疗器械管理法律规定

### 一、医疗器械的概念

医疗器械，是指直接或者间接用于人体的仪器、设备、器具、体外诊断试剂及校准物、材料以及其他类似或者相关的物品，包括所需要的计算机软件；其效用主要通过物理等方式获得，不是通过药理学、免疫学或者代谢的方式获得，或者虽然有这些方式参与但是只起辅助作用。

医疗器械的使用目的是：① 疾病的诊断、预防、监护、治疗或者缓解；② 损伤的诊断、监护、治疗、缓解或者功能补偿；③ 生理结构或者生理过程的检验、替代、调节或者支持；④ 生命的支持或者维持；⑤ 妊娠控制；⑥ 通过对来自人体的样本进行检查，为医疗或者诊断目的提供信息。

### 二、我国医疗器械管理立法

医疗器械行业涉及医药、机械、电子、塑料等多个行业，是一个多学科交叉、知识密集、资金密集的高技术产业。随着现代科学技术的发展，医疗器械在医疗卫生事业中起着越来越重要的作用，为了加强对医疗器械的监督管理，保证医疗器械安全、有效，保障人体健康和生命安全，1996 年 9 月国家药品监督管理局发布了《医疗器械产品注册管理办法》，2000 年 1 月 4 日，国务院发布了《医疗器械监督管理条例》，此后，国家药品监督管理局又相继发布了《医疗器械注册管理办法》《医疗器械分类规则》《医疗器械新产品审批规定（试行）》《医疗器械说明书管理规定》《医疗器械生产企业监督管理办法》《医疗器械经营企业监督管理办法》《医疗器械生产企业质量体系考核办法》《医疗器械临床试验规定》等规章，逐步建立健全我国医疗器械监督管理的法律体系。近年来，医疗器械产业快速发展，为了以法规的形式巩固医疗器械审评审批制度改革和"放管服"改革成果，从制度层面进一步促进医疗器械技术创新，鼓励产业创新发展，加大对违法违规行为处罚力度，更好满足人民群众对高质量医疗器械的需求。2020 年 12 月 21 日经国务院第 119 次常务会议修订通过，自 2021 年 6 月 1 日起施行的《医疗器械监督管理条例》以新理念开启新时代医疗器械监管工作的新篇章，为医疗器械的监督管理提供了有力的法律依据。

### 三、医疗器械的分类管理

国家对医疗器械按照风险程度实行分类管理：

第一类是风险程度低，实行常规管理可以保证其安全、有效的医疗器械。

第二类是具有中度风险，需要严格控制管理以保证其安全、有效的医疗器械。

第三类是具有较高风险，需要采取特别措施严格控制管理以保证其安全、有效的医疗器械。

国务院药品监督管理部门负责制定医疗器械的分类规则和分类目录，并根据医疗器械生产、经营、使用情况，及时对医疗器械的风险变化进行分析、评价，对分类规则和分类目录进行调整。

### 四、医疗器械创新的产业规划和政策

近年来，我国的创新医疗器械产业发展到了空前的高度。从 2014 年至 2021 年 12 月，国家药监局共批准 134 个创新医疗器械，其中国产创新医疗器械涉及 14 个省的 88 家企业，进口创新医疗器械涉及 2 个国家的 4 家企业[①]。为鼓励医疗器械创新，国家制定医疗器械产业规划和政策，将医疗器械创新纳入发展重点，对创新医疗器械予以优先审评审批，支持创新医疗器械临床推广和使用，推动医疗器械产业高质量发展。国家完善医疗器械创新体系，支持医疗器械的基础研究和应用研究，促进医疗器械新技术的推广和应用，在科技立项、融资、信贷、招标采购、医疗保险等方面予以支持。支持企业设立或者联合组建研制机构，鼓励企业与高等学校、科研院所、医疗机构等合作开展医疗器械的研究与创新，加强医疗器械知识产权保护，提高医疗器械自主创新能力。同时，对在医疗器械的研究与创新方面做出突出贡献的单位和个人，按照国家有关规定给予表彰奖励。

### 五、医疗器械产品的注册与备案管理制度

#### （一）注册与备案

国家对第一类医疗器械实行产品备案管理，第二类、第三类医疗器械实行产品注册管理。

对第一类医疗器械产品备案，由备案人向所在地设区的市级人民政府负责药品监督管理的部门提交符合规定的备案资料。负责药品监督管理的部门应当自收到备案资料之日起 5 个工作日内，通过国务院药品监督管理部门在线政务服务平台向社会公布备案有关信息。

对第二类医疗器械产品注册，注册申请人应当向所在地省、自治区、直辖市人民政府药品监督管理部门提交注册申请资料。对第三类医疗器械产品注册，注册申请人应当向国务院药品监督管理部门提交注册申请资料。受理注册申请的药品监督管理部门应当对医疗器械的安全性、有效性以及注册申请人保证医疗器械安全、有效的质量管理能力等进行审查，对符合条件的，准予注册并发给医疗器械注册证；对不符合条件的，不予注册并书面说明理由。受理注册申请的药品监督管理部门应当自医疗器械准予注册之日起 5 个工作日内，通过国务院药品监督管理部门在线政务服务平台向社会公布注册有关信息。

医疗器械注册证有效期为 5 年。有效期届满需要延续注册的，应当在有效期届满 6 个月前向原注册部门提出延续注册的申请。

医疗器械产品注册、备案，应当进行临床评价，国务院药品监督管理部门应当制定医疗器械临床评价指南。

---

① 统计数据来源于国家药品监督管理局网站公布的已批准创新医疗器械名录。

### （二）医疗器械注册人、备案人的管理

医疗器械注册人、备案人应当加强医疗器械全生命周期质量管理，对研制、生产、经营、使用全过程中医疗器械的安全性、有效性依法承担责任。

医疗器械注册人、备案人应当履行下列义务：① 建立与产品相适应的质量管理体系并保持有效运行；② 制定上市后研究和风险管控计划并保证有效实施；③ 依法开展不良事件监测和再评价；④ 建立并执行产品追溯和召回制度；⑤ 国务院药品监督管理部门规定的其他义务。

医疗器械注册人、备案人可以自行生产医疗器械，也可以委托具备相应生产条件的企业生产医疗器械。医疗器械注册人、备案人经营其注册、备案的医疗器械，无需办理医疗器械经营许可或者备案，但应当符合规定的经营条件。

## 六、医疗器械产品生产、经营和使用的管理

### （一）医疗器械生产的管理

国家对生产医疗器械的企业实行注册与备案制度，从事第一类医疗器械的生产企业，应当经所在地设区的市级人民政府食品药品监督管理部门审查备案；从事第二类、第三类医疗器械的生产企业，应当经所在地省级食品药品监督管理部门审查批准，并发给《医疗器器械生产许可证》。《医疗器械生产许可证》有效期5年，有效期届满需要延续的，依照有关行政许可的法律规定办理延续手续。

从事医疗器械生产活动，应当具备下列条件：① 有与生产的医疗器械相适应的生产场地、环境条件、生产设备以及专业技术人员；② 有能对生产的医疗器械进行质量检验的机构或者专职检验人员以及检验设备；③ 有保证医疗器械质量的管理制度；④ 有与生产的医疗器械相适应的售后服务能力；⑤ 符合产品研制、生产工艺文件规定的要求。

医疗器械产品应当符合医疗器械强制性国家标准；尚无强制性国家标准的，应当符合医疗器械强制性行业标准。

医疗器械应当有说明书、标签。说明书、标签的内容应当与经注册或者备案的相关内容一致，确保真实、准确。

### （二）医疗器械经营的管理

从事医疗器械经营活动，应当有与经营规模和经营范围相适应的经营场所和贮存条件，以及与经营的医疗器械相适应的质量管理制度和质量管理机构或者人员。从事第二类医疗器械经营的，应当由所在地设区的市级人民政府食品药品监督管理部门进行审查备案。从事第三类医疗器械经营的，应当由所在地设区的市级人民政府食品药品监督管理部门审查，对符合规定条件的，准予许可并发给《医疗器械经营许可证》。《医疗器械经营许可证》有效期为5年。有效期届满需要延续的，依照有关行政许可的法律规定办理延续手续。

医疗器械经营企业应当查验供货者的资质和医疗器械的合格证明文件，建立进货查验记录制度，不得经营未依法注册、无合格证明文件以及过期、失效、淘汰的医疗器械。从事第二类、第三类医疗器械批发业务以及第三类医疗器械零售业务的经营企

业，还应当建立销售记录制度。进货查验记录和销售记录应当真实，并按照国务院食品药品监督管理部门规定的期限予以保存。

（三）医疗器械使用的管理

医疗器械使用单位应当有与在用医疗器械品种、数量相适应的贮存场所和条件。医疗器械使用单位购进医疗器械，应当查验供货者的资质和医疗器械的合格证明文件，不得使用未依法注册、无合格证明文件以及过期、失效、淘汰的医疗器械。

对重复使用的医疗器械，应当按照国务院卫生计生主管部门制定的消毒和管理的规定进行处理。一次性使用的医疗器械不得重复使用，对使用过的应当按照国家有关规定销毁并记录。医疗器械使用单位应当妥善保存购入第三类医疗器械的原始资料，并确保信息具有可追溯性。

对需要定期检查、检验、校准、保养、维护的医疗器械，应当按照产品说明书的要求进行检查、检验、校准、保养、维护并予以记录，及时进行分析、评估，确保医疗器械处于良好状态，保障使用质量；对使用期限长的大型医疗器械，应当逐台建立使用档案，记录其使用、维护、转让、实际使用时间等事项。记录保存期限不得少于医疗器械规定使用期限终止后5年。

发现使用的医疗器械存在安全隐患的，医疗器械使用单位应当立即停止使用，并通知医疗器械注册人、备案人或者其他负责产品质量的机构进行检修；经检修仍不能达到使用安全标准的医疗器械，不得继续使用。

七、医疗器械不良事件的处理与召回制度

（一）医疗器械不良事件的处理

国家建立医疗器械不良事件监测制度，对医疗器械不良事件及时进行收集、分析、评价、控制。

医疗器械注册人、备案人应当建立医疗器械不良事件监测体系，配备与其产品相适应的不良事件监测机构和人员，对其产品主动开展不良事件监测，并按照国务院药品监督管理部门的规定，向医疗器械不良事件监测技术机构报告调查、分析、评价、产品风险控制等情况。

医疗器械生产经营企业、使用单位应当协助医疗器械注册人、备案人对所生产经营或者使用的医疗器械开展不良事件监测；发现医疗器械不良事件或者可疑不良事件，应当按照国务院药品监督管理部门的规定，向医疗器械不良事件监测技术机构报告。

医疗器械不良事件监测技术机构应当加强医疗器械不良事件信息监测，主动收集不良事件信息；发现不良事件或者接到不良事件报告的，应当及时进行核实，必要时进行调查、分析、评估，向负责药品监督管理的部门和卫生主管部门报告并提出处理建议。负责药品监督管理的部门应当根据医疗器械不良事件评估结果及时采取发布警示信息以及责令暂停生产、进口、经营和使用等控制措施。

（二）医疗器械的召回

医疗器械注册人、备案人发现生产的医疗器械不符合强制性标准、经注册或者备案的产品技术要求，或者存在其他缺陷的，应当立即停止生产，通知相关经营企业、使用单位和消费者停止经营和使用，召回已经上市销售的医疗器械，采取补救、销毁等措施，记录相关情况，发布相关信息，并将医疗器械召回和处理情况向负责药品监督管理的部门和卫生主管部门报告。

医疗器械受托生产企业、经营企业发现生产、经营的医疗器械存在召回情形的，应当立即停止生产、经营，通知医疗器械注册人、备案人，并记录停止生产、经营和通知情况。医疗器械注册人、备案人应当立即召回。

医疗器械注册人、备案人、受托生产企业、经营企业未依照规定实施召回或者停止生产、经营的，负责药品监督管理的部门可以责令其召回或者停止生产、经营。

## 八、医疗器械的监督检查

国家建立职业化专业化检查员制度，加强对医疗器械的监督检查。

负责药品监督管理的部门应当对医疗器械的研制、生产、经营活动以及使用环节的医疗器械质量加强监督检查，并对下列事项进行重点监督检查：① 是否按照经注册或者备案的产品技术要求组织生产；② 质量管理体系是否保持有效运行；③ 生产经营条件是否持续符合法定要求。

卫生主管部门应当对医疗机构的医疗器械使用行为加强监督检查。市场监督管理部门应当依照有关广告管理的法律、行政法规的规定，对医疗器械广告进行监督检查。国务院药品监督管理部门在线政务服务平台依法及时公布医疗器械许可、备案、抽查检验、违法行为查处等日常监督管理信息。

## 九、法律责任

### （一）行政责任

（1）有下列情形之一的，由负责药品监督管理的部门没收违法所得、违法生产经营的医疗器械和用于违法生产经营的工具、设备、原材料等物品；违法生产经营的医疗器械货值金额不足 1 万元的，并处 5 万元以上 15 万元以下罚款；货值金额 1 万元以上的，并处货值金额 15 倍以上 30 倍以下罚款；情节严重的，责令停产停业，10 年内不受理相关责任人以及单位提出的医疗器械许可申请，对违法单位的法定代表人、主要负责人、直接负责的主管人员和其他责任人员，没收违法行为发生期间自本单位所获收入，并处所获收入 30% 以上 3 倍以下罚款，终身禁止其从事医疗器械生产经营活动：① 生产、经营未取得医疗器械注册证的第二类、第三类医疗器械；② 未经许可从事第二类、第三类医疗器械生产活动；③ 未经许可从事第三类医疗器械经营活动。其中有第一项情形情节严重的，由原发证部门吊销医疗器械生产许可证或者医疗器械经营许可证。

（2）提供虚假资料或者采取其他欺骗手段取得《医疗器械注册证》《医疗器械生产许可证》《医疗器械经营许可证》等许可证件，由原发证部门撤销已取得的许可证件，没收违法所得、违法生产经营使用的医疗器械，10年内不受理相关责任人以及单位提出的医疗器械许可申请；违法生产经营使用的医疗器械货值金额不足1万元的，并处5万元以上15万元以下罚款；货值金额1万元以上的，并处货值金额15倍以上30倍以下罚款；情节严重的，责令停产停业，对违法单位的法定代表人、主要负责人、直接负责的主管人员和其他责任人员，没收违法行为发生期间自本单位所获收入，并处所获收入30%以上3倍以下罚款，终身禁止其从事医疗器械生产经营活动。

（3）有下列情形之一的，由负责药品监督管理的部门责令改正，没收违法生产经营使用的医疗器械；违法生产经营使用的医疗器械货值金额不足1万元的，并处2万元以上5万元以下罚款；货值金额1万元以上的，并处货值金额5倍以上20倍以下罚款；情节严重的，责令停产停业，直至由原发证部门吊销医疗器械注册证、医疗器械生产许可证、医疗器械经营许可证，对违法单位的法定代表人、主要负责人、直接负责的主管人员和其他责任人员，没收违法行为发生期间自本单位所获收入，并处所获收入30%以上3倍以下罚款，10年内禁止其从事医疗器械生产经营活动：① 生产、经营、使用不符合强制性标准或者不符合经注册或者备案的产品技术要求的医疗器械；② 未按照经注册或者备案的产品技术要求组织生产，或者未依照《医疗器械监督管理条例》规定建立质量管理体系并保持有效运行，影响产品安全、有效；③ 经营、使用无合格证明文件、过期、失效、淘汰的医疗器械，或者使用未依法注册的医疗器械；④ 在负责药品监督管理的部门责令召回后仍拒不召回，或者在负责药品监督管理的部门责令停止或者暂停生产、进口、经营后，仍拒不停止生产、进口、经营医疗器械；⑤ 委托不具备《医疗器械监督管理条例》规定条件的企业生产医疗器械，或者未对受托生产企业的生产行为进行管理；⑥ 进口过期、失效、淘汰等已使用过的医疗器械。

（4）有下列情形之一的，由负责药品监督管理的部门责令改正，处1万元以上5万元以下罚款；拒不改正的，处5万元以上10万元以下罚款；情节严重的，责令停产停业，直至由原发证部门吊销医疗器械生产许可证、医疗器械经营许可证，对违法单位的法定代表人、主要负责人、直接负责的主管人员和其他责任人员，没收违法行为发生期间自本单位所获收入，并处所获收入30%以上2倍以下罚款，5年内禁止其从事医疗器械生产经营活动：① 生产条件发生变化、不再符合医疗器械质量管理体系要求，未依照本条例规定整改、停止生产、报告；② 生产、经营说明书、标签不符合本条例规定的医疗器械；③ 未按照医疗器械说明书和标签标示要求运输、贮存医疗器械；④ 转让过期、失效、淘汰或者检验不合格的在用医疗器械。

（5）有下列情形之一的，由负责药品监督管理的部门和卫生主管部门依据各自职责责令改正，给予警告；拒不改正的，处1万元以上10万元以下罚款；情节严重的，责令停产停业，直至由原发证部门吊销医疗器械注册证、医疗器械生产许可证、医疗器械经营许可证，对违法单位的法定代表人、主要负责人、直接负责的主管人员和其他责任人员处1万元以上3万元以下罚款：① 未按照要求提交质量管理体系自查报告；② 从不具备合法资质的供货者购进医疗器械；③ 医疗器械经营企业、使用单位未依照本条例规定建立并执行医疗器械进货查验记录制度；④ 从事第二类、第三类医疗器械批发业务以及第三类医疗器械零售业务的经营企业未依照本条例规定建立并执行销售记录制度；⑤ 医疗器械注册人、备案人、生产经营企业、使用单位未依照本条例规定开展医疗器械不良事件监测，未按照要求报告不良事件，或者对医疗器械不良事件监测技术机构、负责药品监督管理的部门、卫生主管部门开展的不良事件调查不予配合；⑥ 医疗器械注册人、备案人未按照规定制定上市后研究和风险管控计划并保证有效实施；⑦ 医疗器械注册人、备案人未按照规定建立并执行产品追溯制度；⑧ 医疗器械注册人、备案人、经营企业从事医疗器械网络销售未按照规定告知负责药品监督管理的部门；⑨ 对需要定期检查、检验、校准、保养、维护的医疗器械，医疗器械使用单位未按照产品说明书要求进行检查、检验、校准、保养、维护并予以记录，及时进行分析、评估，确保医疗器械处于良好状态；⑩ 医疗器械使用单位未妥善保存购入第三类医疗器械的原始资料。

（6）医疗器械研制、生产、经营单位和检验机构违反规定使用禁止从事医疗器械生产经营活动、检验工作的人员的，由负责药品监督管理的部门责令改正，给予警告；拒不改正的，责令停产停业直至吊销许可证件。

（7）医疗器械技术审评机构、医疗器械不良事件监测技术机构未依照规定履行职责，致使审评、监测工作出现重大失误的，由负责药品监督管理的部门责令改正，通报批评，给予警告；造成严重后果的，对违法单位的法定代表人、主要负责人、直接负责的主管人员和其他责任人员，依法给予处分。

（8）负责药品监督管理的部门或者其他有关部门工作人员违反规定，滥用职权、玩忽职守、徇私舞弊的，依法给予处分。

### （二）民事责任

违反《医疗器械监督管理条例》规定，造成人身、财产或者其他损害的依法承担赔偿责任。

### （三）刑事责任

违反《医疗器械监督管理条例》规定，构成犯罪的，依法追究刑事责任。

## 第二节　保健品管理法律规定

### 一、保健品概述

#### （一）保健品的概念

保健品，指具有调节身体机能、缓解身体不适症状、促进健康作用的，法律、法规规定的药品、医疗器械、特殊用途化妆品、消毒产品、体育器械以外的产品，分为保健食品与保健用品两大类。

保健食品是指声称具有特定保健功能或者以补充维生素、矿物质为目的的食品，即适宜于特定人群食用，具有调节机体功能，不以治疗疾病为目的，并且对人体不产生任何急性、亚急性或者慢性危害的食品。

保健用品指不以预防和治疗疾病为目的，直接或者间接作用于人体皮肤表面，供人们生活中使用，达到调节人体机能和促进健康的产品。

### （二）我国保健品管理立法

我国对保健品的管理，目前尚无专项立法，仅有一些法规、规章作为保健品的法律规范调整。其中保健食品因其具有一般食品的共性，受《食品安全法》的调整。2016年，国家食品药品监督管理总局根据《食品安全法》制定颁布了《中华人民共和国保健食品注册与备案管理办法》，该办法于 2020 年 10 月 23 日经国家市场监督管理总局修订，成为了目前保健食品管理的规范性文件。而保健用品则主要根据《中华人民共和国产品质量法》的规定进行规范调整，各省、自治区、直辖市人民代表大会为了规范保健用品的生产经营和管理，陆续出台了适用于本行政区域的地方性法规，如陕西省《保健用品管理条例》在 2005 年颁布，2010 年贵州省《保健用品管理条例》的通过以及 2017 年吉林省《保健用品管理条例》颁布，等等。2019 年 1 月，国家标准化管理委员会在全国团体标准信息平台公布了《保健用品生产质量管理规范》团体标准，为在目前国家没有保健用品标准的情况下，对保健用品的生产质量管理提供了规范依据。

## 二、我国保健食品的管理

### （一）注册与备案

国家市场监督管理总局负责保健食品注册管理，以及首次进口的属于补充维生素、矿物质等营养物质的保健食品备案管理，并指导监督省、自治区、直辖市市场监督管理部门承担的保健食品注册与备案相关工作。省、自治区、直辖市市场监督管理部门负责本行政区域内保健食品备案管理，并配合国家市场监督管理总局开展保健食品注册现场核查等工作。

保健食品注册申请人或者备案人应当具有相应的专业知识，熟悉保健食品注册管理的法律、法规、规章和技术要求。保健食品注册申请人提交符合规定的证明材料给市场监督管理部门，经审评符合要求的，准予注册并发给保健食品注册证书；对不符合要求的，不予注册并书面说明理由。

保健食品注册证书应当载明产品名称、注册人名称和地址、注册号、颁发日期及有效期、保健功能、功效成分或者标志性成分及含量、产品规格、保质期、适宜人群、不适宜人群、注意事项。保健食品注册证书有效期为 5 年，有效期届满需要延续的，保健食品注册人应当在有效期届满 6 个月前申请延续。

生产和进口使用的原料已经列入保健食品原料目录的保健食品以及首次进口的属

于补充维生素、矿物质等营养物质的保健食品应当依法备案，备案人将符合规定的备案材料提供，市场监督管理部门收到备案材料后，备案材料符合要求的，当场备案；不符合要求的，应当一次告知备案人补正相关材料。市场监督管理部门应当完成备案信息的存档备查工作，并发放备案号。对备案的保健食品，市场监督管理部门应当按照相关要求的格式制作备案凭证，并将备案信息表中登载的信息在其网站上公布。

（二）监督管理

国家市场监督管理总局应当及时制定并公布保健食品注册申请服务指南和审查细则，方便注册申请人申报。市场监督管理部门接到有关单位或者个人举报的保健食品注册受理、审评、核查、检验、审批等工作中的违法违规行为后，应当及时核实处理。

有下列情形之一的，国家市场监督管理总局根据利害关系人的请求或者依据职权，可以撤销保健食品注册证书：① 行政机关工作人员滥用职权、玩忽职守作出准予注册决定的；② 超越法定职权或者违反法定程序作出准予注册决定的；③ 对不具备申请资格或者不符合法定条件的注册申请人准予注册的；④ 依法可以撤销保健食品注册证书的其他情形。注册人以欺骗、贿赂等不正当手段取得保健食品注册的，国家市场监督管理总局应当予以撤销。

有下列情形之一的，国家市场监督管理总局应当依法办理保健食品注册注销手续：① 保健食品注册有效期届满，注册人未申请延续或者国家食品药品监管总局不予延续的；② 保健食品注册人申请注销的；③ 保健食品注册人依法终止的；④ 保健食品注册依法被撤销，或者保健食品注册证书依法被吊销的；⑤ 根据科学研究的发展，有证据表明保健食品可能存在安全隐患，依法被撤回的；⑥ 法律、法规规定的应当注销保健食品注册的其他情形。

有下列情形之一的，市场监督管理部门取消保健食品备案：① 备案材料虚假的；② 备案产品生产工艺、产品配方等存在安全性问题的；③ 保健食品生产企业的生产许可被依法吊销、注销的；④ 备案人申请取消备案的；⑤ 依法应当取消备案的其他情形。

（三）法律责任

（1）注册申请人隐瞒真实情况或者提供虚假材料申请注册的，国家市场监督管理总局不予受理或者不予注册，并给予警告；申请人在 1 年内不得再次申请注册该保健食品；构成犯罪的，依法追究刑事责任。

（2）注册申请人以欺骗、贿赂等不正当手段取得保健食品注册证书的，由国家市场监督管理总局撤销保健食品注册证书，并处 1 万元以上 3 万元以下罚款。被许可人在 3 年内不得再次申请注册；构成犯罪的，依法追究刑事责任。

（3）有下列情形之一的，由县级以上人民政府市场监督管理部门处以 1 万元以上 3 万元以下罚款；构成犯罪的，依法追究刑事责任：① 擅自转让保健食品注册证书的；② 伪造、涂改、倒卖、出租、出借保健食品注册证书的。

（4）市场监督管理部门及其工作人员对不符合条件的申请人准予注册，或者超越法定职权准予注册的，对直接负责的主管人员和其他直接责任人员给予记大过处分；情节较重的，给予降级或者撤职处分；情节严重的，给予开除处分；造成严重后果的，其主要负责人还应当引咎辞职。

（5）市场监督管理部门及其工作人员在注册审评过程中滥用职权、玩忽职守、徇私舞弊的，造成不良后果的，对直接负责的主管人员和其他直接责任人员给予警告、记过或者记大过处分；情节较重的，给予降级或者撤职处分；情节严重的，给予开除处分。

### 三、我国保健用品的管理

#### （一）许可及审批

生产、经营保健用品实行卫生许可证制度，未取得卫生许可证，不得进行保健用品的生产、经营活动。由生产、经营者主动提出申请，卫生行政部门依法对其文件资料、科技资料、人员资格及人员健康情况、工艺流程等进行审查，审查合格者颁发许可证。

保健用品生产企业应当向省级人民政府卫生行政部门提出申请，产品经审查合格，由卫生行政部门签发保健用品卫生批准证书和批准文号。未取得批准证书和批准文号，不得进行保健用品的生产活动。

#### （二）生产及销售管理

保健用品生产企业应当符合保健用品生产企业卫生规范要求并

严格按照规范组织生产，建立保健用品生产质量管理制度，加强原料、生产、检验、销售等环节的质量控制管理。保健用品经检验合格后，方可出厂销售。

保健用品生产企业应当制定企业标准，并在国家相关平台上向

社会公告。保健用品生产企业应当建立保健用品安全管理制度，加强对职工保健用品安全知识培训，配备专职保健用品安全管理人员。

保健用品生产人员应当取得健康证明。应当建立保健用品生产原料、成品质量检验制度。

保健用品销售者应当建立保健用品进货查验台账，如实记录保健用品的名称、规格、数量、生产批号、保质期、供货者名称及联系方式、进货日期等内容。不得销售未经许可、无合格证明、过期、失效的保健用品。

#### （三）监督及法律责任

我国对保健用品实行卫生监督制度。县级以上地方人民政府卫

生行政部门在管辖范围内行使保健用品卫生监督管理。其职责是：① 对保健用品生产经营企业的新建、扩建、改建工程的选址和设计进行卫生审查，并参加工程验收；② 定期或不定期对保健用品生产、经营情况进行监督检查；③ 定期对保健用品卫生状况进行评价、公布；④ 宣传保健用品卫生知识。

保健用品的法律责任按照《中华人民共和国产品质量法》以《中华人民共和国消费者权益保护法》的相关规定执行。

# 第三节　化妆品管理法律规定

## 一、化妆品概述

### （一）化妆品的概念

化妆品，是指以涂擦、喷洒或者其他类似方法，施用于皮肤、毛发、指甲、口唇等人体表面，以清洁、保护、美化、修饰为目的的日用化学工业产品

### （二）化妆品及原料的分类

化妆品分为特殊化妆品和普通化妆品，用于染发、烫发、祛斑美白、防晒、防脱发的化妆品以及宣称新功效的化妆品为特殊化妆品。特殊化妆品以外的化妆品为普通化妆品。

化妆品原料分为新原料和已使用的原料，在我国境内首次使用于化妆品的天然或者人工原料为化妆品新原料。

## 二、我国化妆品管理立法

为了规范化妆品的生产和经营，加强化妆品的卫生管理，1987 年，卫生部发布了《化妆品卫生标准》，1989 年国务院批准颁布了《化妆品卫生监督条例》，1991 年 3 月发布了《化妆品卫生监督条例实施细则》，2007 年卫生部颁布了新的《化妆品生产企业卫生规范》和《化妆品卫生规范》，国家食品药品监督管理局发布了《关于印发化妆品生产经营日常监督现场检查工作指南的通知》《关于印发化妆品技术审评要点和化妆品技术审评指南的通知》等一系列化妆品管理的规范性文件。近年来，我国化妆品产业迅速发展，市场规模逐年增长，在促进经济发展、推动消费升级方面发挥了重要作用，同时也出现了一些新情况、新问题，2020 年 1 月 3 日国务院第 77 次常务会议通过了《化妆品监督管理条例》，该条例自 2021 年 1 月 1 日起施行，为化妆品生产经营活动及其监督管理提供了法律依据。

## 三、化妆品及原料的注册与备案管理

国家按照风险程度对化妆品、化妆品原料实行分类管理。对特殊化妆品实行注册管理，对普通化妆品实行备案管理；对风险程度较高的化妆品新原料实行注册管理，对其他化妆品新原料实行备案管理。具有防腐、防晒、着色、染发、祛斑美白功能的化妆品新原料，经国务院药品监督管理部门注册后方可使用；其他化妆品新原料应当在使用前向国务院药品监督管理部门备案。

化妆品新原料注册申请人应当向国务院药品监督管理部门提交注册申请资料，国

务院药品监督管理部门应当自受理化妆品新原料注册申请之日起3个工作日内将申请资料转交技术审评机构，技术审评机构完成技术审评后，对符合要求的，准予注册并发给化妆品新原料注册证；对不符合要求的，不予注册并书面说明理由。化妆品新原料备案人通过国务院药品监督管理部门在线政务服务平台提交本条例规定的备案资料后即完成备案。

经注册、备案的化妆品新原料投入使用后3年内，新原料注册人、备案人应当每年向国务院药品监督管理部门报告新原料的使用和安全情况。对存在安全问题的化妆品新原料，由国务院药品监督管理部门撤销注册或者取消备案。3年期满未发生安全问题的化妆品新原料，纳入国务院药品监督管理部门制定的已使用的化妆品原料目录。

特殊化妆品经国务院药品监督管理部门注册后方可生产、进口。国产普通化妆品应当在上市销售前向备案人所在地省、自治区、直辖市人民政府药品监督管理部门备案。进口普通化妆品应当在进口前向国务院药品监督管理部门备案。

注册申请人首次申请特殊化妆品注册或者备案人首次进行普通化妆品备案的，应当提交符合规定条件的证明资料，国务院药品监督管理部门按程序对特殊化妆品注册申请进行审查，对符合要求的，准予注册并发给特殊化妆品注册证；对不符合要求的，不予注册并书面说明理由。特殊化妆品注册证有效期为5年。有效期届满需要延续注册的，应当在有效期届满30个工作日前提出延续注册的申请。普通化妆品备案人通过国务院药品监督管理部门在线政务服务平台提交本条例规定的备案资料后即完成备案。

## 四、化妆品生产经营的管理及召回

化妆品生产经营者应当依照法律、法规、强制性国家标准、技术规范从事生产经营活动，加强管理，诚信自律，保证化妆品质量安全。

### （一）化妆品生产的管理

化妆品注册人、备案人可以自行生产化妆品，也可以委托其他企业生产化妆品。从事化妆品生产活动，应当向所在地省、自治区、直辖市人民政府药品监督管理部门提出申请，提交符合条件的证明资料，省、自治区、直辖市人民政府药品监督管理部门应当对申请资料进行审核，对申请人的生产场所进行现场核查，对符合条件的，准予许可并发给化妆品生产许可证；对不符合规定条件的，不予许可并书面说明理由。化妆品生产许可证有效期为5年，有效期届满需要延续的，依照有关行政许可的法律规定办理延续手续。

化妆品注册人、备案人、受托生产企业应当按照国务院药品监督管理部门制定的化妆品生产质量管理规范的要求组织生产化妆品，建立化妆品生产质量管理体系，建立并执行供应商遴选、原料验收、生产过程及质量控制、设备管理、产品检验及留样等管理制度。

化妆品注册人、备案人、受托生产企业应当设质量安全负责人，承担相应的产品质量安全管理和产品放行职责；应当建立并执行从业人员健康管理制度，患有国务院卫生主管部门规定的有碍化妆品质量安全疾病的人员不得直接从事化妆品生产活动。

化妆品经出厂检验合格后方可上市销售。化妆品的最小销售单元应当有标签。标签应当符合相关法律、行政法规、强制性国家标准，内容真实、完整、准确。

### （二）化妆品经营的管理

化妆品经营者应当依照有关法律、法规的规定和化妆品标签标示的要求贮存、运输化妆品，定期检查并及时处理变质或者超过使用期限的化妆品。

化妆品经营者应当建立并执行进货查验记录制度，查验供货者的市场主体登记证明、化妆品注册或者备案情况、产品出厂检验合格证明，如实记录并保存相关凭证。进货查验记录和产品销售记录应当真实、完整，保证可追溯，保存期限不得少于产品使用期限届满后 1 年；产品使用期限不足 1 年的，记录保存期限不得少于 2 年。

化妆品经营者不得自行配制化妆品

### （三）化妆品的召回

化妆品注册人、备案人发现化妆品存在质量缺陷或者其他问题，

可能危害人体健康的，应当立即停止生产，召回已经上市销售的化妆品，通知相关化妆品经营者和消费者停止经营、使用，并记录召回和通知情况。化妆品注册人、备案人应当对召回的化妆品采取补救、无害化处理、销毁等措施，并将化妆品召回和处理情况向所在地省、自治区、直辖市人民政府药品监督管理部门报告。

受托生产企业、化妆品经营者发现其生产、经营的化妆品有召回情形的，应当立即停止生产、经营，通知相关化妆品注册人、备案人。化妆品注册人、备案人应当立即实施召回。

负责药品监督管理的部门在监督检查中发现化妆品有召回情形的，应当通知化妆品注册人、备案人实施召回，通知受托生产企业、化妆品经营者停止生产、经营。

### 五、化妆品的监督检查

负责药品监督管理的部门对化妆品生产经营进行监督检查。省级以上人民政府药品监督管理部门应当组织对化妆品进行抽样检验；对举报反映或者日常监督检查中发现问题较多的化妆品，负责药品监督管理的部门可以进行专项抽样检验。

国家建立化妆品不良反应监测制度。化妆品注册人、备案人应当监测其上市销售化妆品的不良反应，及时开展评价，按照国务院药品监督管理部门的规定向化妆品不良反应监测机构报告。

国家建立化妆品安全风险监测和评价制度，对影响化妆品质量安全的风险因素进行监测和评价，为制定化妆品质量安全风险控制措施和标准、开展化妆品抽样检验提供科学依据。国务院药品监督管理部门建立化妆品质量安全风险信息交流机制，组织化妆品生产经营者、检验机构、行业协会、消费者协会以及新闻媒体等就化妆品质量安全风险信息进行交流沟通。

负责药品监督管理的部门依法及时公布化妆品行政许可、备案、日常监督检查结果、违法行为查处等监督管理信息，建立化妆品生产经营者信用档案，对有不良信用记录的化妆品生产经营者，增加监督检查频次；对有严重不良信用记录的生产经营者，按照规定实施联合惩戒。

## 六、法律责任

### （一）行政责任

（1）有下列情形之一的，由负责药品监督管理的部门没收违法所得、违法生产经营的化妆品和专门用于违法生产经营的原料、包装材料、工具、设备等物品；违法生产经营的化妆品货值金额不足 1 万元的，并处 5 万元以上 15 万元以下罚款；货值金额 1 万元以上的，并处货值金额 15 倍以上 30 倍以下罚款；情节严重的，责令停产停业、由备案部门取消备案或者由原发证部门吊销化妆品许可证件，10 年内不予办理其提出的化妆品备案或者受理其提出的化妆品行政许可申请，对违法单位的法定代表人或者主要负责人、直接负责的主管人员和其他直接责任人员处以其上一年度从本单位取得收入的 3 倍以上 5 倍以下罚款，终身禁止其从事化妆品生产经营活动：① 未经许可从事化妆品生产活动，或者化妆品注册人、备案人委托未取得相应化妆品生产许可的企业生产化妆品；② 生产经营或者进口未经注册的特殊化妆品；③ 使用禁止用于化妆品生产的原料、应当注册但未经注册的新原料生产化妆品，在化妆品中非法添加可能危害人体健康的物质，或者使用超过使用期限、废弃、回收的化妆品或者原料生产化妆品。

（2）有下列情形之一的，由负责药品监督管理的部门没收违法所得、违法生产经营的化妆品和专门用于违法生产经营的原料、包装材料、工具、设备等物品；违法生产经营的化妆品货值金额不足 1 万元的，并处 1 万元以上 5 万元以下罚款；货值金额 1 万元以上的，并处货值金额 5 倍以上 20 倍以下罚款；情节严重的，责令停产停业、由备案部门取消备案或者由原发证部门吊销化妆品许可证件，对违法单位的法定代表人或者主要负责人、直接负责的主管人员和其他直接责任人员处以其上一年度从本单位取得收入的 1 倍以上 3 倍以下罚款，10 年内禁止其从事化妆品生产经营活动：① 使用不符合强制性国家标准、技术规范的原料、直接接触化妆品的包装材料，应当备案但未备案的新原料生产化妆品，或者不按照强制性国家标准或者技术规范使用原料；② 生产经营不符合强制性国家标准、技术规范或者不符合化妆品注册、备案资料载明的技术要求的化妆品；③ 未按照化妆品生产质量管理规范的要求组织生产；④ 更改化妆品使用期限；⑤ 化妆品经营者擅自配制化妆品，或者经营变质、超过使用期限的化妆品；⑥ 在负责药品监督管理的部门责令其实施召回后拒不召回，或者在负责药品监督管理的部门责令停止或者暂停生产、经营后拒不停止或者暂停生产、经营。

（3）有下列情形之一的，由负责药品监督管理的部门没收违法所得、违法生产经营的化妆品，并可以没收专门用于违法生产经营的原料、包装材料、工具、设备等物品；违法生产经营的化妆品货值金额不足 1 万元的，并处 1 万元以上 3 万元以下罚款；

货值金额1万元以上的，并处货值金额3倍以上10倍以下罚款；情节严重的，责令停产停业、由备案部门取消备案或者由原发证部门吊销化妆品许可证件，对违法单位的法定代表人或者主要负责人、直接负责的主管人员和其他直接责任人员处以其上一年度从本单位取得收入的1倍以上2倍以下罚款，5年内禁止其从事化妆品生产经营活动：① 上市销售、经营或者进口未备案的普通化妆品；② 未依照《化妆品监督管理条例》规定设质量安全负责人；③ 化妆品注册人、备案人未对受托生产企业的生产活动进行监督；④ 未依照《化妆品监督管理条例》规定建立并执行从业人员健康管理制度；⑤ 生产经营标签不符合《化妆品监督管理条例》规定的化妆品。

生产经营的化妆品的标签存在瑕疵但不影响质量安全且不会对消费者造成误导的，由负责药品监督管理的部门责令改正；拒不改正的，处2 000元以下罚款。

（4）化妆品新原料注册人、备案人未依照规定报告化妆品新原料使用和安全情况的，由国务院药品监督管理部门责令改正，处5万元以上20万元以下罚款；情节严重的，吊销化妆品新原料注册证或者取消化妆品新原料备案，并处20万元以上50万元以下罚款。

（5）在申请化妆品行政许可时提供虚假资料或者采取其他欺骗手段的，不予行政许可，已经取得行政许可的，由作出行政许可决定的部门撤销行政许可，5年内不受理其提出的化妆品相关许可申请，没收违法所得和已经生产、进口的化妆品；已经生产、进口的化妆品货值金额不足1万元的，并处5万元以上15万元以下罚款；货值金额1万元以上的，并处货值金额15倍以上30倍以下罚款；对违法单位的法定代表人或者主要负责人、直接负责的主管人员和其他直接责任人员处以其上一年度从本单位取得收入的3倍以上5倍以下罚款，终身禁止其从事化妆品生产经营活动。

（6）备案时提供虚假资料的，由备案部门取消备案，3年内不予办理其提出的该项备案，没收违法所得和已经生产、进口的化妆品；已经生产、进口的化妆品货值金额不足1万元的，并处1万元以上3万元以下罚款；货值金额1万元以上的，并处货值金额3倍以上10倍以下罚款；情节严重的，责令停产停业直至由原发证部门吊销化妆品生产许可证，对违法单位的法定代表人或者主要负责人、直接负责的主管人员和其他直接责任人员处以其上一年度从本单位取得收入的1倍以上2倍以下罚款，5年内禁止其从事化妆品生产经营活动

（7）有下列情形之一，构成违反治安管理行为的，由公安机关依法给予治安管理处罚：① 阻碍负责药品监督管理的部门工作人员依法执行职务；② 伪造、销毁、隐匿证据或者隐藏、转移、变卖、损毁依法查封、扣押的物品。

（8）负责药品监督管理的部门工作人员违反规定，滥用职权、玩忽职守、徇私舞弊的，依法给予警告、记过或者记大过的处分；造成严重后果的，依法给予降级、撤职或者开除的处分。

（二）民事责任

违反《化妆品监督管理条例》规定，造成人身、财产或者其他损害的依法承担赔偿责任。

## （三）刑事责任

违反《化妆品监督管理条例》规定，构成犯罪的，依法追究刑事责任。

 拓展阅读

保健食品相关案例

## 思考与练习

（1）医疗器械分类管理的主要内容是什么？

（2）什么是保健品？保健品有哪些种类？

（3）如何对化妆品的生产和经营进行监督管理？

# 第十四章

# 健康养老产业政策及法律制度

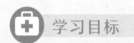 学习目标

掌握《中华人民共和国老年人权益保障法》和《养老机构管理办法》的主要内容。

理解与老年人权益保障相关的法律法规。

熟悉我国健康养老产业基本政策。

了解我国健康养老产业的发展前景。

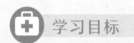 课程思政元素

通过对健康养老产业政策及法律制度的学习，让学生了解我国人口老龄化现状，引导学生树立正确的价值追求，增加学生的国家认同感、政治认同感，增强学生的法律素养，培养学生敬老、爱老和努力维护老年人合法权益的法律情怀，弘扬孝老爱亲、尊老爱幼的传统美德，增强学生的爱国热情。

 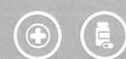

**案例 14-1**

案例简介:

贵州实施"养老+"发展战略,促进养老产业与医药、生态、旅游、农业等领域深度融合,先后出台支持健康养老产业发展的一系列重要文件,在发展用地、规划建设、资金投入、税费减免、人才培养等方面制定了"含金量"十足的政策举措,全省健康养老产业服务体系基本建立、服务产业初具规模、服务环境明显优化,初步探索建立起集医疗、养老、健康服务一体化的健康养老产业新模式。

素有"公园省"美誉的贵州,自然风光优美、生态禀赋良好、气候舒适宜居、区位优势明显,是西部率先实现县县通高速、村村通油路、组组通硬化路的省份,发展健康养老产业具有得天独厚的显著优势。贵州充分借助显著优势推动健康养老产业发展,积极探索旅居养老、健康养老、智慧养老等养老产业发展新模式。在"生态贵州""多彩贵州""避暑养老胜地"等品牌宣传推广上加大力度,加快培育一批产业链长、覆盖领域广、经济社会效益显著、具有全国影响的"黔字号"健康养老产业品牌,吸引更多老年人到贵州定居养老。

此外,贵州还通过大力建设健康养老高端平台,加快构建"一核两带多区"养老产业空间发展格局,打造一批集休闲、避暑、生态体验等为一体的旅居养老产业示范基地和集聚区,一批温泉疗养、民族医药治疗保健、中医食疗、健康管理等特色健康养老产业示范园区,一批智能化老年用品和康复辅助器具制造产业示范基地。力争到2022年,建成省级养老产业示范基地20个以上,到2035年实现全省健康养老产业园区"一县一园"。在建立健康养老产业服务体系的道路上,贵州9个市(州)进行了卓有成效的探索,通过"改、建、管、服、引"多措并举,全面推进养老服务业改革发展,走出了一条具有当地特色的健康养老产业发展之路。截至目前,贵州已建成5 044个农村幸福院,1 051个城市社区居家养老服务中心(站)、359个社区老年人日间照料中心,基本实现城乡居家社区养老服务全覆盖。[①]

贵州打造品牌老龄健康产业的天然优势有:一是气候冬无严寒、夏无酷暑,年平均气温 15 ℃,夏季(7、8 月)平均气温 24.5 ℃,是凉爽的大空调,是最佳的人居环境和最佳避暑胜地之一;此外,海拔高度比较适宜,属于人体对大气压感觉的最佳位置,全年有 300～330 天可以进行户外体育运动。二是贵州省"十三五"时期完成营造林 2 988 万亩,森林覆盖率从 2015 年的 50%提高到 2020 年的 60%。[②]空气中负氧离子丰富,是天然"大氧吧"。同时,典型的喀斯特地貌,是开展康体养生运动的天然"体育场""养生馆"。

近年来,面对席卷全省和全国的"银发浪潮",贵州充分利用生态、气候、区位、交通等综合优势,全力打造健康养老产业。贵州重点加强养老服务机构建设、养老服务市场投融资、养老机构登记许可、备案监管、智慧养老、引导支持社会力量参与养

---

[①]《贵州:打造健康养老产业新模式》,载人民网 http://gz.people.com.cn/n2/2020/0923/c222152-34312493.html,2021 年 10 月 13 日访问。

[②]《贵州森林覆盖率达到 60%》,载国家林业和草原局网 http://www.forestry.gov.cn/main/102/20210312/192328125733574.html,2021 年 10 月 13 日访问。

老服务、养老机构服务质量标准规范等方面的政策设计，为康养产业健康发展提供了政策保障。在养老机构建设方面，全省已建成投运 1 581 所城乡养老机构（其中民营 268 所）、775 个农村居家养老服务站。在每个县抓紧建设 1 所具备照料护理失能半失能老人功能的特困人员供养服务机构。贵州省还命名授牌 10 个养老服务示范园区、5 个健康养老小镇、5 个产业集聚区、20 个示范性养老机构。全省所有养老院与医疗机构开通"绿色通道"，内设医疗机构的养老院超过 400 家，建成 91 家医养结合机构；实施"面向老年人养老服务的饮食语言理解与健康数据感知服务机器人研发"项目；全省福彩公益金 55% 以上用于支持发展养老服务。经先后与中国康养、国投健康等 20 余家国内康养知名企业对接洽谈，各级民政部门面向北京、上海等地广泛开展招商，全省共签约健康养老产业项目 105 个。

同时，成立贵州省养老服务产业发展基金，获得世界银行 3.5 亿美元、法国开发署 1 亿欧元联合融资贷款，支持养老服务体系建设；发布中国银行支持贵州省养老服务行业持续发展专属金融方案。目前，贵州注册养老企业超过 4 600 家，每年到贵州避暑养老和旅居养老人口近 1 000 万人。8 小时高铁圈覆盖全国主要城市，老年人群体超过 4 500 万人。通过全方位发力，贵州已初步构建起集医疗、养老、健康服务一体化的健康养老产业新模式。

案例评述：

贵州省利用得天独厚的优势，大力扶持健康养老企业加快发展，积极探索旅居养老、健康养老、智慧养老，支持养老机构规模化、连锁化、品牌化发展，加快培育一批健康养老产业龙头企业和具有行业影响力和竞争力强、具有示范带动性的健康养老服务集团和全国知名健康养老企业品牌。同时，贵州不断大力优化健康养老营商环境，持续深化健康养老领域"放管服"改革，进一步减轻养老产业税费负担，建立完善政府购买养老服务的体制机制和养老服务支付体系，为健康养老产业企业发展营造良好环境，创造便利条件，提供优质服务。可以预见，贵州将为全国健康养老产业的持续、全面发展提供一种新模式和新样本。

**案例 14-2**

案例简介①：近年来，随着生活水平的不断提高，越来越多的老人更加注重精神层面的需求。陈某某与妻子 1952 年结婚，婚后育有二子、三女，妻子及两个儿子均已去世。现陈某某同小女儿生活。陈某某年事已高且体弱多病，希望女儿常回家探望照顾自己，因女儿不同意负担陈某某的医药费及赡养费，故诉请判令长女和次女每月探望其不少于一次，患病期间三个女儿必须轮流看护，三个女儿共同给付陈某某医疗费、赡养费。

黑龙江省佳木斯市前进区人民法院认为，子女对父母有赡养扶助的义务，子女不履行赡养义务时，无劳动能力或生活困难的父母，有要求子女给付赡养费的权利。子女不能因为父母有退休收入或者有一定的经济来源就完全将父母置之不顾，这不仅违

---

① 《人民法院老年人权益保护十大典型案例》，载中国法院网 https：//www.chinacourt.org/ article/detail/2021/02/id/5818108.shtml，2021 年 10 月 13 日访问。

反法律规定，也不符合中华民族"百善孝为先"的传统美德。子女对于不在一起生活的父母，应根据其实际生活需要、实际负担能力、当地一般生活水平，给付一定的赡养费用。本案中陈某某年事已高且身患疾病，三个女儿作为赡养人，应当履行对其经济上供养、生活上照料和精神上慰藉的义务，故判决长女和次女每月探望陈某某不少于一次，并给付陈某某赡养费，三个女儿共同负担陈某某医疗费用。

案例评述："精神赡养"和"物质赡养"同样重要，"常回家看看"应当是子女们发自内心的行为，而不应是法律强制的结果。

### 案例 14-3

案例简介①：

郗某某系周某某妻子，周某四人系郗某某与周某某子女。2017 年 1 月 17 日，近 80 岁的周某某及其儿子与凌海市某老人之家签订养老服务合同，周某某当日入住。入住评估表记载：老人刚出院，此前在家中走丢，因冻伤住院治疗合并有脑血栓，入院时手脚均存在冻伤，护理等级为半自理。2017 年 1 月 27 日，周某某自居住的房屋内走出，通过未上锁的防火通道门至餐厅，从南门走出楼房，后走到养老院东侧道路。凌海市某老人之家于 2017 年 1 月 28 日报警，民警在凌海市大凌河桥下发现周某某已死亡。郗某某、周某四人为此诉请凌海市某老人之家赔偿经济损失 199 954 元。

辽宁省凌海市人民法院认为，养老院明知周某某有离家走丢的经历且安全防火通道门不允许上锁的情况下，仍未能增加安全防护措施，无提示、警示措施，虽安装有监控设施，值班人员也未能及时发现并有效防止老人在夜间走丢。养老院未能尽到相应的注意义务，应承担经济损失的 60% 责任，即 116 972.4 元。凌海市养老院在保险公司投有养老服务机构责任保险，该公司应在责任限额内赔偿损失。故判决中国人民财产保险股份有限公司某分公司一次性赔偿郗某某、周某四人 116 972.4 元，凌海市某老人之家一次性返还郗某某、周某四人养老服务费用及押金合计 2 000 元。

案例评述：

由于我国人口老龄化，老年人数量增多，且老年人选择在养老院生活、居住的情况亦有增加趋势，如何保障老年人的权益成为整个社会必须关心和思考的问题。养老院未尽到相应的注意和照管义务，致使老人发生意外死亡，应当承担相应的损害赔偿责任。此案例对社会上的养老机构敲响了警钟，养老机构应当尽到责任，排除危害老人生命健康的安全隐患，提高管理水平、提升护理从业人员素质和护理服务能力，充分保障老年人人身、财产安全。本案对于促进养老机构规范化、标准化运行，全面提升养老院服务质量，保证老年人晚年生活幸福具有积极意义。

### 案例 14-4

案例简介②：

2015 年，62 岁的王某在北京某银行处申购 HT 集合资产管理计划产品（金额 100 万）和 HA 基金产品（金额 70 万），其签订的申请书载明："……不是我行发行的理财

---

① 同上。
② 同上。

产品……可能产生风险，无法实现预期投资收益……投资风险由您自行承担……"该行测评王某风险承受能力为平衡型，HT 为低风险，HA 为高风险，HA 风险级别高于王某的风险承受能力。王某签署电子风险揭示书，后收取分红收益 5 万元。2017 年其申请赎回时份额约 100 万份，金额约 80 万元。王某起诉请求判令该行赔偿本金约 23 万元、利息 16 万元并三倍赔偿 68 万元。

北京市第二中级人民法院认为，案涉《资产管理合同》及《风险揭示书》等均系银行依循的规范性文件或自身制定的格式合同，不足以作为双方就案涉金融产品相关情况充分沟通的凭证。银行对王某作出的风险承受能力评估为平衡型，但案涉金融产品合同中显示的风险等级并非均为低风险，该行违反提示说明义务，未证实购买该产品与王某情况及自身意愿达到充分适当匹配的程度；未能证明其已经对金融消费者的风险认知、风险偏好和风险承受能力进行了当面测试并向其如实告知、详尽说明金融产品内容和主要风险因素等，应当承担举证不能的法律后果。同时，王某有投资理财经验，应当知晓签字确认行为效力；本案投资亏损的直接原因是金融市场的正常波动，并非该行的代理行为所导致，王某亦应对投资损失承担一定的责任。故判决银行赔偿王某 7 万元。

案例评述：

第一，明确规则尺度，保护老年人金融消费安全。本案是《全国法院民商事审判工作会议纪要》（简称《会议纪要》）发布后首批维护金融消费者权益案件之一，指出银行应就投资者的年龄、投资经验、专业能力进行审查并考虑老年消费者情况等，对老年投资者应给予特别提示，结合民商事法律、《会议纪要》精神和社会发展实际提出了金融机构提示说明义务和金融消费者注意义务等判断标准。对如何为老年人提供更加合法、安全的投资理财消费环境，具有积极意义。第二，回应人民需求，弘扬社会主义核心价值观，体现时代发展。随着经济快速发展和人口老龄化程度加剧，针对老年群众的金融理财产品层出不穷。要将社会主义核心价值观具体贯彻到审判中，妥善处理和回应金融产品消费与信息化结合中产生的新问题，贯彻民法典立法精神，保护老年消费者的契约自由，为构建良好金融市场秩序、切实维护老年人权益树立典范。

## 案例 14-5

案例简介[①]：

2017 年 1 月 13 日，龚某华及其女儿龚某将龚某华的母亲，92 岁的周某，带至农村信用社某营业厅，对其账户进行挂失，取出存款 24 万元并存入龚某账户。周某系文盲，上述柜台业务办理均由龚某操作，银行业务员需要周某拍照确认时，龚某将坐在轮椅上的周某推到柜台摄像头前拍照，再推回等候席，将材料让周某捺印完后再交给银行业务员。龚某、业务员均未和周某进行交流。周某诉至法院称，龚某华及龚某以帮助办理银行存款为由，将其骗至银行并转走存款，周某得知后，要求龚某返还，遭到拒绝，故诉请龚某返还上述款项。

浙江省嘉兴市南湖区人民法院认为，周某在龚某华将其存款取出并转移时对该项

---

① 同上。

事实并不知情，龚某华在未取得周某同意的情况下，擅自将周某的存款转移到个人账户占有，其行为侵害了周某的财产所有权，应当返还存款。关于龚某认为案涉存款系周某赠与给龚某华的抗辩，并无相关证据予以证实，且根据周某的陈述，龚某华取得其存款的行为并非出于其自愿，故对龚某的抗辩，不予采信。该院判决龚某返还周某24万元。

案例评述：

公民对个人的财产依法享有占有、使用、收益和处分的权利。老年人由于身体状况、行动能力等原因，往往难以有效管理、处分自有财产，在此情况下，子女更不得以窃取、骗取、强行索取等方式侵犯父母的财产权益。本案体现了反对子女"强行啃老"的价值导向，符合中华民族传统美德和社会主义核心价值观。人民法院在审理此类侵犯老年人权益的案件时，应当充分查明老年人的真实意愿，坚持保障老年人合法权益，秉持保护老年人合法财产权益的原则进行判决，有效定纷止争。

孟子曰："老吾老以及人之老、幼吾幼以及人之幼。"自古以来，中国人就有孝老爱亲、尊老爱幼的传统美德。中国老年人口规模大、老龄化进程超前于经济社会发展水平。我国已经进入老龄化社会，人口老龄化是中国的一项基本国情，积极应对人口老龄化是国家的一项长期战略任务。让老年人老有所养、老有所依、老有所乐、老有所安，关系社会和谐稳定。

截至2018年，中国60周岁及以上人口数量已近2.5亿，占人口总数的17.9%。其中，65周岁及以上人口1.66亿，占总人口数量的11.9%。[①]"十四五"时期，我国将进入中度老龄化社会，2025年，60岁及以上老年人口将突破3亿，应对人口老龄化任务繁重。[②]养老服务业既是涉及亿万群众福祉的民生事业，也是具有巨大发展潜力的朝阳产业。

## 第一节　概　述

### 一、历史沿革

2000年8月，《中共中央、国务院关于加强老龄工作的决定》（中发〔2000〕13号）提出，老龄问题涉及政治、经济、文化和社会生活等诸多领域，是关系国计民生和国家长治久安的一个重大社会问题。全党全社会必须从改革、发展、稳定的大局出发，高度重视和切实加强老龄工作。党中央、国务院始终高度重视老龄工作，频繁同步出台健康养老政策。2011年12月27日，国务院办公厅发布《社会养老服务体系建

---

① 《智慧健康养老产业规模将突破 4 万亿元》，载中国政府网 http：//www.gov.cn/xinwen/2020-01/04/content_5466410.htm，访问时间 2021 年 3 月 30 日。

② 《我国各类养老床位数达到 807.5 万张》，载中国政府网 http：//www.gov.cn/xinwen/2020-12/27/content_5573697.htm，访问时间 2021 年 3 月 30 日。

设规划（2011—2015 年）的通知》①对社会养老服务体系的内涵和定位进行了阐释，明确社会养老服务体系与经济社会发展水平相适应，以满足老年人养老服务需求、提升老年人生活质量为目标。2012 年构成养老政策供给的分水岭，养老政策数量在 2012 年（党的十八大）以来迅速增长。②2013 年 9 月 13 日，《国务院关于加快发展养老服务业的若干意见》（国发〔2013〕35 号）发布，后陆续出台了完善投融资政策、土地供应政策、税费优惠政策、补贴支持政策和鼓励公益慈善组织支持养老服务方面的政策措施。2013 年 11 月 12 日，党的十八届三中全会通过了《中共中央关于全面深化改革若干重大问题的决定》，明确提出，要积极应对人口老龄化，加快建立社会养老服务体系和发展老年服务产业。国务院各部门关于养老政策联合发文呈增加趋势，这些养老政策表现出以政府保障服务为主导、市场化养老服务为支持的特征。伴随健康养老产业内容的丰富和互联网、人工智能等技术的更新，健康养老服务政策内容与时俱进，政策影响范围不断扩大。

党的十七大报告指出，我国养老体系建设的基本原则要以社会保险、社会救助、社会福利为基础，以基本养老、基本医疗、最低生活保障制度为重点，以慈善事业、商业保险为补充，加快完善社会保障体系。党的十八大报告提出全覆盖、保基本、多层次、可持续的社会保障工作方针，把"广覆盖"调整为"全覆盖"，要求实现人人享有基本社会保障的目标。党的十九大报告中明确，"积极应对人口老龄化，构建养老、孝老、敬老政策体系和社会环境，推进医养结合，加快老龄事业和产业发展"要求，化"机遇"为"挑战"，以开放的心态应对老龄化社会，体贴照顾失能老年人口，以合理的政策促进未来养老事业和产业的发展。国务院及有关部门重点围绕土地使用、税收优惠、金融支持、设施建设、人才培育、科技发展等方面出台了多项实施性政策措施，制定了设施建设、服务质量、服务安全、等级评定等方面的国家和行业标准。初步确立了以法律为纲领、国务院政策文件为基础、部门专项政策和标准为支撑的养老服务制度体系，为新时代养老服务发展提供了法治保障、规划指引、技术支撑。同时，国务院还建立了养老服务部际联席会议，形成了养老服务的合力。

## 二、国务院的规范性法律文件

2016 年 12 月 23 日，《国务院办公厅关于全面放开养老服务市场提升养老服务质量的若干意见》（国办发〔2016〕91 号）发布。该文件要求营造公平竞争环境，充分激发各类市场主体活力，引导社会资本进入养老行业，实现养老服务市场全面放开，提升养老服务质量。这代表了社会化养老服务不可扭转的趋势。

2017 年 7 月 4 日，《国务院办公厅关于加快发展商业养老保险的若干意见》（国办发〔2017〕59 号）发布。这是一份完善社会养老保障体系，发挥商业养老保险助力"老有所养"作用的重要文件。该意见指出，商业养老保险是商业保险机构提供的，以养

---

① 根据《国务院关于宣布失效一批国务院文件的决定》（国发〔2016〕38 号），《社会养老服务体系建设规划（2011—2015 年）的通知》已宣布失效。

② 汪波、李坤：《国家养老政策计量分析：主题、态势与发展》，载《中国行政管理》2018 年第 4 期，第 106 页。

老风险保障、养老资金管理等为主要内容的保险产品和服务，是养老保障体系的重要组成部分。发展商业养老保险，对于健全多层次养老保障体系，促进养老服务业多层次多样化发展，应对人口老龄化趋势和就业形态新变化，进一步保障和改善民生，促进社会和谐稳定等具有重要意义。

2019 年 4 月 16 日，《国务院办公厅关于推进养老服务发展的意见》（国办发〔2019〕5 号）印发。该意见指出，养老服务体系建设取得显著成效。但总的看，养老服务市场活力尚未充分激发，发展不平衡不充分、有效供给不足、服务质量不高等问题依然存在，人民群众养老服务需求尚未有效满足。要破除发展障碍，健全市场机制，持续完善居家为基础、社区为依托、机构为补充、医养相结合的养老服务体系，建立健全高龄、失能老年人长期照护服务体系，强化信用为核心、质量为保障、放权与监管并重的服务管理体系，大力推动养老服务供给结构不断优化、社会有效投资明显扩大、养老服务质量持续改善、养老服务消费潜力充分释放，有效满足老年人多样化、多层次养老服务需求。该意见提出了六个方面共二十八项的政策措施。一是深化放管服改革。主要包括建立养老服务综合监管制度，继续深化公办养老机构改革，通过提高审批效能解决好养老机构消防审验问题，减轻养老服务税费负担，提升政府投入精准化水平，支持养老机构规模化、连锁化发展，做好养老服务领域信息公开和政策指引等措施。二是拓展养老服务投融资渠道。主要包括推动解决养老服务机构融资问题，扩大养老服务产业相关企业债券发行规模，全面落实外资举办养老服务机构国民待遇等措施。三是扩大养老服务就业创业。主要包括建立完善养老护理员职业技能等级认定和教育培训制度，大力推进养老服务业吸纳就业，建立养老服务保养机制等措施。四是扩大养老服务消费。主要包括建立健全长期照护服务体系，发展养老普惠金融，促进老年人消费增长，加强老年人消费权益保护和养老服务领域非法集资整治工作等措施。五是促进养老服务高质量发展。主要包括提升医养结合服务能力，推动居家、社区和机构养老融合发展，持续开展养老院服务质量建设专项行动，实施"互联网＋养老"行动，完善老年人关爱服务体系，大力发展老年教育等措施。六是促进养老服务基础设施建设。主要包括实施特困人员供养服务设施（敬老院）改造提升工程，实施民办养老机构消防安全达标工程，实施老年人居家适老化改造工程，落实养老服务设施分区分级规划建设要求，完善养老服务设施供地政策等措施。

2020 年 12 月 21 日，《国务院办公厅关于建立健全养老服务综合监管制度促进养老服务高质量发展的意见》（国办发〔2020〕48 号）印发。这是我国养老服务领域第一份以监管为主题促进高质量发展的文件。国家将实现对养老服务机构全流程、全链条、全方位监管，用制度管人、管事、管资金、管设施，牢牢守住质量和安全底线。该意见强化了养老服务监管，完善了一手抓扶持发展、一手抓监督管理，丰富了养老服务体系内涵，健全了养老服务在制度体系上的"四梁八柱"。明确了部门职责分工的基础上，强调行业管理部门和综合管理部门的协同协作，打破了过去的条块分割，形成了相互配合的综合监管机制。同时，提出一系列创新监管举措。比如，在养老机构公共场所，包括出入口、接待大厅、楼道、食堂等区域要求安装视频监控；对养老服务机构存在的安全隐患，针对不同情况采取相应措施；加强信用监管，推行"互联网＋监管"等。

2020 年 12 月 31 日，《国务院办公厅关于促进养老托育服务健康发展的意见》（国办发〔2020〕52 号）印发。该意见指出，促进养老托育服务健康发展，有利于改善民生福祉，有利于促进家庭和谐，有利于培育经济发展新动能。该意见就促进养老托育服务健康发展提出四个方面的政策举措。具体内容包括：一是健全老有所养、幼有所育的政策体系；二是扩大多方参与、多种方式的服务供给；三是打造创新融合、包容开放的发展环境；四是完善依法从严、便利高效的监管服务。

### 三、国务院各部委部门规范性文件的密集出台

2016 年，国务院及各部门先后出台全面放开养老服务市场、推进养老服务发展、促进养老服务消费等综合性政策，并出台老龄事业发展和养老体系建设专项规划。2016 年 11 月 25 日，由全国老龄办牵头，国家发展改革委、教育部等 25 个部门联合发布《关于加强老年宜居环境建设的指导意见》。2017 年 1 月 23 日，民政部、国家发展改革委、国家卫生计生委等部门联合发布《关于加快推进养老服务业放管服改革的通知》（民发〔2017〕25 号）。

2019 年 2 月 2 日，财政部、国家税务总局下发《关于明确养老机构免征增值税等政策的通知》（财税〔2019〕20 号）。5 月 13 日，民政部、国家卫健委、应急管理部、国家市场监督管理总局联合发布《关于做好 2019 年养老院服务质量建设专项行动工作的通知》（民发〔2019〕52 号）。5 月 27 日，国家卫健委、民政部、国家市场监督管理总局、国家中医药管理局联合发布《关于做好医养结合机构审批登记工作的通知》（国卫办老龄发〔2019〕17 号）。6 月 28 日，财政部、税务总局等部门联合发布《关于养老、托育、家政等社区家庭服务业税费优惠政策的公告》（财政部公告 2019 年第 76 号）。7 月 25 日，国家卫健委、国家中医药管理局、中国银行保险监督管理委员会联合发布《关于开展老年护理需求评估和规范服务工作的通知》（国卫医发〔2019〕48 号）。8 月 27 日，国家发展改革委、民政部、国家卫健委印发《普惠养老城企联动专项行动实施方案（2019 年修订版）》的通知（发改社会〔2019〕1422 号）。9 月 20 日，民政部发布《关于进一步扩大养老服务供给　促进养老服务消费的实施意见》（民发〔2019〕88 号）。9 月 25 日，人社部办公厅、民政部办公厅发布《养老护理员国家职业技能标准》的通知。10 月 23 日，国家卫健委、民政部、国家发展改革委、全国老龄工作委员会等部门联合发布《关于深入推进医养结合发展的若干意见》（国卫老龄发〔2019〕60 号）。10 月 28 日，国家卫健委、国家发展改革委等部门联合发布《关于建立完善老年健康服务体系的指导意见》（国卫老龄发〔2019〕61 号）。11 月 8 日，住房和城乡建设部发布《〈养老服务智能化系统技术标准〉的公告》（住房和城乡建设部公告 2019 年第 285 号）。11 月 27 日，自然资源部发布《关于加强规划和用地保障　支持养老服务发展的指导意见》（自然资规〔2019〕3 号）。12 月 12 日，民政部发布《养老服务常用图形符号及标志》《养老机构顾客满意度测评》《养老机构预防压疮服务规范》三项行业标准（民政部公告第 467 号）。

2020年2月14日，国家发展改革委、民政部、财政部联合印发《养老服务体系建设中央补助激励支持实施办法》（2020年修订版）的通知（发改社会〔2020〕227号）。11月24日，住房和城乡建设部、民政部等部门联合发布《住房和城乡建设部等部门关于推动物业服务企业发展居家社区养老服务的意见》（建房〔2020〕92号）。

养老产业，是以保障和改善老年人生活、健康、安全以及参与社会发展，实现老有所养、老有所医、老有所为、老有所学、老有所乐、老有所安等为目的，为社会公众提供各种养老及相关产品（货物和服务）的生产活动集合，包括专门为养老或老年人提供产品的活动，以及适合老年人的养老用品和相关产品制造活动。为积极应对人口老龄化，加快推进养老产业发展，科学界定养老产业统计范围，准确反映养老产业发展状况，国家统计局于2020年2月28日制定了《养老产业统计分类（2020）》，将养老产业范围确定为：养老照护服务，老年医疗卫生服务，老年健康促进与社会参与，老年社会保障，养老教育培训和人力资源服务，养老金融服务，养老科技和智慧养老服务，养老公共管理，其他养老服务，老年用品及相关产品制造，老年用品及相关产品销售和租赁，养老设施建设等12个大类。这意味着，养老产业正式进入国民经济分类，明确了养老产业链条范畴，给养老产业经济规模统计指明了方向。让老年人拥有幸福的晚年，后来人就有可期的未来。作为民生补短板的重要一环，更多支持养老产业发展的"硬举措"正在逐一落地。健康养老产业政策打通了许多壁垒，解决了养老产业面临的痛点问题。"十四五"规划明确要求加快发展养老产业，推动养老产业向品质和多样化升级。十九届五中全会提到实施积极应对人口老龄化国家战略，养老产业发展迈入新台阶。

加强老年人权益保障，急切需要加快养老服务产业立法。面对人口老龄化，我国将"健康中国"上升为国家战略，健康养老服务产业在党和国家工作大局中的地位和作用更加突出。我国庞大的老年人口数和充满潜力的养老服务业亟需一部有关健康养老服务的专门立法。仅仅依靠一部老年人权益保障法和养老机构管理办法等法律制度远远不够，需全面建立健全养老等领域一系列法律法规、规划和政策体系，促进养老服务全面快速发展，实现健康养老产业重大转型发展，在基础建设、功能发挥和服务成效上促进发展，建立和完善以居家为基础、社区为依托、机构为补充、医养相结合的养老服务体系。

我国老龄化人口增长迅速，养老服务市场不断膨胀，养老服务业发展态势日趋复杂化。养老机构性质发生变化，公办养老机构与民办养老机构共生，福利性质的养老机构与营利性质的养老机构并存，基本养老服务与高端养老服务同在，养老服务市场有待依法规范化管理，整个健康养老产业方可持续良性发展。我国养老服务的发展主要依靠政策措施的支撑，这不能不说是一个遗憾。[1]健康养老产业领域的繁荣发展离不开与老龄事业相关的体制机制的完善与有力的法治保障。政府对养老服务机构的监督、评估、管理以及养老产业纠纷的处理均有待法律的不断健全和完善。政府部门之间涉及养老产业服务的法定职权和对养老服务的综合监管均需进一步界定和纳入法治

---

[1] 李连宁：《完善老年人权益保障立法的当务之急》，载《人民论坛》2020年第11期，第8页。

化轨道。养老服务产业是一个庞大复杂的体系，涉及政策、规划、标准、管理、监督等环节，关系到政府、社会组织、社区、机构、家庭、家属等社会方方面面的内容，健康养老服务产业需要纳入养老产业服务法律制度体系。

## 第二节　老年人权益保障法律规定

随着 1982 年老龄问题世界大会通过了《维也纳老龄问题国际行动计划》，国际社会开始重点关注老年人的状况。联合国于 1990 年 12 月 14 日通过 45/106 号决议，指定 10 月 1 日为国际老年人日（International Day of Older Persons）。1991 年，联合国大会通过的《联合国老年人原则》确立了关于老年人地位五个方面的普遍性标准：自立、参与、照料、自我实现、尊严。1992 年《2001 年全球老龄目标》和《老龄问题宣言》，指明了进一步执行《维也纳老龄问题国际行动计划》的方向，并宣布 1999 年为国际老年人年。国际老年人年庆祝活动的概念框架要求研究四个方面的问题：老年人的处境，终身的个人发展，代与代之间的关系，发展与人口老龄化之间的关系。国际老年人年的统一主题是"建立不分年龄人人共享的社会"。

第二次老龄问题世界大会通过并经联合国大会第 57/167 号决议认可的《马德里政治宣言》和《2002 年老龄问题国际行动计划》，为老龄问题议程达成的政治共识注入了新的活力，强调发展这一领域的国际合作与援助，以回应 21 世纪人口老龄化带来的机会和挑战，促进多年龄社会的发展。《2002 年老龄问题国际行动计划》载有关于工作权、健康权、参与权和终生机会平等的指导意见，强调老年人参与各级决策过程的重要性。

### 一、《老年人权益保障法》施行的重大意义

1977 年至今，我国老年人权益保障立法得到了快速发展，取得了大量立法成果，这些立法成果散见于作为国家根本法的宪法及作为基本法律的民法、刑法等重要法律部门。特别需要强调的是，为保障老年人合法权益，发展老龄事业，弘扬中华民族敬老、养老、助老的美德，1996 年 8 月 29 日通过的《中华人民共和国老年人权益保障法》（2018 年 12 月 29 日进行了修正，以下简称《老年人权益保障法》），作为我国历史上第一部专门立法保护老年人权益的法律，具有十分重大的意义。《老年人权益保障法》用九章八十五条全面规定了老年人权益保护的原则、任务和目标，以及适用人群和主要措施，详细规定了老年人的家庭赡养与扶养、社会保障、社会服务、社会优待、宜居环境、参与社会发展等，并对侵犯老年人权益的行为规定了相应的法律责任，充分表明了国家对于保护老年人权益的重视，从而成为我国保护老年人权益的最为主要和直接的法律依据。

《老年人权益保障法》是深化养老服务"放管服"改革，推进养老服务发展的关键举措。一是不再实施养老机构设立许可。各级民政部门不再受理养老机构设立许可申

请。各级民政部门不得再实施许可或者以其他名目变相审批。已经取得养老机构设立许可证且在有效期的仍然有效，设立许可证有效期届满后，不再换发许可证。二是依法做好登记和备案管理。县级以上地方人民政府民政部门应当明确内部职责分工，加强与相关部门工作协同和信息共享，不断提高服务便利化水平。取消养老机构设立许可后，设立民办公益性养老机构，依照《民办非企业单位登记管理暂行条例》规定，依法向县级以上地方人民政府民政部门申请社会服务机构登记。养老机构登记后即可开展服务活动，并应当向民政部门备案。三是加强养老机构事中事后监管。县级以上人民政府民政部门负责养老机构的指导、监督和管理，发现养老机构存在可能危及人身健康和生命财产安全风险的，应当责令限期改正；逾期不改正的，责令停业整顿。属于建筑、消防、食品卫生、医疗服务、特种设备安全风险的，应当及时抄告住房城乡建设、应急管理、市场监管、卫生健康等部门，并积极配合做好后续相关查处工作。情节严重的，应当及时告知登记管理机关，由登记管理机关依法予以行政处罚乃至吊销登记证书。

## 二、《老年人权益保障法》的主要内容

现行《老年人权益保障法》共九章内容，包括：总则、家庭赡养与扶养、社会保障、社会服务、社会优待、宜居环境、参与社会发展、法律责任、附则。全文共八十五条，主要内容如下：

### （一）总　则

老年人是指六十周岁以上的公民。国家保障老年人依法享有的权益。老年人有从国家和社会获得物质帮助的权利，有享受社会服务和社会优待的权利，有参与社会发展和共享发展成果的权利。禁止歧视、侮辱、虐待或者遗弃老年人。国家和社会应当采取措施，健全保障老年人权益的各项制度，逐步改善保障老年人生活、健康、安全以及参与社会发展的条件，实现老有所养、老有所医、老有所为、老有所学、老有所乐。

国家建立多层次的社会保障体系，逐步提高对老年人的保障水平。国家建立和完善以居家为基础、社区为依托、机构为支撑的社会养老服务体系。各级人民政府应当将老龄事业纳入国民经济和社会发展规划，将老龄事业经费列入财政预算，建立稳定的经费保障机制，并鼓励社会各方面投入，使老龄事业与经济、社会协调发展。国务院制定国家老龄事业发展规划。县级以上地方人民政府根据国家老龄事业发展规划，制定本行政区域的老龄事业发展规划和年度计划。县级以上人民政府负责老龄工作的机构，负责组织、协调、指导、督促有关部门做好老年人权益保障工作。

保障老年人合法权益是全社会的共同责任。国家机关、社会团体、企业事业单位和其他组织应当按照各自职责，做好老年人权益保障工作。基层群众性自治组织和依法设立的老年人组织应当反映老年人的要求，维护老年人合法权益，为老年人服务。提倡、鼓励义务为老年人服务。国家进行人口老龄化国情教育，增强全社会积极应对人口老龄化意识。国家支持老龄科学研究，建立老年人状况统计调查和发布制度。

（二）家庭赡养与扶养

老年人养老以居家为基础，家庭成员应当尊重、关心和照料老年人。赡养人应当履行对老年人经济上供养、生活上照料和精神上慰藉的义务，照顾老年人的特殊需要。赡养人的配偶应当协助赡养人履行赡养义务。赡养人应当使患病的老年人及时得到治疗和护理；对经济困难的老年人，应当提供医疗费用。对生活不能自理的老年人，赡养人应当承担照料责任；不能亲自照料的，可以按照老年人的意愿委托他人或者养老机构等照料。家庭成员应当关心老年人的精神需求，不得忽视、冷落老年人。与老年人分开居住的家庭成员，应当经常看望或者问候老年人。用人单位应当按照国家有关规定保障赡养人探亲休假的权利。赡养人不得以放弃继承权或者其他理由，拒绝履行赡养义务。赡养人不得要求老年人承担力不能及的劳动。

经老年人同意，赡养人之间可以就履行赡养义务签订协议。赡养协议的内容不得违反法律的规定和老年人的意愿。基层群众性自治组织、老年人组织或者赡养人所在单位监督协议的履行。老年人对个人的财产，依法享有占有、使用、收益和处分的权利，子女或者其他亲属不得干涉，不得以窃取、骗取、强行索取等方式侵犯老年人的财产权益。老年人有依法继承父母、配偶、子女或者其他亲属遗产的权利，有接受赠与的权利。老年人以遗嘱处分财产，应当依法为老年配偶保留必要的份额。

老年人与配偶有相互扶养的义务。由兄、姐扶养的弟、妹成年后，有负担能力的，对年老无赡养人的兄、姐有扶养的义务。赡养人、扶养人不履行赡养、扶养义务的，基层群众性自治组织、老年人组织或者赡养人、扶养人所在单位应当督促其履行。禁止对老年人实施家庭暴力。具备完全民事行为能力的老年人，可以在近亲属或者其他与自己关系密切、愿意承担监护责任的个人、组织中协商确定自己的监护人。监护人在老年人丧失或者部分丧失民事行为能力时，依法承担监护责任。老年人未事先确定监护人的，其丧失或者部分丧失民事行为能力时，依照有关法律的规定确定监护人。国家建立健全家庭养老支持政策，鼓励家庭成员与老年人共同生活或者就近居住，为老年人随配偶或者赡养人迁徙提供条件，为家庭成员照料老年人提供帮助。

（三）社会保障

国家通过基本养老保险制度，保障老年人的基本生活。国家通过基本医疗保险制度，保障老年人的基本医疗需要。享受最低生活保障的老年人和符合条件的低收入家庭中的老年人参加新型农村合作医疗和城镇居民基本医疗保险所需个人缴费部分，由政府给予补贴。有关部门制定医疗保险办法，应当对老年人给予照顾。国家逐步开展长期护理保障工作，保障老年人的护理需求。对生活长期不能自理、经济困难的老年人，地方各级人民政府应当根据其失能程度等情况给予护理补贴。

国家对经济困难的老年人给予基本生活、医疗、居住或者其他救助。老年人无劳动能力、无生活来源、无赡养人和扶养人，或者其赡养人和扶养人确无赡养能力或者扶养能力的，由地方各级人民政府依照有关规定给予供养或者救助。对流浪乞讨、遭受遗弃等生活无着的老年人，由地方各级人民政府依照有关规定给予救助。地方各级人民政府在实施廉租住房、公共租赁住房等住房保障制度或者进行危旧房屋改造时，应当优先照顾符合条件的老年人。

国家建立和完善老年人福利制度，根据经济社会发展水平和老年人的实际需要，增加老年人的社会福利。国家鼓励地方建立八十周岁以上低收入老年人高龄津贴制度。国家建立和完善计划生育家庭老年人扶助制度。农村可以将未承包的集体所有的部分土地、山林、水面、滩涂等作为养老基地，收益供老年人养老。老年人依法享有的养老金、医疗待遇和其他待遇应当得到保障，有关机构必须按时足额支付，不得克扣、拖欠或者挪用。国家根据经济发展以及职工平均工资增长、物价上涨等情况，适时提高养老保障水平。

国家鼓励慈善组织以及其他组织和个人为老年人提供物质帮助。老年人可以与集体经济组织、基层群众性自治组织、养老机构等组织或者个人签订遗赠扶养协议或者其他扶助协议。负有扶养义务的组织或者个人按照遗赠扶养协议，承担该老年人生养死葬的义务，享有受遗赠的权利。

### （四）社会服务

地方各级人民政府和有关部门应当采取措施，发展城乡社区养老服务，鼓励、扶持专业服务机构及其他组织和个人，为居家的老年人提供生活照料、紧急救援、医疗护理、精神慰藉、心理咨询等多种形式的服务。对经济困难的老年人，地方各级人民政府应当逐步给予养老服务补贴。地方各级人民政府和有关部门、基层群众性自治组织，应当将养老服务设施纳入城乡社区配套设施建设规划，建立适应老年人需要的生活服务、文化体育活动、日间照料、疾病护理与康复等服务设施和网点，就近为老年人提供服务。鼓励慈善组织、志愿者为老年人服务。倡导老年人互助服务。

各级人民政府应当根据经济发展水平和老年人服务需求，逐步增加对养老服务的投入。各级人民政府和有关部门在财政、税费、土地、融资等方面采取措施，鼓励、扶持企业事业单位、社会组织或者个人兴办、运营养老、老年人日间照料、老年文化体育活动等设施。地方各级人民政府和有关部门应当按照老年人口比例及分布情况，将养老服务设施建设纳入城乡规划和土地利用总体规划，统筹安排养老服务设施建设用地及所需物资。公益性养老服务设施用地，可以依法使用国有划拨土地或者农民集体所有的土地。养老服务设施用地，非经法定程序不得改变用途。

政府投资兴办的养老机构，应当优先保障经济困难的孤寡、失能、高龄等老年人的服务需求。国务院有关部门制定养老服务设施建设、养老服务质量和养老服务职业等标准，建立健全养老机构分类管理和养老服务评估制度。各级人民政府应当规范养老服务收费项目和标准，加强监督和管理。设立公益性养老机构，应当依法办理相应的登记。设立经营性养老机构，应当在市场监督管理部门办理登记。养老机构登记后即可开展服务活动，并向县级以上人民政府民政部门备案。地方各级人民政府加强对本行政区域养老机构管理工作的领导，建立养老机构综合监管制度。县级以上人民政府民政部门负责养老机构的指导、监督和管理，其他有关部门依照职责分工对养老机构实施监督。

县级以上人民政府民政部门依法履行监督检查职责，可以采取以下措施：第一，向养老机构和个人了解情况。第二，进入涉嫌违法的养老机构进行现场检查。第三，查阅或者复制有关合同、票据、账簿及其他有关资料。第四，发现养老机构存在可能危及人身健康和生命财产安全风险的，责令限期改正，逾期不改正的，责令停业整顿。县级以上人民政府民政部门调查养老机构涉嫌违法的行为，应当遵守《中华人民共和国行政强制法》和其他有关法律、行政法规的规定。养老机构变更或者终止的，应当妥善安置收住的老年人，并依照规定到有关部门办理手续。有关部门应当为养老机构妥善安置老年人提供帮助。国家建立健全养老服务人才培养、使用、评价和激励制度，依法规范用工，促进从业人员劳动报酬合理增长，发展专职、兼职和志愿者相结合的养老服务队伍。国家鼓励高等学校、中等职业学校和职业培训机构设置相关专业或者培训项目，培养养老服务专业人才。

养老机构应当与接受服务的老年人或者其代理人签订服务协议，明确双方的权利、义务。养老机构及其工作人员不得以任何方式侵害老年人的权益。国家鼓励养老机构投保责任保险，鼓励保险公司承保责任保险。

各级人民政府和有关部门应当将老年医疗卫生服务纳入城乡医疗卫生服务规划，将老年人健康管理和常见病预防等纳入国家基本公共卫生服务项目。鼓励为老年人提供保健、护理、临终关怀等服务。国家鼓励医疗机构开设针对老年病的专科或者门诊。医疗卫生机构应当开展老年人的健康服务和疾病防治工作。国家采取措施，加强老年医学的研究和人才培养，提高老年病的预防、治疗、科研水平，促进老年病的早期发现、诊断和治疗。国家和社会采取措施，开展各种形式的健康教育，普及老年保健知识，增强老年人自我保健意识。国家采取措施，发展老龄产业，将老龄产业列入国家扶持行业目录。扶持和引导企业开发、生产、经营适应老年人需要的用品和提供相关的服务。

### （五）社会优待

县级以上人民政府及其有关部门根据经济社会发展情况和老年人的特殊需要，制定优待老年人的办法，逐步提高优待水平。对常住在本行政区域内的外埠老年人给予同等优待。各级人民政府和有关部门应当为老年人及时、便利地领取养老金、结算医疗费和享受其他物质帮助提供条件。各级人民政府和有关部门办理房屋权属关系变更、户口迁移等涉及老年人权益的重大事项时，应当就办理事项是否为老年人的真实意思表示进行询问，并依法优先办理。

老年人因其合法权益受侵害提起诉讼交纳诉讼费确有困难的，可以缓交、减交或者免交；需要获得律师帮助，但无力支付律师费用的，可以获得法律援助。鼓励律师事务所、公证处、基层法律服务所和其他法律服务机构为经济困难的老年人提供免费或者优惠服务。医疗机构应当为老年人就医提供方便，对老年人就医予以优先。有条件的地方，可以为老年人设立家庭病床，开展巡回医疗、护理、康复、免费体检等服务。提倡为老年人义诊。提倡与老年人日常生活密切相关的服务行业为老年人提供优先、优惠服务。城市公共交通、公路、铁路、水路和航空客运，应当为老年人提供优待和照顾。博物馆、美术馆、科技馆、纪念馆、公共图书馆、文化馆、影剧院、体育场馆、公园、旅游景点等场所，应当对老年人免费或者优惠开放。农村老年人不承担兴办公益事业的筹劳义务。

（六）宜居环境

国家采取措施，推进宜居环境建设，为老年人提供安全、便利和舒适的环境。各级人民政府在制定城乡规划时，应当根据人口老龄化发展趋势、老年人口分布和老年人的特点，统筹考虑适合老年人的公共基础设施、生活服务设施、医疗卫生设施和文化体育设施建设。国家制定和完善涉及老年人的工程建设标准体系，在规划、设计、施工、监理、验收、运行、维护、管理等环节加强相关标准的实施与监督。国家制定无障碍设施工程建设标准。新建、改建和扩建道路、公共交通设施、建筑物、居住区等，应当符合国家无障碍设施工程建设标准。各级人民政府和有关部门应当按照国家无障碍设施工程建设标准，优先推进与老年人日常生活密切相关的公共服务设施的改造。障碍设施的所有人和管理人应当保障无障碍设施正常使用。国家推动老年宜居社区建设，引导、支持老年宜居住宅的开发，推动和扶持老年人家庭无障碍设施的改造，为老年人创造无障碍居住环境。

（七）参与社会发展

国家和社会应当重视、珍惜老年人的知识、技能、经验和优良品德，发挥老年人的专长和作用，保障老年人参与经济、政治、文化和社会生活。老年人可以通过老年人组织，开展有益身心健康的活动。制定法律、法规、规章和公共政策，涉及老年人权益重大问题的，应当听取老年人和老年人组织的意见。老年人和老年人组织有权向国家机关提出老年人权益保障、老龄事业发展等方面的意见和建议。国家为老年人参与社会发展创造条件。

根据社会需要和可能，鼓励老年人在自愿和量力的情况下，从事下列活动：第一，对青少年和儿童进行社会主义、爱国主义、集体主义和艰苦奋斗等优良传统教育；第二，传授文化和科技知识；第三，提供咨询服务；第四，依法参与科技开发和应用；第五，依法从事经营和生产活动；第六，参加志愿服务、兴办社会公益事业；第七，参与维护社会治安、协助调解民间纠纷；第八，参加其他社会活动。老年人参加劳动的合法收入受法律保护。任何单位和个人不得安排老年人从事危害其身心健康的劳动或者危险作业。

老年人有继续受教育的权利。国家发展老年教育，把老年教育纳入终身教育体系，鼓励社会办好各类老年学校。各级人民政府对老年教育应当加强领导，统一规划，加大投入。国家和社会采取措施，开展适合老年人的群众性文化、体育、娱乐活动，丰富老年人的精神文化生活。

（八）法律责任

老年人合法权益受到侵害的，被侵害人或者其代理人有权要求有关部门处理，或者依法向人民法院提起诉讼。人民法院和有关部门，对侵犯老年人合法权益的申诉、控告和检举，应当依法及时受理，不得推诿、拖延。不履行保护老年人合法权益职责的部门或者组织，其上级主管部门应当给予批评教育，责令改正。国家工作人员违法失职，致使老年人合法权益受到损害的，由其所在单位或者上级机关责令改正，或者依法给予处分；构成犯罪的，依法追究刑事责任。老年人与家庭成员因赡养、抚养或者住房、财产等发生纠纷，可以申请人民调解委员会或者其他有关组织进行调解，也可以直接向人民法院提起诉讼。人民调解委员会或者其他有关组织调解前款纠纷时，应当通过说服、疏导等方式化解矛盾和纠纷；对有过错的家庭成员，应当给予批评教育。人民法院对老年人追索赡养费或者扶养费的申请，可以依法裁定先予执行。

干涉老年人婚姻自由，对老年人负有赡养义务、扶养义务而拒绝赡养、扶养，虐待老年人或者对老年人实施家庭暴力的，由有关单位给予批评教育；构成违反治安管理行为的，依法给予治安管理处罚；构成犯罪的，依法追究刑事责任。家庭成员盗窃、诈骗、抢夺、侵占、勒索、故意损毁老年人财物，构成违反治安管理行为的，依法给予治安管理处罚；构成犯罪的，依法追究刑事责任。侮辱、诽谤老年人，构成违反治安管理行为的，依法给予治安管理处罚；构成犯罪的，依法追究刑事责任。养老机构及其工作人员侵害老年人人身和财产权益，或者未按照约定提供服务的，依法承担民事责任；有关主管部门依法给予行政处罚；构成犯罪的，依法追究刑事责任。对养老机构负有管理和监督职责的部门及其工作人员滥用职权、玩忽职守、徇私舞弊的，对直接负责的主管人员和其他直接责任人员依法给予处分；构成犯罪的，依法追究刑事责任。不按规定履行优待老年人义务的，由有关主管部门责令改正。涉及老年人的工程不符合国家规定的标准或者无障碍设施所有人、管理人未尽到维护和管理职责的，由有关主管部门责令改正；造成损害的，依法承担民事责任；对有关单位、个人依法给予行政处罚；构成犯罪的，依法追究刑事责任。

（九）附　则

民族自治地方的人民代表大会，可以根据《老年人权益保障法》的原则，结合当地民族风俗习惯的具体情况，依照法定程序制定变通的或者补充的规定。养老机构不符合本法规定条件的，应当限期整改。

三、与老年人权益保障相关的法律制度

我国老年人权益保障立法形成了以《老年人权益保障法》为专门法，以宪法为根本法，包括其他法律、法规和规章乃至政策规范等在内的涉老法律及政策规范体系。这些规范性法律文件包含了各部门法和其他大量的行政法规及规章，内容涉及民事、刑事、婚姻家庭、社会保险等诸多涉老领域，体现了保护老年人权益的广泛性要求。各省（自治区、直辖市）大都制定了老年人保障条例或实施办法等地方性法规。应当说，我国现有的老年人权益保障法律制度比较丰富和全面。

（一）宪法行政法律制度

我国《宪法》作为根本大法，对老年人保护问题作出了规定。《宪法》第四十五条第一款规定，中国公民在年老、疾病或者丧失劳动能力的情况下，有从国家和社会获得物质帮助的权利；《宪法》第四十九条又明确规定了成年子女赡养扶助父母的义务，并进一步规定禁止虐待老年人。这些规定，成为我国老年人权益保护的纲领性条款。

《中华人民共和国反家庭暴力法》第五条规定，未成年人、老年人、残疾人、孕期和哺乳期的妇女、重病患者遭受家庭暴力的，应当给予特殊保护。2006 年 1 月 21 日，国务院发布的《农村五保供养工作条例》第二章第六条规定了供养对象。老年、残疾或者未满 16 周岁的村民，无劳动能力、无生活来源又无法定赡养、抚养、扶养义务人，或者其法定赡养、抚养、扶养义务人无赡养、抚养、扶养能力的，享受农村五保供养待遇。2016 年 5 月 1 日施行的《全国社会保障基金条例》第三条规定，全国社会保障基金是国家社会保障储备基金，用于人口老龄化高峰时期的养老保险等社会保障支出的补充、调剂。该条例第四条规定，国家根据人口老龄化趋势和经济社会发展状况，确定和调整全国社会保障基金规模。

2019 年 3 月 2 日修订的《社会救助暂行办法》第十二条第二款规定，对获得最低生活保障后生活仍有困难的老年人、未成年人、重度残疾人和重病患者，县级以上地方人民政府应当采取必要措施给予生活保障。该办法第十四条规定，国家对无劳动能力、无生活来源且无法定赡养、抚养、扶养义务人，或者其法定赡养、抚养、扶养义务人无赡养、抚养、扶养能力的老年人、残疾人以及未满 16 周岁的未成年人，给予特困人员供养。该办法第五十一条规定，公安机关和其他有关行政机关的工作人员在执行公务时发现流浪、乞讨人员的，应当告知其向救助管理机构求助。对其中的残疾人、未成年人、老年人和行动不便的其他人员，应当引导、护送到救助管理机构；对突发急病人员，应当立即通知急救机构进行救治。

### （二）刑事法律制度

《刑法》第二百六十条之一规定，对未成年人、老年人、患病的人、残疾人等负有监护、看护职责的人虐待被监护、看护的人，情节恶劣的，处三年以下有期徒刑或者拘役。《刑法》第二百六十一条规定，对于年老、年幼、患病或者其他没有独立生活能力的人，负有扶养义务而拒绝扶养，情节恶劣的，处五年以下有期徒刑、拘役或者管制。《刑法》第十七条之一规定：已满七十五周岁的人故意犯罪的，可以从轻或者减轻处罚；过失犯罪的，应当从轻或者减轻处罚。《刑法》的这些规定为老年人权益保护提供了切实的法律保障。

### （三）民事法律制度

《民法典》第二十六条第二款规定，成年子女对父母负有赡养、扶助和保护的义务。该法第一百二十八条规定，法律对未成年人、老年人、残疾人、妇女、消费者等的民事权利保护有特别规定的，依照其规定。该法第一千零四十一条规定，保护妇女、未成年人、老年人、残疾人的合法权益。该法第一千零六十七条第二款规定，成年子女不履行赡养义务的，缺乏劳动能力或者生活困难的父母，有要求成年子女给付赡养费的权利。《民法典》通过设置成年监护制度，明确老年被监护人的监护人范围与顺序以及该监护人的权利义务，强调最有利于被监护人原则与尊重被监护人的真实意愿，充分保障老年人权益。例如,《民法典》第三十五条规定,成年人的监护人履行监护职责,应当最大程度地尊重被监护人的真实意愿,保障并协助被监护人实施与其智力、精神健康状况相适应的民事法律行为。对被监护人有能力独立处理的事务,监护人不得干涉。《民法典》增设居住权制度是对各民事主体尤其是老年人"住有所居"社会现实需求的法律反馈,增加住宅居住的物权性保障方式。《民法典》第一千一百五十八条规定:"自然人可以与继承人以外的组织或者个人签订遗赠扶养协议。按照协议,该组织或者个人承担该自然人生养死葬的义务,享有受遗赠的权利。"根据遗赠扶养协议签订主体的不同,遗赠扶养协议可以分为两类:自然人与继承人以外的组织以及自然人与继承人以外的个人。无论是组织还是个人,继承编规定均扩大了范围,不再局限于集体所有制组织与扶养人。扩大遗赠扶养协议主体范围,有利于调动社会养老机构等的积极性,满足养老形式的多样化需求,推进我国养老事业的发展,保障老年被继承人的生存质量与人格尊严。

## 第三节　养老机构管理法律规定

养老服务供给不断优化增长,居家社区养老服务快速发展,机构养老床位持续增加,医养结合更加紧密。据初步统计,截至 2020 年 12 月底,全国共有养老机构 3.8 万个,同比增长 10.4%;各类养老床位 823.8 万张,同比增长 7.3%。[①]养老机构监管政策的基本走向与整个社会的宏观背景有关,会受到国家与社会的关系、福利供给模式、政府职能等一系列因素的影响。我国养老机构监管政策经历了全面管控—社会化开放—制度规范—标准化建设四个主要发展阶段。养老机构监管政策已经成为我国养老服务体系建设的重要组成部分。

### 一、《养老机构管理法》的制定背景

1998 年以后,政府加大了对社会力量兴办福利机构的政策引导和资金扶持。这一时期养老机构打破了原有的政府包办,从公办机构部分收养自费老人(自费代养),到鼓励社会力量兴办养老机构,政府对养老机构的管理不断走向开放,与此同时,民办养老机构的数量持续增长。随着宏观政策的变化,养老机构的性质和功能发生了重要变化,养老机构不再是单纯的供养救济单位,而是社会化福利部门。2001 年,民政部批准发布《老年人社会福利机构基本规范》行业标准,对养老机构的管理提出了具体的要求。2002 年,民政部专门制定了养老护理员国家职业标准。2005 年,民政部出台的《关于支持社会力量兴办社会福利机构的意见》,进一步明确了民办养老机构的优待政策,再次强调要做好"社会力量投资兴办的福利性、非营利性的老年服务机构相关免税规定的落实工作"。2006 年,全国老龄委办公室、民政部等部门联合下发了《关

---

① 《民政部:全国各类机构和社区养老床位约 823.8 万张》,载中国经济网 http://www.ce.cn/xwzx/gnsz/gdxw/202102/24/t20210224_36335388.shtml,访问时间 2021 年 3 月 30 日。

于加快发展养老服务业的意见》，提出积极支持以公建民营、民办公助、政府补贴、购买服务等多种方式兴办养老服务业。随后财政部、国家税务总局又发出《关于对老年服务机构有关税收政策问题的通知》，更加细致地规定：对包括个人等社会力量投资兴办的福利性、非营利性老年服务机构（主要包括老年社会福利院、敬老院、养老院、老年服务中心、老年公寓、老年护理院、康复中心、托老所等），暂免征收企业所得税以及老年服务机构自用房产、土地、车船的房产税、城镇土地使用税、车船使用税；对企业单位、社会团体和个人等社会力量向老年服务机构的捐赠在缴纳企业所得税和个人所得税前准予全额扣除。2012 年，民政部发布了《关于鼓励和引导民间资本进入养老服务领域的实施意见》，提出鼓励民间资本举办养老机构或服务设施，参与提供基本养老服务，落实民间资本参与养老服务优惠政策，加强对民间资本进入养老服务领域的指导规范。2013 年，民政部制定出台了《养老机构设立许可办法》和《养老机构管理办法》，这两部重要部门规章施行的标志着我国养老机构监管政策开始走向成熟。2014 年民政部发布《关于加强养老服务标准化工作的指导意见》。与这些标准化建设政策相关联，在此期间，民政部及相关部门先后颁布实施了《老年养护院建设标准》《老年人社区日间照料中心建设标准》《养老护理员国家职业技能标准》《养老机构安全管理》《养老机构基本规范》《光荣院服务规范》《老年人能力评估》等一系列国家标准和行业标准。当前，我国提出建立"以居家为基础、社区为依托、机构为补充，医养相结合的养老服务体系"，这是我国新时期应对人口老龄化带来养老服务压力的重要手段。

## 二、《养老机构管理办法》的主要内容

2020 年 9 月 1 日，民政部发布了《养老机构管理办法》（以下简称《办法》），并于 2020 年 11 月 1 日正式开始施行，着重全面提升并规范养老机构的服务与管理。该《办法》共七章，总共四十九条，具体包括：总则、备案办理、服务规范、运营管理、监督检查、法律责任和附则。所谓养老机构，是指依法办理登记，为老年人提供全日集中住宿和照料护理服务，床位数在 10 张以上的机构。目前，已对养老机构实行备案管理，并对备案管理的具体内容做了明确的规定。该《办法》具体内容如下：

### （一）总　则

县级以上人民政府民政部门负责养老机构的指导、监督和管理。其他有关部门依照职责分工对养老机构实施监督。养老机构应当按照建筑、消防、食品安全、医疗卫生、特种设备等法律、法规和强制性标准开展服务活动，并依法保障收住老年人的人身权、财产权等合法权益。政府投资兴办的养老机构，可以采取委托管理、租赁经营等方式，交由社会力量运营管理，在满足特困人员集中供养需求的前提下，优先保障经济困难的孤寡、失能、高龄、计划生育特殊家庭等老年人的服务需求。政府鼓励、支持企业事业单位、社会组织或者个人兴办、运营养老机构，鼓励自然人、法人或者其他组织依法为养老机构提供捐赠和志愿服务，鼓励养老机构加入养老服务行业组织，加强行业自律和诚信建设，促进行业规范有序发展。

## （二）备案办理

设立营利性养老机构和非营利性养老机构，应当在市场监督管理部门办理相应的登记，登记后即可开展服务活动。营利性养老机构办理备案，应当在收住老年人后 10 个工作日以内向服务场所所在地的县级人民政府民政部门提出。非营利性养老机构办理备案，应当在收住老年人后 10 个工作日以内向登记管理机关同级的人民政府民政部门提出。养老机构办理备案，应当向民政部门提交备案申请书、养老机构登记证书、符合本办法第四条要求的承诺书等材料，并对真实性负责。备案申请书应当包括下列内容：（1）养老机构基本情况，包括名称、住所、法定代表人或者主要负责人信息等。（2）服务场所权属。（3）养老床位数量。（4）服务设施面积。（5）联系人和联系方式。民政部门应当加强信息化建设，逐步实现网上备案。收到养老机构备案材料后，对材料齐全的，应当出具备案回执；材料不齐全的，应当指导养老机构补正。已经备案的养老机构变更名称、法定代表人或者主要负责人等登记事项，或者变更服务场所权属、养老床位数量、服务设施面积等事项的，应当及时向原备案民政部门办理变更备案。民政部门应当通过政府网站、政务新媒体、办事大厅公示栏、服务窗口等途径向社会公开备案事项及流程、材料清单等信息。同时，依托全国一体化在线政务服务平台，推进登记管理机关、备案机关信息系统互联互通、数据共享。

## （三）服务规范

养老机构应当建立入院评估制度，对老年人的身心状况进行评估，并根据评估结果确定照料护理等级，并根据老年人身心状况发生变化情况，应当重新进行评估照料护理等级。确定或者变更老年人照料护理等级，应当经老年人或者其代理人同意。

养老机构应当与老年人或者其代理人签订服务协议，明确当事人的权利和义务。服务协议一般包括下列条款：（1）养老机构的名称、住所、法定代表人或者主要负责人、联系方式。（2）老年人或者其代理人和紧急联系人的姓名、住址、身份证明、联系方式。（3）照料护理等级和服务内容、服务方式。（4）收费标准和费用支付方式。（5）服务期限和场所。（6）协议变更、解除与终止的条件。（7）暂停或者终止服务时老年人安置方式。（8）违约责任和争议解决方式。（9）当事人协商一致的其他内容。

养老机构按照服务协议为老年人提供生活照料、康复护理、精神慰藉、文化娱乐等服务；为老年人提供饮食、起居、清洁、卫生等生活照料服务；提供符合老年人住宿条件的居住用房，并配备适合老年人安全保护要求的设施、设备及用具，定期对老年人的活动场所和物品进行消毒和清洗；提供的饮食应当符合食品安全要求、适宜老年人食用、有利于老年人营养平衡、符合民族风俗习惯。

养老机构应当为老年人建立健康档案，开展日常保健知识宣传，做好疾病预防工作，在老年人突发危重疾病时，应当及时转送医疗机构救治并通知其紧急联系人。可以通过设立医疗机构或者采取与周边医疗机构合作的方式，为老年人提供医疗服务。

养老机构发现老年人为传染病病人或者疑似传染病病人的，应当及时向附近的疾病预防控制机构或者医疗机构报告，配合实施卫生处理、隔离等预防控制措施。为疑似精神障碍患者的，应当依照精神卫生相关法律法规的规定处理。根据需要为老年人提供情绪疏导、心理咨询、危机干预等精神慰藉服务。开展适合老年人的文化、教育、体育、娱乐活动，丰富老年人的精神文化生活，且提供必要的安全防护措施。

养老机构应当为老年人家庭成员看望或者问候老年人提供便利，为老年人联系家庭成员提供帮助。鼓励养老机构运营社区养老服务设施，或者上门为居家老年人提供助餐、助浴、助洁等服务。

### （四）运营管理

养老机构应当按照国家有关规定建立健全安全、消防、食品、卫生、财务、档案管理等规章制度，制定服务标准和工作流程，并予以公开。配备与服务和运营相适应的工作人员，并依法与其签订聘用合同或者劳动合同，定期开展职业道德教育和业务培训。从事医疗、康复、消防等服务的人员，应当具备相应的职业资格。加强对养老护理人员的职业技能培训，建立健全体现职业技能等级等因素的薪酬制度。

养老机构应当依照其登记类型、经营性质、运营方式、设施设备条件、管理水平、服务质量、照料护理等级等因素合理确定服务项目的收费标准，并遵守国家和地方政府价格管理有关规定。在醒目位置公示各类服务项目收费标准和收费依据，接受社会监督。

养老机构应当实行24小时值班，做好老年人安全保障工作。应在各出入口、接待大厅、值班室、楼道、食堂等公共场所安装视频监控设施，并妥善保管视频监控记录。养老机构内设食堂的，应当取得市场监督管理部门颁发的食品经营许可证，严格遵守相关法律、法规和食品安全标准，执行原料控制、餐具饮具清洗消毒、食品留样等制度，并依法开展食堂食品安全自查。从供餐单位订餐的，应当从取得食品生产经营许可的供餐单位订购，并按照要求对订购的食品进行查验。养老机构应当依法履行消防安全职责，健全消防安全管理制度，实行消防工作责任制，配置消防设施、器材并定期检测、维修，开展日常防火巡查、检查，定期组织灭火和应急疏散消防安全培训。其法定代表人或者主要负责人对本单位消防安全工作全面负责，属于消防安全重点单位的养老机构应当确定消防安全管理人，负责组织实施本单位消防安全管理工作，并报告当地消防救援机构。应当依法制定自然灾害、事故灾难、公共卫生事件、社会安全事件等突发事件应急预案，在场所内配备报警装置和必要的应急救援设备、设施，定期开展突发事件应急演练。

养老机构应当建立老年人信息档案，收集和妥善保管服务协议等相关资料。档案的保管期限不少于服务协议期满后五年。养老机构及其工作人员应当保护老年人的个人信息和隐私。

养老机构应当按照国家有关规定接受、使用捐赠、资助。鼓励养老机构为社会工作者、志愿者在机构内开展服务提供便利。鼓励养老机构投保责任保险，降低机构运营风险。因变更或者终止等原因暂停、终止服务的，应当在合理期限内提前书面通知老年人或者其代理人，并书面告知民政部门。老年人需要安置的，养老机构应当根据服务协议约定与老年人或者其代理人协商确定安置事宜。民政部门应当为养老机构妥善安置老年人提供帮助。终止服务后，应当依法清算并办理注销登记。

（五）监督检查

民政部门应当加强对养老机构服务和运营的监督检查，发现违反规定的，及时依法予以处理并向社会公布。在监督检查中发现养老机构存在应当由其他部门查处的违法违规行为的，及时通报有关部门处理。民政部门依法履行监督检查职责，可以采取以下措施：（1）向养老机构和个人了解情况。（2）进入涉嫌违法的养老机构进行现场检查。（3）查阅或者复制有关合同、票据、账簿及其他有关资料。（4）发现养老机构存在可能危及人身健康和生命财产安全风险的，责令限期改正，逾期不改正的，责令停业整顿。民政部门实施监督检查时，监督检查人员不得少于2人，应当出示执法证件。对民政部门依法进行的监督检查，养老机构应当配合，如实提供相关资料和信息，不得隐瞒、拒绝、阻碍。

对已经备案的养老机构，备案民政部门应当自备案之日起20个工作日以内进行现场检查，并核实备案信息；对未备案的养老机构，服务场所所在地的县级人民政府民政部门应当自发现其收住老年人之日起20个工作日以内进行现场检查，并督促及时备案。应当每年对养老机构服务安全和质量进行不少于一次的现场检查。

民政部门应当采取随机抽取检查对象、随机选派检查人员的方式对养老机构实施监督检查。抽查情况及查处结果应当及时向社会公布。应当结合养老机构的服务规模、信用记录、风险程度等情况，确定抽查比例和频次。对违法失信、风险高的养老机构，适当提高抽查比例和频次，依法依规实施严管和惩戒。加强对养老机构非法集资的防范、监测和预警工作，发现养老机构涉嫌非法集资的，按照有关规定及时移交相关部门。民政部门应当充分利用信息技术手段，加强对养老机构的监督检查，提高监管能力和水平。民政部门应当定期开展养老服务行业统计工作，养老机构应当及时准确报送相关信息。

养老机构应当听取老年人或者其代理人的意见和建议，发挥其对养老机构服务和运营的监督促进作用。畅通对养老机构的举报投诉渠道，依法及时处理有关举报投诉。民政部门发现个人或者组织未经登记以养老机构名义开展活动的，应当书面通报相关登记管理机关，并配合做好查处工作。

（六）法律责任

养老机构有下列行为之一的，由民政部门责令改正，给予警告；情节严重的，处以3万元以下的罚款：（1）未建立入院评估制度或者未按照规定开展评估活动的；（2）未与老年人或者其代理人签订服务协议，或者未按照协议约定提供服务的；（3）未按照有关强制性国家标准提供服务的；（4）工作人员的资格不符合规定的；（5）利用养老机构的房屋、场地、设施开展与养老服务宗旨无关的活动的；（6）未依照《养老机构管理办法》规定预防和处置突发事件的；（7）歧视、侮辱、虐待老年人以及其他侵害老年人人身和财产权益行为的；（8）向负责监督检查的民政部门隐瞒有关情况、提供虚假材料或者拒绝提供反映其活动情况真实材料的；（9）法律、法规、规章规定的其他违法行为。

养老机构及其工作人员违反本办法有关规定，构成违反治安管理行为的，依法给予治安管理处罚；构成犯罪的，依法追究刑事责任。民政部门及其工作人员在监督管理工作中滥用职权、玩忽职守、徇私舞弊的，对直接负责的主管人员和其他责任人员依法依规给予处分；构成犯罪的，依法追究刑事责任。

2020年《养老机构管理办法》的实施，是为了更好地满足人民群众对美好生活的向往，让亿万老人和家庭能够享受到更好的养老服务，也预示着我国养老服务行业即将进入黄金期，迎来更加迅猛的发展。

### 三、与养老机构管理有关的法律规范

2017年12月29日，《养老机构服务质量基本规范 GB/T 35796—2017》正式发布、实施。这一标准的颁行填补了养老机构服务质量国家标准空白，给出养老机构服务质量全国统一标准。《养老机构服务质量基本规范》全文共112条，除去规范性引用文件、术语和定义外，主要包括基本要求、服务项目与质量要求、管理要求、服务评价与改进等内容。《养老机构服务质量基本规范》正式颁行，为全国养老机构服务质量等级管理奠定基础。具体内容如下：服务项目包括出入院服务、生活照料服务、膳食服务、清洁卫生服务、洗涤服务、医疗护理服务、文化娱乐服务、心理（精神）支持服务、安宁服务等，对养老机构收住、照护老年人服务全过程给出基本规范指引。其中要求养老机构应建立入院评估制度、重视老年人心理健康状况、每年至少组织老年人体检1次。要求养老机构建立健全基本管理制度和服务制度、完善职能部门、配备专业人员等。要求养老机构建立健全内、外部评价制度，积极发现问题、及时整改。各省、市陆续出台修订有关养老机构管理法律制度。2014年5月30日，海南省公布《海南省养老机构管理条例》。2016年2月23日，上海市修订《上海市养老机构条例》。2020年12月1日，太原市修订《太原市养老机构条例》。

目前，根据《中华人民共和国国民经济和社会发展第十四个五年规划和2035年远景目标纲要》关于完善养老服务体系整体要求。一是要推动养老事业和养老产业协同发展，健全基本养老服务体系，大力发展普惠型养老服务，支持家庭承担养老功能，构建居家社区机构相协调、医养康养相结合的养老服务体系。二是要完善社区居家养老服务网络，推进公共设施适老化改造，推动专业机构服务向社区延伸，整合利用存量资源发展社区嵌入式养老。三是要强化对失能、部分失能特困老年人的兜底保障，积极发展农村互助幸福院等互助性养老。四是要深化公办养老机构改革，提升服务能力和水平，完善公建民营管理机制，支持培训疗养资源转型发展养老，加强对护理型民办养老机构的政策扶持，开展普惠养老城企联动专项行动。加强老年健康服务，深入推进医养康养结合。五是要加大养老护理型人才培养力度，扩大养老机构护理型床位供给，养老机构护理型床位占比提高到55%，更好满足高龄失能失智老年人护理服务需求。六是要逐步提升老年人福利水平，完善经济困难高龄失能老年人补贴制度和特殊困难失能留守老年人探访关爱制度。七是要健全养老服务综合监管制度。构建养老、孝老、敬老的社会环境，强化老年人权益保障。八是要综合考虑人均预期寿命提高、人口老龄化趋势加快、受教育年限增加、劳动力结构变化等因素，按照小步调整、弹性实施、分类推进、统筹兼顾等原则，逐步延迟法定退休年龄，促进人力资源充分利用。九是要发展银发经济，开发适老化技术和产品，培育智慧养老等新业态。

拓展链接

大国养老　　　　　　　　　　　　　　　《中国养老》节目

## 思考与练习

**一、选择题**

1. 《中华人民共和国老年人权益保障法》所称老年人是指（　　）周岁以上的公民。

    A. 五十　　　　　　B. 五十五　　　　　C. 六十　　　　　　D. 六十五

2. 老年人有从国家和社会获得物质帮助的权利，有享受（　　）的权利。

    A. 经济救助　　　　　　　　　　　B. 社会发展成果

    C. 公益事业　　　　　　　　　　　D. 精神支持

3. 保障老年人合法权益是（　　）的共同责任。

    A. 人民政府　　　　　　　　　　　B. 全社会

    C. 家庭成员　　　　　　　　　　　D. 社会福利机构

4. 老年人养老主要依靠（　　），家庭成员应当关心和照料老年人。

    A. 家庭　　　　　　B. 社会　　　　　　C. 国家　　　　　　D. 团体组织

5. 赡养人的配偶应当（　　）赡养人履行赡养义务。

    A. 履行　　　　　　B. 明确　　　　　　C. 协助　　　　　　D. 要求

6. 赡养人对患病的老年人（　　）提供医疗费用和护理。

    A. 可以　　　　　　B. 应当　　　　　　C. 适当　　　　　　D. 按时

7. 老年人自有的住房，赡养人有（　　）的义务。

    A. 维修　　　　　　B. 提供水电　　　　C. 提供暖气　　　　D. 帮助移迁新居

8. 赡养人有义务耕种老年人承包的田地，照管老年人的林木和牲畜等，收益归（　　）所有。

    A. 赡养人　　　　　　　　　　　　B. 老年人

    C. 赡养人和老年人共同　　　　　　D. 老年人和村委会

9. 赡养人不得要求老年人承担（　　）的劳动。

    A. 体力　　　　　　B. 脑力　　　　　　C. 力不能及　　　　D. 过重

10. 老年人的婚姻自由受法律保护。子女或者其他亲属（　　）老年人离婚、再婚及婚后的生活。

    A. 可以干涉　　　　　　　　　　　B. 不得干涉

    C. 可以适当干涉　　　　　　　　　D. 适当建议

11. 国家建立（　　　），保障老年人的基本生活。

  A. 养老保险制度　　　　　　　　B. 社会基金

  C. 社会保障制度　　　　　　　　D. 医疗保险制度

12. 国家建立多种形式的（　　　），保障老年人的基本医疗需要。

  A. 养老保险制度　　　　　　　　B. 社会基金

  C. 社会保障制度　　　　　　　　D. 医疗保险制度

13. 医疗机构应当为老年人就医提供方便，对（　　　）周岁以上的老年人就医，予以优先。

  A. 五十　　　　　B. 六十　　　　　C. 七十　　　　　D. 八十

14. 城市的老年人，无劳动能力、无生活来源、无赡养人和扶养人的，或者其赡养人和扶养人确无赡养能力或者扶养能力的，由（　　　）给予救济。

  A. 所在单位或部门　　　　　　　B. 当地人民政府

  C. 社会慈善机构　　　　　　　　D. 社会保险机构

15. 老年人患病，本人和赡养人确实无力支付医疗费用的，当地人民政府根据情况（　　　）给予适当帮助，并可以提倡社会救助。

  A. 可以　　　　　B. 应当　　　　　C. 适当　　　　　D. 必须

16. 老年人依法享有的养老金和其他待遇应当得到保障。有关组织必须（　　　）支付养老金，不得无故拖欠，不得挪用。

  A. 按时　　　　　B. 足额　　　　　C. 按时足额　　　　　D. 按月足额

17. 老年人参加劳动的（　　　）受法律保护。

  A. 合法收入　　　B. 全部收入　　　C. 大部分收入　　　D. 部分收入

18. 人民法院对老年人追索赡养费或者扶养费的申请，可以依法裁定（　　　）。

  A. 财产保全　　　B. 先予执行　　　C. 强制执行　　　D. 立即执行

19. 退休老年人的基本养老保险待遇和患大病的医疗费用，由（　　　）按规定予以支付。

  A. 人民政府　　　B. 民政部门　　　C. 社会保险部门　　　D. 老龄协会

20. 各级医疗卫生部门应当为老年人就医提供方便，实行老年人（　　　）的制度，并开展老年病防治的医学科学研究。

  A. 就医方便　　　B. 就医及时　　　C. 就医保障　　　D. 就医优先

## 二、简答题

1. 《老年人权益保障法》的立法宗旨是什么？

2. 《老年人权益保障法》中规定老年人依法享有哪些权利？

3. 老年人去世后名誉权仍受保护吗？

4. 什么是老年人的居住权？

5. 《老年人权益保障法》中明确禁止哪些对待老年人的行为？

6. 什么是人口老龄化？什么是老龄化社会？

7. 我国人口老龄化的特点是什么？

8. 怎样理解"积极应对人口老龄化是国家的一项长期战略任务"？

9. 什么是社会养老服务体系？

10. 我国要建立和完善什么样的社会养老服务体系？

11. 什么是老龄事业？国家对老龄事业发展是如何规划的？

12. 各级人民政府老龄工作部门对保障老年人权益工作的职责有哪些？

13. 国家机关在保障老年人合法权益中主要担负什么责任？

14. 社会团体在保障老年人合法权益中主要担负什么责任？

15. 企业事业单位在保障老年人合法权益中主要担负什么责任？

16. 基层群众性自治组织在保障老年人合法权益中主要担负什么责任？

17. 家庭及公民个人在保障老年人合法权益中主要担负什么责任？

# 第十五章

# 中医药产业政策及法律制度

## 学习目标

识记我国主要的中医药产业政策和中医药立法规范。

理解我国中医药产业政策和中医药法律制度的概念、关系、分布、构成、特点、沿革、规律。

运用我国主要的中医药产业政策、中医发展促进法律规定、中药保护发展法律规定分析中央和地方有关中医药产业政策和中医药立法规范，具体从立法、行政、司法、守法等维度将理论知识用于分析解决实际问题。

## 课程思政元素

通过对中医药产业政策及法律制度的学习，使广大学生深刻理解中医药政策和中医药立法在中医药（民族医药）产业发展与卫生法治建设中的重要地位、积极作用、独有价值，积极体会中医药事业政策、中医药产业政策在"健康中国"中的战略意义和促进功能，多维思考"五位一体"视域背景下中医药政策与中医药立法的必要性、重要性、进步性、紧迫性、有益性，聚焦"以人民为中心的发展思想"，领悟"救死扶伤、治病救人"的崇高医德。

**案例 15-1**

基本案情：

某高校学生的一次研讨会上，有关同学分别提出对中医药政策与中医药法治的观点。甲同学："中医药政策、中医药产业政策、中医药事业政策都是一回事。"乙同学："中医药立法在我国就是《中华人民共和国中医药法》。"丙同学："中医药产业政策主要聚焦经济发展指标。"丁同学："中医药政策侧重灵活性，中医药立法侧重强制性。"戊同学："中医药产业政策与中医药法律法规内容可以交叉。"

问题：请根据本章所学内容，分析诸位同学所提观点正确与否。

**案例 15-2**

基本案情：

张某与李某系夫妻关系。2019 年 11 月 25 日，李某在某医院建档产检且一直在某医院处产检。2020 年 6 月 21 日 1:25，患者因不规律腹痛急诊收入院，拟阴道分娩。后检测李某胎心突然下降，医院告知剖宫产终止妊娠，当日 7:26 取出一男性胎儿，交给儿科医师抢救至 9:42，胎儿仍无呼吸、无心跳，某医院停止抢救。北京市尸检中心针对李某之子出具了尸体解剖报告书，结论：胎儿因宫内窘迫导致呼吸循环衰竭而胎死宫内。张某、李某对于尸检报告中认定胎儿是胎死宫内存疑；某医院认可尸检报告的结论。张某、李某的诉求是某医院赔偿医疗费、护理费、误工费、死亡赔偿金以及精神损害抚慰金等。

问题：请根据本章所学内容，分析本案处理的依据是医药政策还是法律规范。

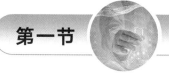

# 第一节　概　述

中医药产业政策主要是指我国有关中医药栽种、生产、加工、制作、仓储、物流、销售及使用等中医药产业发展促进密切相关的规定、决定、办法、指示、意见、通知、批复、函等规范性行政文件。中医药法律制度是指我国有关汉族和少数民族医药的法律规范总称，涉及中医药的立法、行政、司法、守法和普法等法治领域，涵盖宪法、法律、行政法规、部门规章、地方性法规、地方政府规章、自治条例、单行条例、司法解释等渊源形式，系卫生法治制度的重要组成部分。

## 一、中医药产业政策及法律制度的关系

中医药产业政策与中医药法律制度既有联系，又有区别。就联系而言，其一是中医药产业政策与中医药法律制度都构成我国中医药规范体系。其二是中医药产业政策与中医药法律制度都具有确定力、公定力、约束力。其三是中医药产业政策与中医药法律制度都常以立法文件或规范性行政文件的方式予以体现。就区别而言，其一是中医药产业政策与中医药法律制度侧重内容不同，中医药产业政策主要以产业为中心，

而中医药法律制度主要以立法为中心。其二是中医药产业政策与中医药法律制度渊源形式不同，中医药产业政策主要以规范性行政文件为载体，而中医药法律制度主要以立法文件为载体。其三是中医药产业政策与中医药法律制度维度效力不同，中医药产业政策主要以宏观维度为主，具有"宜粗不宜细"的特点，而中医药法律制度主要以微观维度为中心，具有"宜细不宜粗"的特点。

## 二、中医药产业政策及法律制度的规范

党和国家高度重视中医药产业政策及法律制度的建立健全工作，经过数年发展，我国已形成体系完整、科学合理、内容充实、覆盖广泛、行之有效的中医药产业政策及法律制度。经初步统计，我国目前有关中医药产业政策及法律制度的规范 6 000 多件。其中，中央法规 1 602 件，香港法规 4 件，澳门法规 9 件，台湾法规 8 件，其他地方法规 4 478 件，立法资料 34 件，立法计划 1 件，中外条约 3 件，法律动态 74 件，合同范本 1 件。[①]现以中央规范和地方规范为例，[②]具体呈现我国目前有关中医药产业政策及法律制度的规范的基本情况（见表 15-1 至表 15-10）。

表 15-1　我国有关中医药产业政策及法律制度的中央规范效力级别分布

| 序号 | 规范形式 | 数量 |
|---|---|---|
| 1 | 法律 | 1 |
| 2 | 行政法规 | 12 |
| 3 | 司法解释 | 2 |
| 4 | 部门规章 | 1 564 |
| 5 | 军事法规规章 | 3 |
| 6 | 党内法规 | 17 |
| 7 | 团体规定 | 2 |
| 8 | 行业规定 | 1 |
| | 合计 | 1 602 |

表 15-2　我国有关中医药产业政策及法律制度的中央规范发布部门分布

| 序号 | 发布部门 | 数量 |
|---|---|---|
| 1 | 全国人大常委会 | 1 |
| 2 | 国务院 | 5 |
| 3 | 最高人民法院 | 1 |
| 4 | 最高人民检察院 | 1 |
| 5 | 国务院各机构 | 565 |

①　该统计结果系编者于 2021 年 4 月 4 日以"中医药"为关键词在北大法宝检索统计而得，参见北大法宝. 中医药法律法规 https://www.pkulaw.com/law，访问时间 2021 年 4 月 4 日。
②　此处我国有关中医药产业政策及法律制度的地方规范统计以内地（大陆）为对象。我国的香港特别行政区、澳门特别行政区和台湾地区另行统计。

续表

| 序号 | 发布部门 | 数量 |
|------|----------|------|
| 6 | 中央军事委员会 | 49 |
| 7 | 党中央部门机构 | 2 |
| 8 | 其他机构 | 1 536 |
| 合计 | | 2 160[①] |

表 15-3　我国有关中医药产业政策及法律制度的中央规范时效分布

| 序号 | 时效情况 | 数量 |
|------|----------|------|
| 1 | 现行有效 | 1 535 |
| 2 | 失效 | 50 |
| 3 | 已被修改 | 13 |
| 4 | 尚未生效 | 1 |
| 5 | 部分失效 | 3 |
| 合计 | | 1 602 |

表 15-4　我国有关中医药产业政策及法律制度的中央规范类别分布

| 序号 | 类别内容 | 数量 |
|------|----------|------|
| 1 | 卫生 | 1 332 |
| 2 | 机关工作 | 91 |
| 3 | 教育 | 78 |
| 4 | 疫情防控 | 58 |
| 5 | 突发事件 | 40 |
| 6 | 人事 | 29 |
| 7 | 科技 | 28 |
| 8 | 其他 | 154 |
| 合计 | | 1 810[②] |

---

① 该统计结果是以我国目前有关中医药产业政策及法律制度的中央规范发布部门为标准进行统计，中央规范中不乏两部门及两部门以上的多部门联合发布的规范，故中央规范发布部门数量多于实际发布规范数量。

② 该统计结果是以我国目前有关中医药产业政策及法律制度的中央规范内容为标准进行统计的，因内容存在类别重叠，故规范类别数量多于实际发布规范数量。

表 15-5　我国有关中医药产业政策及法律制度的中央规范发布年份分布

| 发布年份 | 数　量 | 发布年份 | 数　量 |
|---|---|---|---|
| 2021 | 8 | 2020 | 80 |
| 2019 | 54 | 2018 | 62 |
| 2017 | 96 | 2016 | 74 |
| 2015 | 78 | 2014 | 66 |
| 2013 | 110 | 2012 | 157 |
| 2011 | 136 | 2010 | 86 |
| 2009 | 108 | 2008 | 50 |
| 2007 | 70 | 2006 | 65 |
| 2005 | 24 | 2004 | 27 |
| 2003 | 54 | 2002 | 41 |
| 2001 | 30 | 2000 | 15 |
| 1999 | 19 | 1998 | 9 |
| 1997 | 5 | 1996 | 11 |
| 1995 | 5 | 1994 | 4 |
| 1993 | 5 | 1992 | 13 |
| 1991 | 7 | 1990 | 13 |
| 1989 | 4 | 1988 | 2 |
| 1987 | 3 | 1986 | 1 |
| 1985 | 2 | 1984 | — |
| 1983 | 1 | 1982 | — |
| 1981 | — | 1980 | 1 |
| 1979 | 1 | | |
| 合　计 | | | 1 597[①] |

表 15-6　我国有关中医药产业政策及法律制度的地方规范效力级别分布

| 序号 | 规范形式 | 数量 |
|---|---|---|
| 1 | 地方性法规 | 27 |
| 2 | 地方政府规章 | 2 |
| 3 | 地方规范性文件 | 1 047 |
| 4 | 地方司法文件 | 1 |
| 5 | 地方工作文件 | 3 257 |
| 6 | 行政许可批复 | 144 |
| 合　计 | | 4 478 |

① 该统计结果显示仍有 5 件中医药产业政策及法律制度的中央规范发布年份存疑待考，且 1981 年、1982 年和 1984 年尚不明确是否发布和发布多少有关中医药产业政策及法律制度的中央规范。

表 15-7 我国有关中医药产业政策及法律制度的地方规范发布省（区、市）分布

| 发布省（区、市） | 数量 | 发布省（区、市） | 数量 |
|---|---|---|---|
| 北京市 | 44 | 天津市 | 38 |
| 河北省 | 417 | 山西省 | 58 |
| 内蒙古自治区 | 506 | 辽宁省 | 54 |
| 吉林省 | 172 | 黑龙江省 | 120 |
| 上海市 | 304 | 江苏省 | 297 |
| 浙江省 | 239 | 安徽省 | 90 |
| 福建省 | 269 | 江西省 | 109 |
| 山东省 | 236 | 河南省 | 36 |
| 湖南省 | 63 | 湖北省 | 58 |
| 广东省 | 298 | 广西壮族自治区 | 86 |
| 四川省 | 131 | 贵州省 | 59 |
| 云南省 | 39 | 陕西省 | 402 |
| 甘肃省 | 137 | 青海省 | 5 |
| 宁夏回族自治区 | 34 | 新疆维吾尔自治区 | 7 |
| 海南省 | 112 | 重庆市 | 59 |
| 西藏自治区 | — | | |
| 合计 | | | 4 478 |

表 15-8 我国有关中医药产业政策及法律制度的地方规范时效分布

| 序号 | 时效情况 | 数量 |
|---|---|---|
| 1 | 现行有效 | 4 437 |
| 2 | 失效 | 33 |
| 3 | 已被修改 | 5 |
| 4 | 尚未生效 | 3 |
| 合计 | | 4 478 |

表 15-9 我国有关中医药产业政策及法律制度的地方规范类别分布

| 序号 | 类别内容 | 数量 |
|---|---|---|
| 1 | 卫生 | 3 569 |
| 2 | 机关工作 | 312 |
| 3 | 教育 | 116 |
| 4 | 疫情防控 | 89 |
| 5 | 突发事件 | 82 |
| 6 | 人事 | 87 |
| 7 | 科技 | 71 |
| 8 | 其他 | 154 |
| 合计 | | 4 742[①] |

---

① 该统计结果是以我国目前有关中医药产业政策及法律制度的地方规范内容为标准进行统计的，因内容存在类别重叠，故规范类别数量多于实际发布规范数量。

表 15-10　我国有关中医药产业政策及法律制度的地方规范发布年份分布

| 发布年份 | 数量 | 发布年份 | 数量 |
|---|---|---|---|
| 2021 | 22 | 2020 | 294 |
| 2019 | 195 | 2018 | 359 |
| 2017 | 423 | 2016 | 434 |
| 2015 | 379 | 2014 | 372 |
| 2013 | 303 | 2012 | 355 |
| 2011 | 322 | 2010 | 255 |
| 2009 | 251 | 2008 | 182 |
| 2007 | 119 | 2006 | 71 |
| 2005 | 64 | 2004 | 15 |
| 2003 | 21 | 2002 | 5 |
| 2001 | 3 | 2000 | 2 |
| 1999 | — | 1998 | — |
| 1997 | — | 1996 | — |
| 1995 | — | 1994 | — |
| 1993 | — | 1992 | — |
| 1991 | — | 1990 | — |
| 1989 | — | 1988 | — |
| 1987 | 2 | 1986 | 1 |
| 1985 | — | 1984 | — |
| 1983 | — | 1982 | — |
| 1981 | — | 1980 | — |
| 1979 | — | | |
| 合计 | | 4 449[①] | |

**第二节　中医药产业政策规定**

一、中医药产业政策概况

迈入 21 世纪后，特别是党的十八大后，中医药产业政策进入全面发展时期。我国现行有效的中医药产业政策主要包括：《关于加快中医药特色发展的若干政策措施》

---

① 该统计结果显示仍有 29 件中医药产业政策及法律制度的地方规范发布年份存疑待考，且 1979 年至 1985 年、1988 年至 1999 年尚不明确是否发布和发布多少有关中医药产业政策及法律制度的地方规范。

《中共中央　国务院关于促进中医药传承创新发展的意见》《中医药发展战略规划纲要（2016—2030 年）》《中医药健康服务发展规划（2015—2020 年）》《关于扶持和促进中医药事业发展的若干意见》等政策规范，具体发布部门、发文字号、发布日期、实施日期、效力级别、规范类别等信息如表 15-11。

表 15-11　我国主要中医药产业政策基本信息

| 序号 | 政策名称 | 发布部门 | 发文字号 | 发布日期 | 实施日期 | 效力级别 | 规范类别 |
|---|---|---|---|---|---|---|---|
| 1 | 《关于加快中医药特色发展的若干政策措施》 | 国务院办公厅 | 国办发〔2021〕3 号 | 2021-01-22 | 2021-01-22 | 规范文件 | 中药管理 |
| 2 | 《中共中央　国务院关于促进中医药传承创新发展的意见》 | 中共中央、国务院 | — | 2019-10-20 | 2019-10-20 | 党内法规 | 中药管理 |
| 3 | 《中医药发展战略规划纲要（2016—2030 年）》 | 国务院 | 国发〔2016〕15 号 | 2016-02-22 | 2016-02-22 | 规范文件 | 中药管理 |
| 4 | 《中医药健康服务发展规划（2015—2020 年）》 | 国务院办公厅 | 国办发〔2015〕32 号 | 2015-04-24 | 2015-04-24 | 规范文件 | 中药管理 |
| 5 | 《国务院关于扶持和促进中医药事业发展的若干意见》 | 国务院 | 国发〔2009〕22 号 | 2009-04-21 | 2009-04-21 | 规范文件 | 中药管理 |

## 二、中医药产业政策举析

### （一）《关于加快中医药特色发展的若干政策措施》

该政策系我国目前最新的中医药产业政策，主要内容涉及中医药特色发展。该政策的制定背景是党的十八大以来，以习近平同志为核心的党中央把中医药工作摆在突出位置，中医药改革发展取得显著成绩。新冠肺炎疫情发生后，中医药工作者全面参与疫情防控救治，作出了重要贡献。但也要看到，中医药产业仍然一定程度存在高质量供给不够、人才总量不足、创新体系不完善、发展特色不突出等问题。该政策的指导思想是习近平新时代中国特色社会主义思想，党的十九大和十九届二中、三中、四中、五中全会精神。该政策的目标导向是遵循中医药发展规律，认真总结中医药防治新冠肺炎经验做法，破解存在的问题，更好地发挥中医药特色和比较优势，推动中医药和西医药相互补充、协调发展。该政策的主要措施是夯实中医药人才基础，提高中药产业发展活力，增强中医药发展动力，完善中西医结合制度，实施中医药发展重大工程，提高中医药发展效益，营造中医药发展良好环境。

### （二）《中共中央　国务院关于促进中医药传承创新发展的意见》

该政策系我国目前最主要的关于中医药产业政策的党内法规，主要内容涉及中医药传承创新发展。该政策的制定背景是党和政府高度重视中医药工作，特别是党的十八大以来，以习近平同志为核心的党中央把中医药工作摆在更加突出的位置，中医药改革发展取得显著成绩。同时也要看到，中西医并重方针仍需全面落实，遵循中医药规律的治理体系亟待健全，中医药发展基础和人才建设还比较薄弱，中药材质量良莠不齐，中医药传承不足、创新不够、作用发挥不充分，迫切需要深入实施中医药法，采取有效措施解决以上问题，切实把中医药这一祖先留给我们的宝贵财富继承好、发展好、利用好。该政策的指导思想是习近平新时代中国特色社会主义思想和党的十九大精神，习近平总书记关于中医药工作的重要论述。该政策的重大意义是传承创新发展中医药是新时代中国特色社会主义事业的重要内容，是中华民族伟大复兴的大事，对于坚持中西医并重、打造中医药和西医药相互补充协调发展的中国特色卫生健康发展模式，发挥中医药原创优势、推动我国生命科学实现创新突破，弘扬中华优秀传统文化、增强民族自信和文化自信，促进文明互鉴和民心相通、推动构建人类命运共同体具有重要意义。该政策的主要措施是健全中医药服务体系，发挥中医药在维护和促进人民健康中的独特作用，大力推动中药质量提升和产业高质量发展，加强中医药人才队伍建设，促进中医药传承与开放创新发展，改革完善中医药管理体制机制。

### （三）《中医药发展战略规划纲要（2016—2030 年）》

该政策系我国目前最主要关于中医药产业政策的规划纲要，主要内容涉及中医药发展战略规划。该政策的制定背景是中医药作为我国独特的卫生资源、潜力巨大的经济资源、具有原创优势的科技资源、优秀的文化资源和重要的生态资源，在经济社会发展中发挥着重要作用。随着我国新型工业化、信息化、城镇化、农业现代化深入发展，人口老龄化进程加快，健康服务业蓬勃发展，人民群众对中医药服务的需求越来越旺盛，迫切需要继承、发展、利用好中医药，充分发挥中医药在深化医药卫生体制改革中的作用，造福人类健康。该政策的指导思想是党的十八大和十八届二中、三中、四中、五中全会精神，习近平总书记系列重要讲话精神。该政策的目标导向是明确未来十五年我国中医药发展方向和工作重点，促进中医药事业健康发展。该政策的基本原则是坚持以人为本、服务惠民；坚持继承创新、突出特色；坚持深化改革、激发活力；坚持统筹兼顾、协调发展。该政策的重点任务是切实提高中医医疗服务能力，大力发展中医养生保健服务，扎实推进中医药继承，着力推进中医药创新，全面提升中药产业发展水平，大力弘扬中医药文化，积极推动中医药海外发展。该政策的保障措施是健全中医药法律体系，完善中医药标准体系，加大中医药政策扶持力度，加强中医药人才队伍建设，推进中医药信息化建设。该政策的组织措施是加强规划组织实施，健全中医药管理体制，营造良好社会氛围。

### （四）《中医药健康服务发展规划（2015—2020 年）》

该政策系我国目前最主要的关于中医药产业政策的健康服务发展规划，主要内容涉及中医药健康服务发展。该政策的指导思想是邓小平理论、"三个代表"重要思想、科学发展观，党的十八大和十八届二中、三中、四中全会精神。该政策的目标导向是按照党中央、国务院决策部署，在切实保障人民群众基本医疗卫生服务需求的基础上，全面深化改革，创新服务模式，鼓励多元投资，加快市场培育，充分释放中医药健康服务潜力和活力，充分激发并满足人民群众多层次多样化中医药健康服务需求，推动构建中国特色健康服务体系，提升中医药对国民经济和社会发展的贡献率。该政策的基本原则是以人为本，服务群众；政府引导，市场驱动；中医为体，弘扬特色；深化改革，创新发展。该政策的重点任务是大力发展中医养生保健服务，加快发展中医医疗服务，支持发展中医特色康复服务，积极发展中医药健康养老服务，培育发展中医药文化和健康旅游产业，积极促进中医药健康服务相关支撑产业发展，大力推进中医药服务贸易。该政策的完善措施是放宽市场准入，加强用地保障，加大投融资引导力度，完善财税价格政策。该政策的保障措施是加强组织实施，发挥行业组织作用，完善标准和监管，加快人才培养，营造良好氛围。

（五）《国务院关于扶持和促进中医药事业发展的若干意见》

该政策系我国目前最基本关于中医药产业政策的事业发展意见，主要内容涉及中医药事业发展的扶持和促进。该政策的制定背景是新中国成立特别是改革开放以来，党中央、国务院高度重视中医药工作，中医药事业取得了显著成就。但也要清醒地看到，当前中医药事业发展还面临不少问题，不能适应人民群众日益增长的健康需求。要坚持中西医并重的方针，充分发挥中医药作用。该政策的指导思想是邓小平理论、"三个代表"重要思想、科学发展观。该政策的目标导向是遵循中医药发展规律，保持和发扬中医药特色优势，推动继承与创新，丰富和发展中医药理论与实践，促进中医中药协调发展，为提高全民健康水平服务。该政策的基本原则是坚持中西医并重，把中医药与西医药摆在同等重要的位置。坚持继承与创新的辩证统一，既要保持特色优势又要积极利用现代科技。坚持中医与西医相互取长补短、发挥各自优势，促进中西医结合。坚持统筹兼顾，推进中医药医疗、保健、科研、教育、产业、文化全面发展。坚持发挥政府扶持作用，动员各方面力量共同促进中医药事业发展。该政策的主要措施是发展中医医疗和预防保健服务，推进中医药继承与创新，加强中医药人才队伍建设，提升中药产业发展水平，加快民族医药发展，繁荣发展中医药文化，推动中医药走向世界。该政策的保障措施是加强对中医药工作的组织领导，加大对中医药事业投入，医疗保障政策和基本药物政策要鼓励中医药服务的提供和使用，加强中医药法制建设和知识产权保护，加强中医药行业管理。

## 第三节　中医发展促进法律规定

一、中医发展促进法律规定概况

我国现行有效的中医立法主要包括：《中华人民共和国基本医疗卫生与健康促进法》《中华人民共和国中医药法》《中华人民共和国医师法》《医疗器械监督管理条例》《医疗保障基金使用监督管理条例》《医疗纠纷预防和处理条例》《医疗机构管理条例》

等立法规范，具体发布部门、发文字号、发布日期、实施日期、效力级别、规范类别等信息如表 15-12。

表 15-12　我国主要中医立法基本信息

| 序号 | 立法名称 | 发布部门 | 发文字号 | 发布日期 | 实施日期 | 效力级别 | 规范类别 |
|---|---|---|---|---|---|---|---|
| 1 | 《基本医疗卫生与健康促进法》 | 全国人大常委会 | 主席令第38号 | 2019-12-28 | 2020-06-01 | 法律 | 卫生综合 |
| 2 | 《中医药法》 | 全国人大常委会 | 主席令第59号 | 2016-12-25 | 2017-07-01 | 法律 | 中药管理 |
| 3 | 《医师法》 | 全国人大常委会 | 主席令第94号 | 2021-08-20 | 2022-03-01 | 法律 | 医务工作 |
| 4 | 《医疗器械监督管理条例》 | 国务院 | 国务院令第739号 | 2021-02-09 | 2021-06-01 | 行政法规 | 医疗器械 |
| 5 | 《医疗保障基金使用监督管理条例》 | 国务院 | 国务院令第735号 | 2021-01-15 | 2021-05-01 | 行政法规 | 基金医疗保健 |
| 6 | 《医疗纠纷预防和处理条例》 | 国务院 | 国务院令第701号 | 2018-07-31 | 2018-10-01 | 行政法规 | 医疗保健 |
| 7 | 《医疗机构管理条例》 | 国务院 | 国务院令第666号 | 2016-02-06 | 2016-02-06 | 行政法规 | 医疗保健 |

## 二、中医发展促进法律规定举析

### （一）通过立法明确规定中医发展促进的宗旨

例如《中华人民共和国宪法》第二十一条规定："国家发展医疗卫生事业，发展现代医药和我国传统医药，鼓励和支持农村集体经济组织、国家企业事业组织和街道组织举办各种医疗卫生设施，开展群众性的卫生活动，保护人民健康。"又如《中华人民共和国中医药法》第一条规定："为了继承和弘扬中医药，保障和促进中医药事业发展，保护人民健康，制定本法。"再如《贵州省中医药条例》第一条规定："为了促进中医药传承创新，保障和促进中医药事业发展，振兴中医药产业，弘扬中医药文化，保护人民健康，根据《中华人民共和国中医药法》等有关法律、法规的规定，结合本省实际，制定本条例。"

### （二）通过立法明确规定中医发展促进的事业

例如《中华人民共和国中医药法》第三条规定："中医药事业是我国医药卫生事业的重要组成部分。国家大力发展中医药事业，实行中西医并重的方针，建立符合中医药特点的管理制度，充分发挥中医药在我国医药卫生事业中的作用。"又如《中华人民共和国基本医疗卫生与健康促进法》第九条规定："国家大力发展中医药事业，坚持中西医并重、传承与创新相结合，发挥中医药在医疗卫生与健康事业中的独特作用。"再如《上海市中医药条例》第三条规定："发展中医药事业，推进中医药现代化、产业化，充分发挥中医药防病治病的独特优势和作用。"

### （三）通过立法明确规定中医发展促进的规律

例如《中华人民共和国中医药法》第三条规定："发展中医药事业应当遵循中医药发展规律，坚持继承和创新相结合，保持和发挥中医药特色和优势，运用现代科学技术，促进中医药理论和实践的发展。"又如《北京市中医药条例》第三条规定："遵循中医药发展规律，传承精华、守正创新，发挥中医药特色和优势；坚持中西医并重，支持中西医相互补充、协调发展，促进中西医结合；推动中医药央地合作、区域协同，促进中医药对外交流、开放发展。"再如《上海市中医药条例》第三条规定："本市遵循中医药发展规律，坚持传承精华与守正创新相结合。"

### （四）通过立法明确规定中医发展促进的主体

例如《中华人民共和国中医药法》第四条规定："县级以上人民政府应当将中医药事业纳入国民经济和社会发展规划，建立健全中医药管理体系，统筹推进中医药事业发展。"又如《中华人民共和国基本医疗卫生与健康促进法》第七条规定："国务院和地方各级人民政府领导医疗卫生与健康促进工作。"再如《北京市中医药条例》第四条规定："市、区人民政府应当加强对中医药工作的领导，建立健全符合中医药特点的管理制度，将发展中医药事业纳入国民经济和社会发展规划、计划，建立持续稳定的中医药发展多元投入机制，为中医药发展提供必要条件和保障。"

### （五）通过立法明确规定中医发展促进的措施

例如《中华人民共和国中医药法》第六条规定："国家加强中医药服务体系建设，合理规划和配置中医药服务资源，为公民获得中医药服务提供保障。国家支持社会力量投资中医药事业，支持组织和个人捐赠、资助中医药事业。"又如《中华人民共和国中医药法》第七条规定："国家发展中医药教育，建立适应中医药事业发展需要、规模适宜、结构合理、形式多样的中医药教育体系，培养中医药人才。"再如《中华人民共和国中医药法》第八条规定："国家支持中医药科学研究和技术开发，鼓励中医药科学技术创新，推广应用中医药科学技术成果，保护中医药知识产权，提高中医药科学技术水平。"

## 第四节　中药保护发展法律规定

### 一、中药保护发展法律规定概况

我国现行有效的中药立法主要包括：《中华人民共和国中医药法》《中华人民共和国药品管理法》《野生药材资源保护管理条例》《中药品种保护条例》等立法规范，具体发布部门、发文字号、发布日期、实施日期、效力级别、规范类别等信息如表15-13。

表 15-13　我国主要中药立法基本信息

| 序号 | 立法名称 | 发布部门 | 发文字号 | 发布日期 | 实施日期 | 效力级别 | 规范类别 |
|---|---|---|---|---|---|---|---|
| 1 | 《药品管理法》 | 全国人大常委会 | 主席令第31号 | 2019-08-26 | 2019-12-01 | 法律 | 药品管理 |
| 2 | 《中医药法》 | 全国人大常委会 | 主席令第59号 | 2016-12-25 | 2017-07-01 | 法律 | 中药管理 |
| 3 | 《中药品种保护条例》 | 国务院 | 国务院令第703号 | 2018-09-18 | 2018-09-18 | 行政法规 | 中药管理 |
| 4 | 《野生药材资源保护管理条例》 | 国务院 | — | 1987-10-30 | 1987-12-01 | 行政法规 | 野生药材资源 |

## 二、中药保护发展法律规定举析

### （一）通过立法明确规定中药保护发展的标准

例如《中华人民共和国中医药法》第二十一条规定："国家制定中药材种植养殖、采集、贮存和初加工的技术规范、标准。"又如《中华人民共和国药品管理法》第七条规定："从事药品研制、生产、经营、使用活动，应当遵守法律、法规、规章、标准和规范，保证全过程信息真实、准确、完整和可追溯。"再如《四川省中医药条例》第二十五条规定："中药材的种植养殖、采集、贮存、初加工、包装、仓储和运输应当符合相关技术规范和标准，保障中药材质量安全。"

### （二）通过立法明确规定中药保护发展的种养

例如《中华人民共和国中医药法》第二十二条规定："国家鼓励发展中药材规范化种植养殖，严格管理农药、肥料等农业投入品的使用，禁止在中药材种植过程中使用剧毒、高毒农药，支持中药材良种繁育，提高中药材质量。"又如《江苏省中医药条例》第二十八条规定："县级以上地方人民政府应当支持中药材种植养殖基地规范化、规模化建设，鼓励道地药材种植，推广中药材种植养殖技术、培育经营主体、推动农企联结、引导股份合作，提升中药材种植养殖产业化水平。"再如《湖北省中医药条例》第二十五条规定："县级以上人民政府应当结合实际制定本行政区域中药材种植养殖发展规划，支持市场主体建设中药材良种繁育基地、种植养殖基地和加工基地，鼓励中药生产企业向中药材产地延伸产业链，采用绿色、有机农产品标准种植养殖中药材，推进中药材种植养殖规范化、标准化。"

### （三）通过立法明确规定中药保护发展的监测

例如《中华人民共和国中医药法》第二十四条规定："国务院药品监督管理部门应当组织并加强对中药材质量的监测，定期向社会公布监测结果。国务院有关部门应当协助做好中药材质量监测有关工作。"又如《安徽省中医药条例》第二十七条规定："省人民政府应当制定中药材保护和发展规划、中药产业发展规划并组织实施，开展中药资源动态监测和定期普查，支持皖产中药材规范化、规模化、标准化、品牌化发展。"再如《陕西省中医药条例》第二十八条规定："省人民政府应当建立中药材资源、野生中药材物种分级保护制度，设立本省濒危野生药用动植物保护区，加强秦岭特有药用动植物和珍稀濒危野生药用动植物品种保护、繁育和研究，鼓励发展人工种植养殖，建立省级药用动植物种质资源库，加强中药材资源动态监测信息与技术服务体系建设。"

### （四）通过立法明确规定中药保护发展的技术

例如《中华人民共和国中医药法》第二十七条规定："国家保护中药饮片传统炮制技术和工艺，支持应用传统工艺炮制中药饮片，鼓励运用现代科学技术开展中药饮片炮制技术研究。"又如《江西省中医药条例》第二十七条规定："县级以上人民政府应当支持中药材产地初加工标准化、规模化、集约化发展。中药材的采集、储藏、初加工和中药饮片炮制等应当符合有关技术规范、标准和管理规定。省人民政府应当支持中药饮片生产基地建设。省人民政府药品监督管理部门应当完善中药材标准和中药饮片炮制规范。有关设区的市、县级人民政府应当保护、挖掘和提高樟树帮、建昌帮等传统炮制技术和工艺。"再如《河北省中医药条例》第二十四条规定："支持中药生产企业装备升级、技术集成和工艺创新，加速中药生产工艺、流程的标准化、现代化，构建中药质量控制体系。"

### （五）通过立法明确规定中药保护发展的批号

例如《中华人民共和国中医药法》第三十二条规定："医疗机构配制的中药制剂品种，应当依法取得制剂批准文号。但是，仅应用传统工艺配制的中药制剂品种，向医疗机构所在地省、自治区、直辖市人民政府药品监督管理部门备案后即可配制，不需要取得制剂批准文号。"又如《北京市中医药条例》第三十条规定："本市支持医疗机构配制和使用中药制剂。医疗机构配制的中药制剂品种，应当依法取得制剂批准文号。仅用传统工艺配制的中药制剂品种，向市药品监督管理部门备案后即可配制，不需要取得制剂批准文号。"再如《上海市中医药条例》第三十三条规定："本市支持医疗机构根据临床用药需要配制和使用中药制剂。医疗机构配制的中药制剂品种，应当依法取得制剂批准文号；仅应用传统工艺配制的中药制剂品种，按照规定向市药品监管部门备案后即可配制，不需要取得制剂批准文号。"

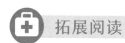 拓展阅读

《贵州省中医药条例》

## 思考与练习

（1）简述中医药产业政策与中医药法律制度的异同。

（2）简述我国中医药产业政策的基本沿革、内容联系、规律特点。

（3）简述中医药法与中医药条例的相互关系和内容衔接。

（4）简述《贵州省中医药条例》的基本构成内容和主要亮点特色。

# 第十六章

# 健康产业税收政策及法律制度

## 学习目标

记忆健康产业税收相关法律规定。

理解健康产业税收政策，包括增值税、企业所得税、房产税、土地税、车船使用税、耕地占用税相关的优惠政策。

## 课程思政元素

通过学习本章，引导学生树立依法纳税、诚信纳税的意识；通过了解和掌握各项税收优惠政策、减税降费政策，激发学生的爱国热情和社会责任感。

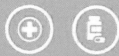

案例 16-1

### 许昌市中心医院税务筹划①

医院背景：

河南省许昌市中心医院（以下简称中心医院）成立于 1911 年，为河南省一家以骨科为主，兼具医疗、科研、教学、康复等业务为一体的三级甲等综合性医院，在 20 世纪 80 年代被誉为"全国三大骨科中心"之一。中心医院拥有 5 个诊疗中心，39 个临床科室，开放床位 1 300 多张，其中骨科床位约 1 000 张。2015 年中心医院门诊量超过 55 万人次，年手术近 5 万台。

中心医院自成立以来至 2016 年底，从未缴纳过企业所得税，每年根据税务部门要求，提交事业单位法人证书、税务登记证以及财务报表进行备案。如果医疗收入仍然作为免税收入，中心医院的应税收所得额则为负数，无需缴纳所得税。但税务部门从 2015 年底税务稽查开始，结合所得税新政，认为医疗收入不再享受所得税减免政策，应按照 25% 税率税收。根据中心医院收支情况，确需缴纳所得税。

由于主管部门领导的沟通协调，虽然目前实际并未缴纳所得税，但从长远考虑，税收筹划事宜已经刻不容缓。

阅读资料，思考以下三个问题：

（1）国家对非营利性医疗机构的税收是如何规定的？

（2）国家对健康产业税收还有哪些规定？

（3）该案例资料给了你什么启示？

党的十九大提出的"实施健康中国战略"，是以习近平同志为核心的党中央从长远发展和时代前沿出发，作出的一项重要战略安排。本章从健康产业税收出发，详细介绍了国家对健康产业在增值税、企业所得税、房产税、土地税、车船使用税、耕地占用税相关的优惠政策（见图 16-1）。

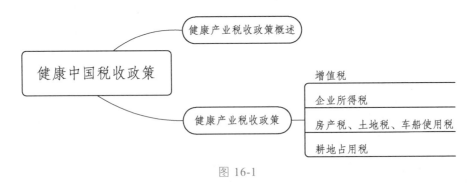

图 16-1

---

① 张宝玲：《非营利性医疗机构税务筹划研究——以许昌市中心医院为例》，载《财会通讯》2018 年第 35 期，第 114-119 页。

## 第一节　概　述

　　近年来，我国人口老龄化加剧，60岁以上人口已达 2.5 亿，养老保障需求迅速增长。在 2019 年 4 月由武汉市人民政府主办、湖北省楚商联合会承办的世界大健康博览会"大健康产业财税与支付论坛"上，泰康保险与毕马威中国联合发布的《2019 年中国大健康产业财税热点报告》建议，通过税收优惠政策进一步做大保险支付端，为大健康产业发展提供保障。泰康保险集团执行副总裁兼首席财务官周国端指出，大健康产业作为"健康中国"建设的重要组成部分，目前在财税政策扶持方面还存在政策效益进一步充分释放的空间。

　　近年来，在养老、医疗保障等领域，一系列减税降费和支持政策出台，减轻了居民养老负担，推动了健康产业发展。例如，2015 年民政部等十部委发布的《关于鼓励民间资本参与养老服务业发展的实施意见》，明确了对民办养老机构提供的育养服务免征营业税等税收优惠政策。2016 年 8 月发布的《"健康中国 2030"规划纲要》中提出，积极发展商业健康保险。落实税收等优惠政策，鼓励企业、个人参加商业健康保险及多种形式的补充保险。丰富健康保险产品，鼓励开发与健康管理服务相关的健康保险产品。促进商业保险公司与医疗、体检、护理等机构合作，发展健康管理组织等新型组织形式。2017 年 7 月 1 日，商业健康保险个人所得税试点政策推广到全国范围实施；2018 年 4 月，个人税收递延型商业养老保险试点的通知和相关配套政策落地，改变了此前个人储蓄性养老保险和商业养老保险没有税收优惠的状态。

　　然而，随着医疗医药行业两票制落地推行、营改增深化改革及金税三期逐渐发力，使得整个大健康产业的税务处理及税务风控风险成为医疗医药公司不可忽视的关键因素。

　　税收将是促进健康中国战略的高质量落地的一大助力，因此，围绕大健康产业发展规划，国家从增值税、企业所得税、房产税、土地使用税、耕地占用税等方面对大健康行业相关的税收出台了一系列优惠政策。

## 第二节　健康产业税收政策

　　一、增值税

　　（一）医疗机构提供的医疗服务增值税

　　2016 年 3 月 23 日发布的《财政部　国家税务总局关于全面推开营业税改征增值税试点的通知》（财税〔2016〕36 号）中"营业税改征增值税试点过渡政策的规定（附

件3）"免征增值税项目第七项"医疗机构提供的医疗服务"。

医疗机构是指依据国务院《医疗机构管理条例》（国务院令第149号）及卫生部《医疗机构管理条例实施细则》（卫生部令第35号）的规定，经登记取得《医疗机构执业许可证》的机构，以及军队、武警部队各级各类医疗机构。具体包括：各级各类医院、门诊部（所）、社区卫生服务中心（站）、急救中心（站）、城乡卫生院、护理院（所）、疗养院、临床检验中心，各级政府及有关部门举办的卫生防疫站（疾病控制中心）、各种专科疾病防治站（所），各级政府举办的妇幼保健所（站）、母婴保健机构、儿童保健机构，各级政府举办的血站（血液中心）等医疗机构。

本处的医疗服务是指医疗机构按照不高于地（市）级以上价格主管部门会同同级卫生主管部门及其他相关部门制定的医疗服务指导价格（包括政府指导价和按照规定由供需双方协商确定的价格等）为就医者提供《全国医疗服务价格项目规范》所列的各项服务，以及医疗机构向社会提供卫生防疫、卫生检疫的服务。

### （二）药品经营企业销售生物制品增值税

2012年5月28日发布的《国家税务总局关于药品经营企业销售生物制品有关增值税问题的公告》（国家税务总局公告2012年第20号）中关于药品经营企业销售生物制品有关增值税做了如下规定：

（1）属于增值税一般纳税人的药品经营企业销售生物制品，可以选择简易办法按照生物制品销售额和3%的征收率计算缴纳增值税，36个月内不得变更计税方法。

（2）药品经营企业是指取得（食品）药品监督管理部门颁发的《药品经营许可证》，获准从事生物制品经营的药品批发企业和药品零售企业。

### （三）非营利性医疗机构增值税

2000年7月10日发布的《财政部 国家税务总局关于医疗卫生机构有关税收政策的通知》（财税〔2000〕42号）文件中对非营利性医疗机构的税收政策做出了以下规定：

（1）对非营利性医疗机构按照国家规定的价格取得的医疗服务收入，免征各项税收。不按照国家规定价格取得的医疗服务收入不得享受这项政策。

（2）对非营利性医疗机构自产自用的制剂，免征增值税。

### （四）供应非临床用血增值税

2009年8月24日发布的《国家税务总局关于供应非临床用血增值税政策问题的批复》（国税函〔2009〕456号）中关于供应非临床用血增值税做出了以下规定：

（1）人体血液的增值税适用税率为17%。

（2）属于增值税一般纳税人的单采血浆站销售非临床用人体血液，可以按照简易办法依照6%征收率计算应纳税额，但不得对外开具增值税专用发票；也可以按照销项税额抵扣进项税额的办法依照增值税适用税率计算应纳税额。

（3）纳税人选择计算缴纳增值税的办法后，36个月内不得变更。

## 二、企业所得税

### （一）非营利组织所得税

2018 年 12 月 29 日发布实施的《中华人民共和国企业所得税法》第二十六条规定："企业的下列收入为免税收入"中第（四）条"符合条件的非营利组织的收入"。

2019 年 4 月 23 日发布的《中华人民共和国企业所得税法实施条例》第八十五条规定：《企业所得税法》第二十六条第（四）项所称符合条件的非营利组织的收入，不包括非营利组织从事营利性活动取得的收入，但国务院财政、税务主管部门另有规定的除外。

### （二）医疗卫生机构所得税

2000 年 7 月 10 日发布的《财政部　国家税务总局关于医疗卫生机构有关税收政策的通知》（财税〔2000〕42 号）关于非营利性医疗机构的税收政策是：对非营利性医疗机构从事非医疗服务取得的收入，如租赁收入、财产转让收入、培训收入、对外投资收入等应按规定征收各项税收。非营利性医疗机构将取得的非医疗服务收入，直接用于改善医疗卫生服务条件的部分，经税务部门审核批准可抵扣其应纳税所得额，就其余额征收企业所得税。

### （三）研究开发费用税前加计扣除政策

2018 年 6 月 25 日发布的《财政部　税务总局　科技部关于企业委托境外研究开发费用税前加计扣除有关政策问题的通知》（财税〔2018〕64 号）（下文简称《通知》）就企业委托境外进行研发活动发生的研究开发费用企业所得税前加计扣除有关政策问题通知如下：委托境外进行研发活动所发生的费用，按照费用实际发生额的 80% 计入委托方的委托境外研发费用。委托境外研发费用不超过境内符合条件的研发费用三分之二的部分，可以按规定在企业所得税前加计扣除。上述费用实际发生额应按照独立交易原则确定。委托方与受托方存在关联关系的，受托方应向委托方提供研发项目费用支出明细情况。

《通知》中不适用税前加计扣除政策行业的企业，是指以《通知》所列行业业务为主营业务，其研发费用发生当年的主营业务收入占企业按税法第六条规定计算的收入总额减除不征税收入和投资收益的余额 50%（不含）以上的企业。

2015 年 12 月 29 日发布的《国家税务总局关于企业研究开发费用税前加计扣除政策有关问题的公告》（国家税务总局公告 2015 年第 97 号）对研究开发人员范围、研发费用归集、委托研发等做出了相应的规定。

### （四）居民企业技术转让所得税

2019 年 4 月 23 日发布的《中华人民共和国企业所得税法实施条例》对符合条件的技术转让所得免征、减征企业所得税做出了规定。符合条件的技术转让所得免征、减征企业所得税，是指一个纳税年度内，居民企业技术转让所得不超过 500 万元的部分，免征企业所得税；超过 500 万元的部分，减半征收企业所得税。

2010 年 12 月 30 日发布的《财政部 国家税务总局关于居民企业技术转让有关企业所得税政策问题的通知》（财税〔2010〕111 号）中对符合条件的技术转让所得减免企业所得税做出了如下规定：

（1）技术转让的范围，包括居民企业转让专利技术、计算机软件著作权、集成电路布图设计权、植物新品种、生物医药新品种，以及财政部和国家税务总局确定的其他技术。其中，专利技术，是指法律授予独占权的发明、实用新型和非简单改变产品图案的外观设计。

（2）本通知所称技术转让是指居民企业转让其拥有符合本通知第一条规定技术的所有权或 5 年以上（含 5 年）全球独占许可使用权的行为。

（3）技术转让应签订技术转让合同。其中，境内的技术转让须经省级以上（含省级）科技部门认定登记，跨境的技术转让须经省级以上（含省级）商务部门认定登记，涉及财政经费支持产生技术的转让，需省级以上（含省级）科技部门审批。

居民企业技术出口应由有关部门按照商务部、科技部发布的《中国禁止出口限制出口技术目录》（商务部、科技部令 2008 年第 12 号）进行审查。居民企业取得禁止出口和限制出口技术转让所得，不享受技术转让减免企业所得税优惠政策。

（4）居民企业从直接或间接持有股权之和达到 100% 的关联方取得的技术转让所得，不享受技术转让减免企业所得税优惠政策。

### 三、房产税、土地使用税、车船使用税

2000 年 7 月 10 日发布的《财政部 国家税务总局关于医疗卫生机构有关税收政策的通知》（财税〔2000〕42 号）对非营利性医疗机构的房产税、土地使用税、车船使用税做了如下规定：

（1）"关于非营利性医疗机构的税收政策"中第（五）条：对非营利性医疗机构自用的房产、土地、车船，免征房产税、城镇土地使用税和车船使用税。

（2）"关于营利性医疗机构的税收政策"中第（一）条：对营利性医疗机构取得的收入，按规定征收各项税收。但为了支持营利性医疗机构的发展，对营利性医疗机构取得的收入，直接用于改善医疗卫生条件的，自其取得执业登记之日起，3 年内给予下列优惠：对其取得的医疗服务收入免征营业税；对其自产自用的制剂免征增值税；对营利性医疗机构自用的房产、土地、车船免征房产税、城镇土地使用税和车船使用税。3 年免税期满后恢复征税。

### 四、耕地占用税

2018 年 12 月 29 日发布的《中华人民共和国耕地占用税法》（财政部 国家税务总局令第 49 号）规定了养老院、医院占用耕地等的耕地占用税税收优惠政策。

### （一）养老院

免税的养老院，具体范围限于经批准设立的养老院内专门为老年人提供生活照顾的场所。

纳税人改变占地用途，不再属于免税或减税情形的，应当按照当地适用税额补缴耕地占用税。

（二）医　　院

免税的医院，具体范围限于县级以上人民政府卫生行政部门批准设立的医院内专门用于提供医护服务的场所及其配套设施。

医院内职工住房占用耕地的，按照当地适用税额缴纳耕地占用税。

 拓展阅读

养老机构税费优惠政策

服务纳税人（缴费人）共渡疫情难关税费优惠政策汇编

## 思考与练习

（1）国家对医疗机构提供的医疗服务的增值税是如何规定的？

（2）国家对药品经营企业销售生物制品增值税是如何规定的？

（3）国家对非营利组织所得税是如何规定的？

（4）关于养老院、医院占用耕地等耕地占用税有什么优惠政策？

# 第十七章

# 精神卫生健康产业政策及法律制度

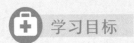 学习目标

掌握《中华人民共和国精神卫生法》的主要内容。
熟悉我国心理精神健康产业发展基本政策。
了解我国心理精神健康产业的发展前景。

课程思政元素

通过对精神卫生健康产业政策及法律制度的学习，让学生了解我国精神卫生工作现状，着重培养学生以人为本、关爱精神障碍患者身心健康的人文医学情怀；引导学生树立正确的人生价值追求，增进学生的公民人格，增强学生的法律素养，培养规则意识，增强专业自信，使其牢固树立以人为本的法理素养。

**案例 17-1**

案例简介：

2018 年发布的《中国城镇居民心理健康白皮书》显示，73.6%的中国城镇居民处于心理亚健康状态，存在不同程度心理问题的人占 16.1%。心理健康状态与躯体生理健康状态密切相关，慢病人群中有 50.1%的人存在不同程度的心理问题倾向。2019 年美国精神心理健康产业总规模 190 多亿美金，而同期中国 400 亿人民币不到。[①]中国精神心理疾病市场的发病率和造成的损失并不比美国市场低，但是中美在精神心理疾病的政策引导、基础研究、基础设施建设、诊断、治疗和康复护理等方面存在比较大的差距，尤其是在技术创新和投资方面。近年来频繁出现的各种行为失常恶性事件说明，中国处于精神心理健康管理的临界点。截至 2015 年年底，全国共有精神卫生服务机构 2 936 家，开设床位数 43.3 万张，比 2010 年（1 650 家机构、22.8 万张）有较大幅度增长。全国有精神科执业（助理）医师 27 733 人，精神科护士 57 591 人，心理治疗师 5 000 余人。有 90 余万人次获得心理咨询师职业资格证书。[②]

通过对美国精神心理健康领域的 1 000 家创业公司创业方向的梳理发现，对精神心理疾病的诊断、治疗和专业人员的匮乏，以及市场教育是这些创业公司要解决的问题。从风险投资参与的角度，投资人更愿意投资那些以诊疗服务为主，并能够结合人工智能、数字疗法的创新产品和商业模式。心理健康作为一门交叉学科，医生们更愿意用效果和数据来判断这些新技术创新路径的可靠性。相对于如火如荼的美国心理健康投资市场，中国资本市场对心理健康的行为显得格外冷清，在认知上容易把心理健康和心理咨询作为一个概念来对待。我们需要把被污名化的精神心理疾病和口语化的"神经病"区分开来并且消除歧视。截至 2020 年年初，美国的心理健康行业出现了 1 290家科技型创业公司，中国市场上冒出头角的同类公司有 400 多家。美国市场上超过 10亿美金估值的独角兽公司有 7 家，而中国市场同类公司走到 C 轮融资的只有 3 家。心理健康市场作为一个非常碎片化的市场，未来的并购将会很频繁。全球数字心理健康领域近五年来发展活跃，成立较早的企业中已经有一批公司商业模式走向成熟；同时，新兴初创公司、创新商业模式依然层出不穷；数字心理健康赛道在中国仍然是一片蓝海，创业公司整体数量参与不多，且企业大多在发展初期。截至 2020 年年底，根据不完全的数据统计，我国在心理健康领域的企业数量在 9.7 万左右，活跃企业在 4.5 万家左右，技术驱动类的公司只有 400 多家。绝大多数企业以心理咨询工作室而存在，取得医疗资质的机构也屈指可数。以技术创新为核心的产品和服务的形成，将是未来发展的重点。

案例评述：

心理精神健康问题对每一个人都有着广泛深入的影响。部分需要帮助的精神障碍患者没有得到很好的帮助，这是由于社会认识不足、高额支付费用和优质诊疗医疗服务匮乏等原因所造成。公众对于心理健康、精神卫生的认知和重视程度正在不断提升。

---

① 于翔宇、熊晓佳：《下一站全民精神心理健康？中美精神心理健康市场创新投资观察》，载搜狐网 https://www.sohu.com/a/487635420_133140，2021 年 10 月 13 日访问。

② 同上。

全社会保障精神障碍患者权利的法治意识正在觉醒。同时，国家在基础设施建设、医保政策方面开始向心理健康、精神卫生领域倾斜，我们有理由相信，中国的心理、精神卫生健康产业市场将会得到快速、良好的持续发展。

### 案例 17-2

案例简介：

澳大利亚昆士兰大学 8 日在医学杂志《柳叶刀》上发表的一项研究表明，新冠肺炎疫情导致世界各地的重度抑郁症和焦虑症激增。[1]这项研究首次评估了新冠疫情对重度抑郁症和焦虑症产生的全球影响。研究显示，2020 年全球重度抑郁症和焦虑症的病例分别增加了 28% 和 26%，受疫情打击最严重的国家患病率上升幅度最大。在新增重度抑郁症患者中，超过 3 500 万是女性，男性接近 1 800 万。该研究认为，在全球新冠肺炎疫情大流行的背景下，人们情绪波动较大，更容易处于焦虑、恐惧、忧虑过度等负面精神状态，从而引发抑郁情绪。其中，不断增长的新冠病例数和自由活动受限，与全球心理健康状况的恶化"显著相关"。世界卫生组织欧洲区域办事处 7 月曾表示，新冠疫情对民众的心理健康带来了"长期且深远"的影响，呼吁各国关注并采取应对措施。世界卫生组织表示，新冠肺炎疫情期间，影响人们心理健康的不仅有疫情和封锁等因素，也包括社会经济不平等带来的压力和学校关闭、工作暂停等。欧盟进行的一项调查显示，40 个国家或地区的近 6 万名受访者中，30% 的人报告说在疫情期间出现严重抑郁症状。欧盟委员会副主席马加里蒂斯·希纳斯说，新冠疫情加剧了本已存在的巨大心理健康挑战，这种挑战正变得愈加复杂和多样化。

案例评述：

新冠疫情影响范围广、持续时间长、程度较重。目前通过国家采取积极的应对和干预措施，以应对和减轻新冠大流行对民众心理健康的影响，目前，我国公众的生活、学习和工作已经基本恢复正常。国家越来越关注重视公众的心理健康问题，民众自身也越发重视自己的心理精神健康。精神卫生健康产业在新冠疫情形势下存在诸多挑战，但在国家陆续出台关于心理精神健康政策的有力支持下，该产业将迎来其发展的关键期和转折点。

### 案例 17-3

案例简介：

2006 年 10 月 21 日早上，邹某乘坐其二哥的车，去公墓祭扫去世一年多的父亲。途中，被几个自称是公安的陌生人胁迫，并带上手铐，强行送入广州白云心理医院（精神病院）接受非自愿治疗。邹某被强制住院时，趁上洗手间的机会借了电话向律师黄某求救，黄某律师立即持《授权委托书》（邹某出事之前签署的，授权黄某律师在邹某丧失自由的情况下代为行使特定的民事权利）前往白云医院，要求探视邹某，却遭到白云医院的拒绝，委托书也被精神病院擅自宣告无效。

而两年后的 2008 年，在法庭上，邹某还是选择黄某律师作为她的代理人。法庭上，

---

[1] 《全球约 10 亿人患有精神疾病 新冠疫情令抑郁症患者激增》，载中国产业经济信息网 http://www.cinic.org.cn/hy/yy/1175225.html，2021 年 11 月 20 日访问。

家人及医院对黄某的代理权不再发表任何异议。代理黄某律师表示，对三方被告只提出 1 万元精神损失赔偿，这只是象征性的索赔。打官司关键还是希望法律给予一个明确判决，终结邹某对强制收治的恐惧，"如果不打官司或官司输了，她的家人还是可能会随时将她送入精神病院，如果精神病强制收治不用合理的法律程序加以约束，我们所有的人都有可能受到这种伤害。" 2009 年 3 月 2 日上午，广州市白云区人民法院开庭审理此案，邹某请求法院判决被告三方赔偿其精神损失费 1 万元，并赔礼道歉，消除因强行送其进入精神病院给她造成的不良社会影响。作为第二被告的邹母、第三被告邹某的二哥都没有到庭，而是委托了代理律师出庭。

邹某的遭遇并非孤例。上海的陈某案、广州的何某案、西安的纪某案、昆明的段某案、南京的吴某案、北京的喻某案……其中有亿万富翁，有千万富翁，甚至还有精神病医生，他们被送进精神病院，有的仅仅是因为与家人或单位领导有矛盾。由于精神病学界对精神病本身的模糊认识与精神病强制收治的程序缺陷，有正常思维能力的人被以精神病理由强制住院，公民人身自由受到威胁。为了有效防止"被精神病"事件的发生，切实保障精神障碍患者的合法权益，我国于 2013 年 5 月 1 日正式施行《中华人民共和国精神卫生法》。

案例评述：

与邹某案类似的"被精神病"案例，有的因家庭矛盾和财产纠纷，被近亲属以绑架方式送往精神病院强制送诊。有的因追讨财产赔偿或与工作单位发生纠纷而被当地政府有关部门或工作单位当作精神障碍患者送诊至精神卫生医疗机构。这些案件的当事人大多在社会公益组织的支持和帮助下，重新获得了自由，并重返社会，重新开始了新生活。

### 案例 17-4

案例简介①：

2019 年 9 月 2 日，张某、张新某的亲属刘某某因病到精神卫生中心住院接受治疗，经精神卫生中心初步诊断，刘某某患双相情感障碍，目前为混合性发作，诊疗计划为 1 级护理。2019 年 9 月 3 日 15 时许，张某、张新某接到精神卫生中心电话告知刘某某在精神卫生中心病房自缢生命垂危并转入山东省千佛山医院继续抢救。2019 年 9 月 5 日 10 时 5 分患者刘某某经抢救无效死亡。张某、张新某认为精神卫生中心作为收治精神疾病的专业医院，里面住院的都是患有精神疾病的无自我约束能力、无民事行为能力或限制民事行为能力的特殊病人，诊治这类病人，精神卫生中心的管理、护理等就应该更加尽到全面谨慎注意义务。精神卫生中心未尽到谨慎管理护理病人的注意义务，故其对刘某某的自缢致死存在重大过错。精神卫生中心认为其没有医疗过错，精神卫生中心的医疗行为和患者自杀死亡没有因果关系，依法不应承担损害赔偿责任；张某、张新某

① 《张某等与某某省精神卫生中心医疗损害责任纠纷一审民事判决书》，载中国裁判文书网 https：//wenshu.court.gov.cn/website/wenshu/181107ANFZ0BXSK4/index.html？docId=6b4ab8e599834ad0a10fac9801021b1a，2021 年 10 月 20 日访问。

知晓风险并自愿承担且无证据证明精神卫生中心存在过错及因果关系，应自行承担不利后果；张某、张新某的诉讼请求不成立。因此，请求法院依法予以驳回其诉讼请求。法院查明：张某与刘某某系夫妻关系，二人育有一子张新某。刘某某父母已去世。刘某某于2019年9月2日上午8点40分，在其兄刘三的陪同下办理住院。住院手续办妥后，医师结合刘某某及其亲属的病情陈述、检测的结果作出"双相情感障碍，目前为混合型发作"的初步诊断，诊疗计划为1级护理。医师向刘某某的亲属告知了其目前病情及可能存在自杀、自伤的风险，要求刘某某家属在院陪护，刘某某亲属签署《住院期间患者陪护知情同意书》《医患沟通记录单》表示知晓风险但拒绝陪护建议，表示相关风险责任自负。2019年9月3日14:26分，精神卫生中心的医务人员发现刘某某在卫生间用毛巾自缢，进行初步抢救措施后于14:52分由"120"救护车转至山东省千佛山医院继续抢救。2019年9月5日10时5分，刘某某在山东省千佛山医院抢救无效死亡。

案例评述：

法院认为，精神病人在住院期间，医院除给予恰当的治疗外，还应当严格履行监护职责，同时医院还负有一种法律上的安全保障义务。刘某某到精神卫生中心处住院时，向其法定监护人履行了告知义务，告知刘某某在住院期间有可能出现不可预料的、难以防范的突发性自伤、自杀等意外事件，但是对于刘某某在卫生间自缢其医务人员是否尽到工作职责和合理的注意义务，精神卫生中心应当举证证明，不能因为精神卫生中心履行了告知义务就免除其责任；并且精神病人有别于其他精神正常的病人，医院更应尽到足够的看护义务。但考虑到自杀是精神病患者症状表现之一，且具有冲动性、突发性、隐蔽性的特点，精神卫生中心的过错行为并不直接导致刘某某的死亡，只是在客观上为其自缢提供了一个可利用的条件。依据《最高人民法院关于确定民事侵权精神损害赔偿责任若干问题的解释》第十一条："受害人对损害事实和损害后果的发生有过错的，可以根据其过错程度减轻或者免除侵权人的精神损害赔偿责任"，刘某某的亲属明知其住院存在自杀、自残等风险，并知晓了精神卫生中心的陪护要求，但其拒绝陪护并自愿承担相应的风险，依法也有一定的过错责任。综上理由，法院酌情相应减轻精神卫生中心的民事责任。该案系医疗损害赔偿责任纠纷，本案应适用过错责任原则。作为刘某某的近亲属，张某、张新某提起本案诉讼，符合法律规定。该争议焦点系赔偿比例及赔偿分项计算依据及方式。综合本案实际情况，法院最终酌定精神卫生中心承担10%的赔偿责任。

精神健康问题长期以来受到人们的忽视，多数人认为抑郁并不一定会导致抑郁症，焦虑也不是焦虑症，强迫并非强迫症。然而，精神"垃圾"若长期得不到及时清理，任其积累，精神健康便会亮起"红灯"。随着经济发展和社会转型，精神卫生工作涉及面越来越广，敏感度越来越高，精神心理问题与社会安全稳定、与公众幸福感受等问题交织叠加等特点日益凸显。据卫生行政部门的统计数据，截至2015年年底，我国重度精神者患者超过1 600万人，登记在册严重精神障碍患者达到429.7万人。自2009

年以来，国家及各省市均发布了不少精神卫生医疗政策，在政策红利下，中国精神病医疗行业市场规模将持续增长。[①]

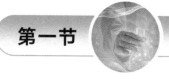

# 第一节　概　述

新中国成立以来，我国关于精神卫生的立法进程缓慢。进入 21 世纪后，随着人民生活物质水平的提升，国家对精神卫生的重视也逐渐提升，发布了一系列相关政策。2001 年 12 月 28 日，《上海市精神卫生条例》在上海市第十一届人大常委会第三十五次会议表决通过，并于 2002 年 4 月 7 日起施行，这是全国首部规范精神卫生问题的法规。我国地方各级人民政府对精神卫生的重视和关注，一定程度上推动了我国精神卫生立法工作的进行开展。2009 年 3 月，国务院发布了《关于深化医药卫生体制改革的意见》，提出对中医院（民族医院）、传染病院、精神病院、职业病防治院、妇产医院和儿童医院等在投入政策上予以倾斜。2010 年 2 月，卫生部、中央编办、国家发展改革委、财政部、人社部发布《关于公立医院改革试点的指导意见》，同样要求对精神病医院在投入政策上倾斜。2011 年 12 月，卫计委发布《关于专科医院设置审批管理有关规定的通知》，要求现有医疗资源不能满足该专科医疗服务需求，可设置专科医院。

2012 年 10 月 26 日，在经历长达 27 年的讨论之后，全国人民代表大会常务委员会发布《中华人民共和国精神卫生法》（以下简称《精神卫生法》），规范开展精神障碍诊断、治疗活动。精神卫生是影响经济社会发展的重大的公共卫生问题，是重要的民生问题，现阶段还是较为严重的社会问题，与人民群众的健康福祉息息相关，与经济社会发展紧密相连。但是目前中国精神卫生工作仍面临严峻挑战。对此，国家和各个省市均发布了精神卫生工作规划等相关政策。

2015 年 3 月 6 日，国务院办公厅发布的《全国医疗卫生服务体系规划纲要（2015—2020 年）》，提出"十三五"期间以专业精神卫生机构为主体、综合性医院精神科为辅助、基层医疗卫生机构和精神疾病社区康复机构为基础，建立健全精神卫生服务体系和网络。在省级区域及地市级区域应根据需要规划设置精神、康复等市办专科医院（含中医类专科医院）。大力开发护理、精神科等急需紧缺专门人才。专业精神卫生机构应当按照区域内人口数及承担的精神卫生防治任务配置公共卫生人员。

2015 年 6 月 4 日，多部委印发《全国精神卫生工作规划（2015—2020 年）》提出，到 2020 年，普遍形成政府组织领导、各部门齐抓共管、社会组织广泛参与、家庭和单位尽力尽责的精神卫生综合服务管理机制。健全完善与经济社会发展水平相适应的精神卫生预防、治疗、康复服务体系，基本满足人民群众的精神卫生服务需求。健全精神障碍患者救治救助保障制度，显著减少患者重大肇事肇祸案（事）件发生。积极营

---

[①] 《2019 年精神卫生市场规模达 650 亿 2018 年国家及各省市精神卫生医疗政策盘点》，载中商情报网 https://www.askci.com/news/chanye/20180117/171127116244.shtml，2021 年 3 月 30 日访问。

造理解、接纳、关爱精神障碍患者的社会氛围，提高全社会对精神卫生重要性的认识，促进公众心理健康，推动社会和谐发展。

2015 年 6 月 30 日，国家卫计委率先发布了《全国精神卫生工作规划（2015—2020 年）》，规划提出全国精神科执业（助理）医师数量增加到 4 万名，其中东部地区每 10 万人口不低于 3.8 名，中西部地区每 10 万人口不低于 2.8 名。同时要健全基层精神卫生防治人员、心理治疗师、社会工作师等精神卫生服务队伍。有效落实严重精神障碍救治管理任务，登记在册的严重精神障碍患者管理率和精神分裂症患者治疗率均达到 80% 以上，显著减少患者肇事肇祸案（事）件。精神障碍康复工作初具规模，70% 以上的县（市、区）设有精神障碍康复机构，50% 以上的居家患者接受康复服务。要努力提高常见精神障碍和心理行为问题防治能力，使公众对抑郁症等常见精神障碍的认识和主动就医意识普遍提高。

2016 年 11 月 18 日，住建部、国家发展改革委发布《精神专科医院建设标准》，规定了精神专科医院建设应达到的基本要求。精神专科医院的建设应考虑当地的人口分布及区域卫生规划、医疗机构设置规划。建设标准按照病床数量的多少，将精神专科医院划分为 199 床及以下、200 床 ~ 499 床、500 床及以上三种建设规模。

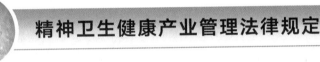

## 第二节　精神卫生健康产业管理法律规定

### 一、《精神卫生法》施行的意义

我国从 1985 年开始起草《精神卫生法》，至 2012 年颁布，2013 年实施，其间数易其稿。《精神卫生法》是发展精神卫生事业、规范精神卫生服务、维护精神障碍患者合法权益的重要法律。《精神卫生法》的颁布实施是我国精神卫生事业发展史上的一个重要里程碑，标志着精神卫生工作从此进入法治化管理时代。经历 27 年长跑，《精神卫生法》从 2013 年 5 月 1 日起实施，2018 年修正。这是我国第一部《精神卫生法》，填补了精神卫生领域的法律空白。作为我国精神卫生领域的国家大法，它确立"自愿住院原则"，被认为将终结"被精神病"事件发生，保障精神障碍患者的合法权益。更为重要的是，它的实施将有利于提高公众心理健康水平，普及精神卫生知识，唤醒公众对心理健康的关注。

### 二、《精神卫生法》的主要内容

《精神卫生法》共七章内容，共计八十五条。具体包括总则、心理健康促进和精神障碍预防、精神障碍的诊断和治疗、精神障碍的康复、保障措施、法律责任、附则七部分。

#### （一）精神障碍患者的权利

精神障碍患者究竟享有哪些权利？这一只是个被忽略的话题。为此，精神卫生立法的主要目的除了发展精神卫生事业，规范精神卫生服务，更重要的是维护精神障碍患者的合法权益。因此，《精神卫生法》明确精神障碍患者的人格尊严、人身安全等宪法规定的公民基本权利不受侵犯，其享有的受教育、劳动、医疗、隐私、从国家和社会获得物质帮助等合法权益受法律保护；全社会应当尊重、理解、关爱精神障碍患者，任何组织或者个人不得歧视、侮辱、虐待精神障碍患者，不得非法限制精神障碍患者的人身自由。

（二）精神卫生工作相关主体职责

国家积极发展精神卫生事业，为了精神卫生工作的有效开展，需要明确各相关主体的职责。为此，《精神卫生法》明确规定精神卫生工作实行政府组织领导、部门各负其责、家庭和单位尽力尽责、全社会共同参与的综合管理机制。县级以上人民政府领导精神卫生工作，乡镇人民政府和街道办事处根据本地区的实际情况，组织开展预防精神障碍发生、促进精神障碍患者康复等工作；国务院卫生行政部门主管全国的精神卫生工作；县级以上地方人民政府卫生行政部门主管本行政区域的精神卫生工作。县级以上人民政府司法行政、民政、公安、教育、人力资源社会保障等部门在各自职责范围内负责有关的精神卫生工作。同时，精神卫生法还明确了社会团体、基层群众性自治组织的职责，强调了监护人的职责，并鼓励社会力量参与精神卫生事业的建设。《精神卫生法》还专门明确了监狱、看守所、拘留所、强制隔离戒毒所的职责，强调应当关注服刑人员，被依法拘留、逮捕、强制隔离戒毒的人员等的心理健康状况，不仅需要开展精神卫生知识宣传，还应在必要的时候提供心理咨询和心理辅导。

（三）对心理健康促进和精神障碍预防制度的规定

1. 明确各方主体的权责

各级政府及有关部门、社会团体、村民委员会和居民委员会、用人单位、各级各类学校、医疗卫生机构、监狱等场所在开展精神卫生的宣传和健康教育方面都负有责任和义务。

2. 突发事件应急预案中须有心理援助内容

各级人民政府和县级以上人民政府有关部门在针对突发事件制定应急预案时，应当包括心理援助的内容，并根据突发事件的具体情况，组织开展心理援助工作。

3. 设定了心理咨询工作的基本规范

心理咨询与治疗有着本质区别，所以，心理咨询人员不得从事心理治疗或者精神障碍的诊断、治疗。如果发现接受咨询的人员可能患有精神障碍的，应当建议其到符合条件的医疗机构就诊。心理咨询时应注意保护接受咨询人员隐私。

4. 建立监测网络与工作信息共享机制

由国务院卫生行政部门建立精神卫生监测网络，制定精神卫生监测和严重精神障碍发病报告管理办法，组织开展相关监测和专题调查工作，并建立精神卫生工作信息共享机制，实现信息互联互通、交流共享。

### （四）精神障碍的诊断和治疗医疗机构的相关要求

#### 1. 精神障碍的诊断和治疗医疗机构的基本要求

《精神卫生法》对精神障碍的诊断和治疗医疗机构的条件，诊疗活动应遵循的原则，精神障碍诊断的依据进行了规定，同时授予国务院卫生行政部门对精神障碍分类、诊断标准和治疗规范的制定权。医疗机构在精神障碍的诊断和治疗过程中还应配备适宜的设施、设备，为住院患者创造安全适宜的环境。另外，《精神卫生法》对病历资料记录与保存，药物的使用，保护性医疗措施和特殊治疗措施的程序与适用情形做了明确规定。

#### 2. 医疗机构的告知义务

强调医疗机构负有告知义务，其对于患者本人及其监护人，不仅应告知精神障碍患者享有的权利，还应说明为患者所制定的周详治疗方案及有关治疗方法、目的以及可能产生的后果等。同时还明确医疗机构接到送诊的疑似精神障碍患者，不得拒绝为其作出诊断。

#### 3. 医疗机构的禁止行为

医疗机构不得强迫精神障碍患者从事生产劳动；除在急性发病期或者为了避免妨碍治疗可以暂时性限制外，不得限制患者的通讯和会见探访者等权利；不得因就诊者是精神障碍患者，推诿或者拒绝为其治疗属于本医疗机构诊疗范围的其他疾病；禁止利用约束、隔离等保护性医疗措施惩罚精神障碍患者；禁止对非自愿住院医疗治疗的精神障碍患者实施以治疗精神障碍为目的的外科手术；禁止对精神障碍患者实施与治疗其精神障碍无关的实验性临床医疗。

### （五）疑似精神疾病患者的送治权

送治权也就是谁有权把疑似患者送进精神病院。为了杜绝现实中的"被精神病"现象，精神卫生法对疑似精神障碍患者送治权的规定主要分为三种情况：第一，除个人自行到医疗机构进行精神障碍诊断外，疑似精神障碍患者的近亲属可以将其送往医疗机构进行精神障碍诊断。第二，对查找不到近亲属的流浪乞讨疑似精神障碍患者，由当地民政等有关部门按照职责分工，帮助送往医疗机构进行精神障碍诊断。第三，对于疑似精神障碍患者发生伤害自身、危害他人安全的行为，或者有伤害自身、危害他人安全的危险的，其近亲属、所在单位、当地公安机关应当立即采取措施予以制止，并将其送往医疗机构进行精神障碍诊断。

### （六）规范精神障碍患者住院医疗制度

#### 1. 明确精神障碍的住院治疗实行自愿原则

人身自由是宪法所规定的公民基本权利，在"被精神病"案件中强制精神障碍患者住院，侵犯其人生自由的事情大量存在。为此明确规定，精神障碍的住院治疗实行自愿原则，自愿住院治疗的精神障碍患者可以随时要求出院，医疗机构应当同意。这体现了对精神障碍患者基本权利的尊重和保护。

2. 关于精神障碍患者的非自愿住院医疗问题

非自愿住院是精神障碍患者住院医疗制度中的特殊情形，因此，《精神卫生法》做了详细规定：第一，明确规定非自愿住院医疗措施的适用条件。就诊者为严重精神障碍患者的在两种情况下应当对其实施住院治疗，一种是已经发生伤害自身的行为，或者有伤害自身的危险的，并且经其监护人同意；另一种是已经发生危害他人安全的行为，或者有危害他人安全的危险的。第二，为精神障碍患者及其监护人提供异议程序。患者或者其监护人对需要住院治疗的诊断结论有异议，不同意对患者实施住院治疗的，可以自收到诊断结论之日起三日内向原医疗机构或者其他具有合法资质的医疗机构提出再次诊断要求。再次诊断需要由二名初次诊断医师以外的精神科执业医师进行，并及时出具再次诊断结论。如果对再次诊断结论有异议的，可以自主委托依法取得执业资质的鉴定机构进行精神障碍医学鉴定。鉴定需要具有该鉴定事项执业资格的二名以上鉴定人共同进行鉴定，并及时出具鉴定报告。精神卫生法还对鉴定人回避制度，以及鉴定的基本要求等方面进行了规定。再次诊断、鉴定结论表明当事人不是精神障碍患者或者不需要实施非自愿住院医疗的，任何单位或者个人不得限制其离开医疗机构。第三，规定入院后的纠错机制。对非自愿住院患者，医疗机构应当组织精神科执业医师定期进行检查评估，评估结果表明患者不需要继续住院治疗的，医疗机构应当立即通知患者本人及其监护人，患者本人或者其监护人可以依法办理出院手续；县级卫生行政部门应当定期对本行政区域内从事精神障碍诊断和治疗的医疗机构进行检查，发现违法行为的，应当立即制止或者责令纠正，并依法作出处理。

3. 精神障碍患者的出院制度

自愿住院治疗的精神障碍患者可以随时要求出院，医疗机构应当同意。对于非自愿住院治疗精神障碍患者的出院问题，《精神卫生法》分两种情况进行规定，对于已经发生伤害自身的行为，或者有伤害自身的危险的严重精神障碍患者，监护人可以随时要求患者出院，医疗机构应当同意；对于已经发生危害他人安全的行为，或者有危害他人安全的危险的严重精神障碍患者，医疗机构认为患者可以出院的，应当立即告知患者及其监护人。但对于非自愿住院治疗精神障碍患者，医疗机构认为不宜出院的，应当告知不宜出院的理由；患者或者其监护人仍要求出院的，执业医师应当在病历资料中详细记录告知的过程，同时提出出院后的医学建议，患者或者其监护人应当签字确认。

（七）精神障碍的康复制度

对于精神障碍的康复方面，《精神卫生法》主要明确了社区康复机构、医疗机构、基层群众性自治组织、残疾人组织、用人单位、监护人的义务。具体包括县级人民政府根据实际情况统筹规划，建立精神障碍患者社区康复机构，并采取措施鼓励社会力量建立精神障碍患者康复机构；基层卫生服务机构应当对出院的患者进行定期随访，指导患者服药，开展康复训练，并对监护人进行精神卫生知识和看护知识的培训；残疾人组织应当根据精神障碍患者康复的需要组织患者参加康复活动；用人单位应当根据精神障碍患者的实际情况，安排其从事力所能及的工作，保障患者享有同等待遇等等。

### （八）发展精神卫生事业，建构精神卫生保障体系

《精神卫生法》明确了各级政府和相关机构发展精神卫生事业的责任；保障精神卫生工作所需经费，将精神卫生工作经费列入本级财政预算；加强基层精神卫生服务体系建设。综合性医疗机构应当按照国务院卫生行政部门的规定开设精神科门诊或者心理治疗门诊；医学院校应当加强精神医学的教学和研究，培养精神医学专门人才；广泛开展精神卫生知识培训；师范院校应当为学生开设精神卫生课程等等。

《精神卫生法》还强调了精神障碍患者的医疗保障问题。县级以上人民政府卫生行政部门应当组织医疗机构为严重精神障碍患者免费提供基本公共卫生服务。精神障碍患者纳入国家基本医疗保险，医疗费用按照国家有关社会保险的规定由基本医疗保险基金支付；精神障碍患者通过基本医疗保险支付医疗费用后仍有困难，或者不能通过基本医疗保险支付医疗费用的，民政部门应当优先给予医疗救助。民政部门主要负责对贫困严重精神障碍患者的社会救助；对符合城乡最低生活保障条件的严重精神障碍患者，民政部门应当会同有关部门及时将其纳入最低生活保障。

另外，《精神卫生法》还提出，保障精神卫生工作人员的人格尊严、人身安全，加强对精神卫生工作人员的职业保护，提高精神卫生工作人员的待遇水平，并按照规定给予适当的津贴。

### （九）精神卫生相关法律责任

《精神卫生法》还对不同主体和行为的相关法律责任进行明确规定，县级以上政府卫生行政部门和其他有关部门精神卫生工作的法律责任，其主要承担警告、记过、记大过、降级、撤职或者开除等行政处分责任。不符合规定条件的医疗机构的法律责任主要包括警告，并处五千元以上一万元以下罚款的行政处罚，以及相关行政处分责任。医疗机构及其工作人员的法律责任不仅包括警告、撤职、开除等行政处分，还可以责令有关医务人员暂停一个月以上六个月以下执业活动。对于心理咨询、心理治疗违法行为的不仅给予降低岗位等级或者撤职；对有关医务人员，暂停六个月以上一年以下执业活动；情节严重的，还可以给予或者责令给予开除的处分，并吊销有关医务人员的执业证书。法条还规定了监护人的相关法律责任。

《精神卫生法》还明确了侵犯精神障碍患者隐私权，侵犯精神障碍患者或其他公民合法权益的民事赔偿责任；以及涉及治安管理处罚领域的法律责任；违反本法规定，构成犯罪的，依法追究刑事责任。

拓展资料

（1）重庆市精神卫生中心动画宣传片——勇气。
（2）"心理健康，生命阳光"精神卫生科普动画片。

## 思考与练习

### 一、选择题

1. 世界精神卫生日是哪一天？（　　　）
　　A. 8 月 20 日　　　B. 9 月 7 日　　　C. 10 月 10 日

2. （　　　），十一届全国人大常委会第二十九次会议表决通过了《精神卫生法》。
　　A. 2012 年 10 月 26 日　　　　　　B. 2010 年 4 月 23 日
　　C. 2002 年 12 月 20 日

3. 《精神卫生法》从人、财、物三个方面加强了精神障碍（　　　）服务能力建设，保障和促进精神卫生事业的发展。
　　A. 药物、心理疏导和康复　　　　　B. 预防、药物和心理疏导
　　C. 预防、治疗和康复

4. 从事精神障碍诊断、治疗的专科医疗机构还应当配备从事（　　　）。
　　A. 科学技术人员　　　　　　B. 心理咨询师
　　C. 心理治疗的人员

5. （　　　）精神障碍患者从事生产劳动。
　　A. 不得强迫　　　B. 告知家属　　　C. 强行规定

6. 精神障碍的诊断应当由（　　　）作出。
　　A. 心理咨询师或精神科执业医师
　　B. 心理治疗师或精神科执业医师
　　C. 精神科执业医师

7. 精神障碍的分类、诊断标准和治疗规范，由（　　　）组织制定。
　　A. 国务院卫生部　　　　　　B. 国务院卫生行政部门
　　C. 国际卫生组织

8. 精神障碍的诊断应当以（　　　）为依据。
　　A. 身体健康状况　　　　　　B. 身心健康状况
　　C. 精神健康状况

9. 对需要住院治疗的诊断结论有异议（　　　）。
　　A. 不可以要求再次诊断和鉴定
　　B. 可以要求再次诊断和鉴定
　　C. 由卫生部门裁定是否可以再诊断和鉴定

10. 收到诊断结论之日起（　　　）向原医疗机构或者其他具有合法资质的医疗机构提出。

    A. 三日内　　　　B. 十日内　　　　C. 十五日内

11. 下列哪些行为，精神病患者在住院期间可以实施？（　　　）

    A. 通信、打电话　　　　　　　　B. 会客

    C. 以上都可以

12. 精神障碍的诊断、治疗，应当（　　　），保障患者在现有条件下获得良好的精神卫生服务。

    A. 维护患者家属合法权益、尊重患者人格尊严的原则

    B. 维护患者合法权益、尊重患者家属意愿的原则

    C. 维护患者合法权益、尊重患者人格尊严的原则

13. 心理咨询师（　　）精神障碍。

    A. 可以治疗　　　B. 禁止治疗　　　　C. 不可以治疗

14. 实施住院治疗的标准：诊断结论、病情评估表明，就诊者为严重精神障碍患者，可以不对其实施住院治疗的情况是（　　　）。

    A. 已经发生伤害自身的行为，或者有伤害自身的危险的

    B. 已经发生危害他人安全的行为，或者有危害他人安全的危险的

    C. 没有发生自伤和伤人的行为

15. 精神障碍病人患病住院期间，以下不是医疗机构告知义务的是（　　　）。

    A. 不宜出院的，应当告知不宜出院的理由

    B. 告知治疗方案和治疗方法、目的以及可能产生的后果

    C. 告知病人亲友病人目前的病情

16. 患者住院期间，（　　　）。

    A. 可以为所欲为

    B. 除在急性发病期或者为了避免妨碍治疗可以暂时性限制外，不得限制患者的通信和会见探访者等权利

    C. 严重精神障碍患者病情未控前，可以自由进出医院

17. 下列哪些疾病状态属于非自愿住院的？（　　　）

    A. 严重精神障碍、有危害他人危险

    B. 重性精神病、拒绝服药

    C. 既往诊断精神病、现有毁物行为

18. 医疗机构可以对精神障碍患者实施住院治疗的情况是（　　　）。

    A. 经过再次诊断结论或者鉴定报告表明，不能确定就诊者为严重精神障碍患者

    B. 患者不需要住院治疗的，医疗机构对其实施住院治疗

    C. 精神障碍患者自己要求住院治疗

19. 对发生伤人或有伤人危险的精神障碍患者，其监护人应当同意对患者实施住院，如监护人阻碍实施住院或者患者擅自脱离住院治疗，应该（　　　）。

    A. 本着患者自愿住院的原则，不予处理

    B. 根据监护人要求选择是否住院

    C. 可由公安机关协助医疗机构对患者实施强制住院治疗

20. 流浪的精神障碍患者住院应该（　　　）办理入院手续。

    A. 由民政部门　　　B. 由公安民警　　　C. 由发现者

## 二、简答题

1. 我国《精神卫生法》的主要内容是什么？

2. 精神卫生工作方针、原则是什么？

3. 精神障碍患者的基本权益有哪些？

4. 谁可以做精神障碍患者的监护人？

5. 精神障碍患者监护人的责任有哪些？

6. 关于精神障碍诊断的主体、程序的规定是什么？

7. 精神障碍住院治疗的原则和非自愿住院治疗的原则是什么？

8. 有伤害自身行为或者危险行为的患者如何实施住院治疗？

9. 社区康复机构应当为需要康复的精神障碍患者提供什么？

10. 村民委员会、居民委员会应当为生活困难的精神障碍患者家庭提供帮助吗？

# 参考文献

[ 1 ] 潘效淑. 关于健康管理与健康产业现状的分析[J]. 中国管理信息化，2017，20（7）：207-208.

[ 2 ] 邵刚，等. 国外健康产业发展的研究进展[J]. 中国医药导报，2015，12（17）：147-150.

[ 3 ] 陈瑶. 卫生法学. 北京：中国政法大学出版社，2018.

[ 4 ] 翁开源，蔡维生. 卫生法学[M]. 北京：科学出版社，2017：42-54.

[ 5 ] 谢雯，孙静. 中华人民共和国食品安全法：案例注释版[M]. 5 版. 北京：中国法制出版社，2021.

[ 6 ] 全国人民代表大会常务委员会法制工作委员会. 中华人民共和国食品安全法释义[M]. 北京：法律出版社，2015.

[ 7 ] 吴鹏. 食品安全法及实施条例知识问答[M]. 北京：中国计量出版社，2009.

[ 8 ] 最新医疗卫生法律政策全书[M]. 北京：中国法制出版社，2020.

[ 9 ]《中华人民共和国药品管理法》及相关材料汇编[M]. 北京：中国医药科技出版社，2010.

[10] 中国发展研究基金会. 中国国家医保药品管理政策研究[M]. 北京：中国发展出版社，2021.

[11] 赵杰，张姣，李文丽. 药品管理综合基础知识[M]. 北京：中国石化出版社，2017.

[12] 张新平，刘兰茹. 药品管理学[M]. 北京：人民卫生出版社，2013.

[13] 冯博. 食品药品领域惩罚性赔偿与集体诉讼制度研究[M]. 北京：法律出版社，2018.

[14] 付朝伟. 中国疫苗招标、采购和配送管理优化研究[M]. 上海：上海科学技术出版社，2021.

[15] 国家药品监督管理局. 药品管理法疫苗管理法读本[M]. 北京：法律出版社，2021.

[16] 袁杰，等. 中华人民共和国疫苗管理法释义[M]. 北京：中国民主法制出版社，2019.

[17] 法律出版社法规中心. 中华人民共和国医疗法律法规全书[M]. 北京：法律出版社出版，2018.

[18] 林昌虎. 贵州大健康产业特色发展读本[M]. 贵阳：贵州科技出版社，2020.

[19] 张车伟，李伟，等. 郑州市大健康产业发展研究[M]. 北京：经济管理出版社，2019.

[20] 浙江金道律师事务所. 大健康产业热点问题法律实务解析[M]. 杭州：浙江工商大学出版社，2019.

[21] 钱立. 健康中国：新时代我国大健康产业发展研究[M]. 长春：吉林科学技术出版社，2020.

[22] 李林. 健康产业发展趋势及战略路径研究[M]. 成都：西南交通大学出版社，2018.

[23] 罗军. 重新定义健康产业[M]. 北京：电子工业出版社，2020.

[24] 深圳市健康产业发展促进会，深圳市保健协会. 深圳健康产业发展报告（2018）[M]. 北京：中国经济出版社，2020.

[25] 武留信. 中国健康管理与健康产业发展报告（2018）：新学科新业态[M]. 北京：社会科学文献出版社，2018.

[26] 蔡江南. 2015—2016中国健康产业创新平台奇璞蓝皮书:政策产业 创新互动[M]. 上海：上海科学技术出版社，2016.

[27] 深圳市健康产业发展促进会，深圳市保健协会. 深圳健康产业发展报告（2016）[M]. 北京：中国经济出版社，2017.

[28] 田香兰. 日韩老龄产业研究[M]. 天津：天津社会科学出版社，2020.

[29] 刘禹君. 中国老龄产业市场化发展研究[M]. 北京：社会科学文献出版社，2018.

[30] 全国人大内司委内务室，等. 中华人民共和国老年人权益保障法读本[M]. 北京：华龄出版社，2013.

[31] 何永坚. 中华人民共和国老年人权益保障法释义及适用指南[M]. 北京：中国法制出版社，2013.

[32] 曾庆敏. 老年人权益保障与社会发展[M]. 北京：社会科学文献出版社，2008.

[33] 刘玉民. 老年人权益保护[M]. 北京：中国民主法制出版社，2015.

[34] 中国老年学学会. 老年权益 尊严与责任：中国老年学会 2014 年年会论文集[M]. 北京：光明日报出版社，2015.

[35] 深圳市健康产业发展促进会、深圳市保健协会. 深圳健康产业发展报告（2017）[M]. 北京：中国经济出版社，2018.

[36] 陈云良. 卫生法学[M]. 北京：高等教育出版社，2019.

[37] 申俊龙，汤少梁. 中医药政策学[M]. 北京：科学出版社，2017.

[38] 王岳，邓勇. 中国中医药政策与立法研究[M]. 北京：中国检察出版社，2017.

[39] 张昌保. 精神卫生工作指要[M]. 北京：世界图书出版公司，2015.

[40] 马剑平，范北方. 严重精神障碍患者社区康复服务指南：深圳市南山区主动式社区治疗的本土实践[M]. 北京：中国社会出版社，2018.

[41] 陈绍辉. 精神障碍患者人身自由权的限制：以强制医疗为视角[M]. 北京：中国政法大学出版社，2016.

[42] 贺小军. 精神病人刑事司法处遇机制研究[M]. 北京：北京大学出版社，2016.

[43] 王汝. 生命极地：走近精神病人[M]. 北京：中国友谊出版公司，2002.

[44] 全国人大常委会法制工作委员会行政法室. 《中华人民共和国精神卫生法》释义及实用指南[M]. 北京：中国民主法制出版社，2012.

[45] 信春鹰. 中华人民共和国精神卫生法解读[M]. 北京：中国法制出版社，2012.

[46] 魏光朴. 精神卫生法律法规[M]. 汕头：汕头大学出版社，2018.

[47] 本书编写组. 中华人民共和国精神卫生法医务人员培训教材[M]. 北京：中国法制出版社，2013.

[48] 周维德. 强制医疗中精神障碍患者人格权保护研究[M]. 北京：中国政法大学出版社，2016.

[49] 李霞. 精神卫生法律制度研究[M]. 上海：上海三联书店，2016.

[50] 王岳. 精神卫生法律问题研究[M]. 北京：中国检察出版社，2014.

[51] 法律出版社法规中心. 中华人民共和国精神卫生法注释本[M]. 北京：法律出版社，2021.

[52] 刘哲宁. 精神卫生服务[M]. 北京：人民卫生出版社，2015.

[53]　戴庆康，等. 人权视野下的中国精神卫生立法[M]. 南京：东南大学出版社，2016.

[54]　[英] Graham Thomicroft, [意]Michele Tansella. 追求优质的精神卫生服务[M]. 李洁，译. 北京：人民卫生出版社，2012.

[55]　范乃康. 精神卫生社会福利机构社会工作实务[M]. 北京:中国社会出版社,2018.